SOBRAC – Sociedade Brasileira de Arritmias Cardíacas

Manual Prático de
Arritmias Cardíacas

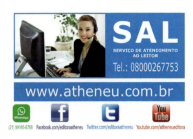

SOBRAC – Sociedade Brasileira de Arritmias Cardíacas

Manual Prático de Arritmias Cardíacas

Editores

Anis Rassi Junior

Sérgio Gabriel Rassi

Ricardo Alkmim Teixeira

 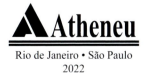

Rio de Janeiro • São Paulo
2022

EDITORA ATHENEU

São Paulo	—	Rua Maria Paula, 123 - 8º andar
		Tel.: (11) 2858-8750
		E-mail: atheneu@atheneu.com.br
Rio de Janeiro	—	Rua Bambina, 74
		Tel.: (21) 3094-1295
		E-mail: atheneu@atheneu.com.br

CAPA: Equipe Atheneu
PRODUÇÃO EDITORIAL: MKX Editorial

CIP-BRASIL. CATALOGAÇÃO NA PUBLICAÇÃO
SINDICATO NACIONAL DOS EDITORES DE LIVROS, RJ

M251

Manual prático de arritmias cardíacas / editores Anis Rassi Junior, Sérgio Gabriel Rassi, Ricardo Alkmim Teixeira. - 1. ed. - Rio de Janeiro : Atheneu, 2022.
: il. ; 24 cm.

Inclui bibliografia e índice
ISBN 978-65-5586-503-5

1. Cardiologia. 2. Arritmia - Diagnóstico. 3. Arritmia - Tratamento. I. Rassi Junior, Anis. II. Rassi, Sérgio Gabriel. III. Teixeira, Ricardo Alkmim.

22-76770   CDD: 616.128
                                                                            CDU: 616.12-008.318

Meri Gleice Rodrigues de Souza - Bibliotecária - CRB-7/6439

22/03/2022   24/03/2022

RASSI, A. JUNIOR; RASSI, S.G.; TEIXEIRA, R.A.
Manual Prático de Arritmias Cardíacas - Sociedade Brasileira de Arritmias Cardíacas (SOBRAC)

© Direitos reservados à EDITORA ATHENEU – Rio de Janeiro, São Paulo, 2022.

Editores

Anis Rassi Junior

Diretor Científico do Hospital do Coração Anis Rassi, Goiânia-GO. Doutor em Ciências (Área de Concentração: Cardiologia) pela Faculdade de Medicina da Universidade de São Paulo (FMUSP). Fellow em Cardiologia pela University of Texas at San Antonio, EUA.

Sérgio Gabriel Rassi

Coordenador dos Serviços de Arritmias e Eletrofisiologia Cardíaca do Hospital do Coração Anis Rassi, Santa Casa de Goiânia e Hospital das Clínicas da Faculdade de Medicina da Universidade Federal de Goiás (HC-UFG). Professor de Cardiologia da Faculdade de Medicina da UFG.

Ricardo Alkmim Teixeira

Presidente da Sociedade Brasileira de Arritmias Cardíacas (SOBRAC) – biênio 2020-2021. Doutor em Ciências pela Faculdade de Medicina da Universidade de São Paulo (FMUSP). Professor de Cardiologia da Universidade do Vale do Sapucaí (UNIVÁS), Pouso Alegre-MG. Responsável pelo Serviço de Arritmias e Marcapassos do Hospital Renascentista, Pouso Alegre-MG.

Colaboradores

Adalberto Menezes Lorga Filho
Doutor em Cardiologia pelo Instituto do Coração do Hospital das Clínicas da Faculdade de Medicina da Universidade de São Paulo (InCor-HCFMUSP). Responsável pelo Setor de Eletrofisiologia e Estimulação Cardíaca do Instituto de Moléstias Cardiovasculares (IMC) e pelo Setor de Eletrofisiologia e Ambulatório de Arritmias do Hospital de Base da Faculdade de Medicina de São José do Rio Preto (FAMERP). International Fellow em Eletrofisiologia no OLV Hospital, em Aalst – Bélgica, Serviço do Prof. Pedro Brugada.

Alexsandro Alves Fagundes
Especialista em Estimulação Cardiaca Artificial. Diretor Científico da Sociedade Brasileira de Arritmias Cardíacas (SOBRAC) – biênio 2020-2021.

Ana Bárbara Rezende
Especialista em Arritmias Cardíacas pelo Hospital das Clínicas da Faculdade de Medicina de Ribeirão Preto (HCFMRP).

Ana Luisa Calixto Rodrigues
Graduação em Medicina pela Universidade Federal de Minas Gerais (UFMG). Residência em Clínica Médica pelo Hospital Santa Casa de Belo Horizonte. Residência em Cardiologia pelo Hospital Felício Rocho. Especialização em Arritmia Clínica pelo Instituto do Coração do Hospital das Clínicas da Faculdade de Medicina da Universidade de São Paulo (InCor-HCFMUSP). Cardiologista no Hospital Felício Rocho.

Anibal Pires Borges

Médico pela Universidade Federal do Rio Grande do Sul (UFRGS). Cardiologista pela Sociedade Brasileira de Cardiologia (SBC). Eletrofisiologista pela Sociedade Brasileira de Arritmias Cardíacas (SOBRAC). Doutorando do Programa de Pós-Graduação em Cardiologia e Ciências Cardiovasculares da UFRGS. Eletrofisiologista do Centro Internacional de Arritmias da Santa Casa de Misericórdia de Porto Alegre. Médico do Serviço de Cardiologia do Hospital de Clínicas de Porto Alegre.

Benhur Davi Henz

Médico Eletrofisiologista do Hospital do Coração do Brasil – Rede D'Or São Luiz. Doutor em Medicina.

Carlos Antonio Abunader Kalil

Doutor em Cardiologia pelo Programa de Pós-Graduação em Medicina do Instituto de Cardiologia – Fundação Universitária de Cardiologia (IC-FUC). Diretor do Centro Internacional de Arritmias – Instituto Josep Brugada.

Charles Slater

Médico do Serviço de Arritmias e Estimulação Cardíaca do Hospital Pró-Cardíaco e Hospital Samaritano (RJ).

Cristiano de Oliveira Dietrich

Cardiologista com atuação em Eletrofisiologia Cardíaca. Titulação em Cardiologia pela Sociedade Brasileira de Cardiologia (SBC), em Eletrofisiologia Cardíaca e em Estimulação Cardíaca pela Sociedade Brasileira de Arritmias Cardíacas (SOBRAC). Responsável pela Equipe de Eletrofisiologia Invasiva do Hospital MORIAH, do Hospital Israelita Albert Einstein (HIAE) e da Rede D'Or São Luiz – Unidades Anália Franco, São Caetano e Villa Lobos.

Cristiano Faria Pisani

Médico-Assistente da Unidade de Arritmia do Instituto do Coração do Hospital das Clínicas da Faculdade de Medicina da Universidade de São Paulo (InCor-HCFMUSP). Coordenador de Informática e Site da Diretoria da Sociedade Brasileira de Arritmias Cardíacas (SOBRAC) – biênio 2020-2021.

Dario Celestino Sobral Filho

Professor Livre-Docente de Cardiologia da Faculdade de Ciências Médicas da Universidade de Pernambuco (FCM-UPE). Coordenador de Pós-Graduação e Pesquisa da Faculdade de Ciências Médicas e do Hospital Universitário Procape. Doutor em Cardiologia pela Universidade Federal do Rio Grande do Sul (UFRGS). Fellow do American College of Cardiology e da European Society of Cardiology.

Eduardo Back Sternick

Unidade de Eletrofisiologia do Hospital Governador Israel Pinheiro, Belo Horizonte.

Eduardo Benchimol Saad

Cardiologista pela Sociedade Brasileira de Cardiologia (SBC). Eletrofisiologista pela Sociedade Brasileira de Arritmias Cardíacas (SOBRAC). Doutor em Eletrofisiologia Cardíaca pela Universidade de Maastricht, Holanda. Fellow do Heart Rhythm Society. Coordenador da Unidade de Eletrofisiologia do Hospital Biocor, Nova Lima-MG. Coordenador da Unidade de Eletrofisiologia do Hospital Governador Israel Pinheiro, Belo Horizonte-MG.

Eduardo Palmegiani

Eletrofisiologista do Setor de Arritmias e Eletrofisiologia do Instituto de Moléstias Cardiovasculares (IMC) e Hospital de Base da Faculdade de Medicina de São José do Rio Preto (FAMERP).

Fábio Mahamed Rassi

Médico Residente de Cardiologia (2º ano) do Instituto Dante Pazzanese de Cardiologia (IDPC).

Fatima Dumas Cintra

Professora Livre-Docente em Cardiologia pela Universidade Federal de São Paulo (Unifesp). Professora Adjunta da Disciplina de Clínica Médica da Unifesp.

Felipe Dourado Marques

Médico pela Universidade Estadual de Feira de Santana-BA. Cardiologia pelo Hospital São Rafael, Salvador-BA. Eletrofisiologia Invasiva e Estimulação Cardíaca Artificial pelo Hospital Santa Izabel, Salvador-BA. Médico-Assistente em Arritmologia no Hospital Santa Izabel.

Francisco Carlos da Costa Darrieux

Doutor em Cardiologia pela Universidade de São Paulo (USP). Professor de Disciplina e Orientador do Curso de Pós-Graduação em Cardiologia da Faculdade de Medicina da USP (FMUSP). Médico-Assistente da Unidade de Arritmias Cardíacas do Instituto do Coração do Hospital das Clínicas da FMUSP (InCor-HCFMUSP). Responsável pelo Ambulatório Didático de Arritmias Cardíacas do InCor-HCFMUSP.

Frederico Soares Correa

Unidade de Eletrofisiologia do Biocor Instituto, Nova Lima-MG.

Guilherme Dagostin de Carvalho

Mestre em Cardiologia pela Universidade de São Paulo/Instituto Dante Pazzanese de Cardiologia (USP-IDPC). Assistente da Seção Médica de Eletrofisiologia e Estimulação Cardíaca Artificial do IDPC. Proficiência em Arritmia Clínica pela Sociedade Brasileira de Arritmias Cardíacas (SOBRAC). Especialização em Arritmia Clínica pelo Instituto do Coração do Hospital das Clínicas da Faculdade de Medicina da Universidade de São Paulo (InCor-HCFMUSP). Especialização em Métodos Gráficos pelo InCor-HCFMUSP. Título de Especialista em Cardiologia pela Sociedade Brasileira de Cardiologia (SBC). Cardiologista pelo IDPC.

Henrique César de Almeida Maia

Mestrado e Doutorado pela Fundação São Francisco de Assis. Coordenador da Residência em Eletrofisiologia da Secretaria de Saúde do Distrito Federal. Especialista em Eletrofisiologia pela Sociedade Brasileira de Arritmias Cardíacas (SOBRAC).

Iara Atié Malan

Doutora em Cardiologia pela Universidade Federal do Rio de Janeiro (UFRJ). Médica do Serviço de Arritmias Cardíacas da UFRJ e do Instituto Nacional de Cardiologia (INC). Coordenadora da Eletrofisiologia Pediátrica do INC. Fellow da European Society of Cardiology (ESC).

Júlio César de Oliveira

Professor-Associado do Departamento de Clínica Médica da Universidade Federal de Mato Grosso (UFMT). Especialista em Estimulação Cardíaca Artificial pela Sociedade Brasileira de Arritmias Cardíacas (SOBRAC) e Sociedade Brasileira de Cardiologia (SBC). Doutor em Ciências pelo Instituto do Coração do Hospital das Clínicas da Faculdade de Medicina da Universidade de São Paulo (InCor-HCFMUSP).

Luciana Sacilotto

Médica da Unidade de Arritmia do Instituto do Coração do Hospital das Clínicas da Faculdade de Medicina da Universidade de São Paulo (InCor-HCFMUSP). Doutora em Arritmias Genéticas pelo HCFMUSP.

Luciana Vidal Armaganijan

Doutora em Cardiologia pela Universidade de São Paulo/Instituto Dante Pazzanese de Cardiologia (USP-IDPC). Mestre em Ciências da Saúde pela Duke University, EUA. Especialização em Research Fellowship pela Cleveland Clinic, EUA. Especialização em Clinical Fellowship pela McMaster University, Canadá. Coordenadora da Habilitação Profissional em Eletrofisiologia da Sociedade Brasileira de Arritmias Cardíacas (SOBRAC) – biênio 2020-2021. Eletrofisiologista do IDPC.

Luiz Roberto Leite da Silva

Eletrofisiologista do Instituto Brasília de Arritmias Cardíacas. Doutorado em Cardiologia pela Universidade Federal de São Paulo (Unifesp). Pós-Doutorado na Mayo Clinic, EUA. Especialização em Eletrofisiologia Clínica Invasiva pela Sociedade Brasileira de Arritmias Cardíacas (SOBRAC) e pela Unifesp. Fellow da Heart Rhythm Society, EUA.

Márcio Jansen de Oliveira Figueiredo

Médico Eletrofisiologista. Doutor em Cardiologia pela Universidade Estadual de Campinas (Unicamp). Professor da Disciplina de Cardiologia na Faculdade de Ciências Médicas da Unicamp (FCM/Unicamp). Responsável pelo Serviço de Arritmias e Eletrofisiologia da Unicamp. Fellow em Eletrofisiologia do Hospital Clínic, Barcelona. Presidente da Sociedade Latino-Americana do Ritmo Cardíaco (LAHRS).

Maurício Ibrahim Scanavacca

Professor Livre-Docente do Hospital das Clínicas da Faculdade de Medicina da Universidade de São Paulo (HCFMUSP).

Mauricio Pimentel

Eletrofisiologista Cardíaco. Doutor em Cardiologia pela Universidade Federal do Rio Grande do Sul (UFRGS). Médico do Serviço de Cardiologia do Hospital de Clínicas de Porto Alegre (HCPA).

Ricardo Ryoshim Kuniyoshi

Doutor em Ciências pelo Programa de Cardiologia da Faculdade de Medicina da Universidade de São Paulo (FMUSP). Responsável pelo Serviço de Arritmias Cardíacas do Centrocor Vitória.

Rodrigo Melo Kulchetscki

Médico pela Universidade Federal do Paraná (UFPR). Residência em Clínica Médica pelo Hospital das Clínicas da Faculdade de Medicina da Universidade de São Paulo (HCFMUSP). Residência em Cardiologia pelo Instituto do Coração do HCFMUSP (InCor-HCFMUSP). Fellowship em Arritmia Clínica, Eletrofisiologia e Estimulação Cardíaca Artificial pelo InCor-HCFMUSP. Título de Especialista em Cardiologia pela Sociedade Brasileira de Cardiologia (SBC). Título de Especialista em Eletrofisiologia Invasiva pela Sociedade Brasileira de Arritmias Cardíacas (SOBRAC). Médico Cardiologista pelo InCor/HCFMUSP. Doutorando em Cardiologia pelo InCor-HCFMUSP.

Samir Yoshio Matsumoto Bissi

Especialista em Estimulação Cardíaca pela Sociedade Brasileira de Arritmias Cardíacas (SOBRAC) e Sociedade Brasileira de Cirurgia Cardiovascular (SBCCV).

Sissy Lara de Melo

Médica-Assistente do Grupo de Arritmia do Instituto do Coração do Hospital das Clínicas da Faculdade de Medicina da Universidade de São Paulo (InCor-HCFMUSP).

Stephanie Ondracek Lemouche

Médica-Assistente do Grupo de Cardiopatias Congênitas do Instituto do Coração do Hospital das Clínicas da Faculdade de Medicina da Universidade de São Paulo (InCor-HCFMUSP).

Thais Aguiar do Nascimento

Médica pela Universidade Federal da Bahia (UFBA). Especialista em Cardiologia pela Sociedade Brasileira de Cardiologia (SBC). Especialista em Eletrofisiologia Invasiva e Estimulação Cardíaca pela Sociedade Brasileira de Arritmias Cardíacas (SOBRAC). Mestra em Ciências pela Universidade Federal de São Paulo (Unifesp). Sócia da Cardioritmo Eletrofisiologia e Marcapasso, que atua no Hospital Santa Izabel e Rede D'Or em Salvador-BA. Coordenadora de Arritmia do Hospital Ana Nery.

Thiago da Rocha Rodrigues

Título de Especialista em Cardiologia pelo Ministério da Educação (MEC) e pela Sociedade Brasileira de Cardiologia (SBC). Título de Proficiência em Arritmias Clínicas pela Sociedade Brasileira de Arritmias Cardíacas (SOBRAC). Mestre em Clínica Médica pela Universidade Federal de Minas Gerais (UFMG). Membro do Serviço de Arritmia, Eletrofisiologia e Marcapassos do Hospital Felício Rocho, Belo Horizonte.

William Oliveira

Médico do Setor de Arritmias Cardíacas do Instituto Nacional de Cardiologia (INC) e da Rede D'Or São Luiz.

Ximena Ferrugem Rosa

Médica pela Universidade Federal do Rio Grande do Sul (UFRGS). Residência Médica em Medicina Interna no Hospital Nossa Senhora da Conceição. Residência Médica em Cardiologia pelo Instituto do Coração do Hospital das Clínicas da Faculdade de Medicina da Universidade de São Paulo (InCor-HCFMUSP). Complentação Especializada em Eletrofisiologia Clínica e Invasiva no InCor-HCFMUSP. Cardiologista do Hospital de Base do Distrito Federal e do Hospital Universitário de Brasília.

Prefácio

Missão difícil, mas aceita com alegria, o convite que nos foi feito pela Sociedade Brasileira de Arritmias Cardíacas (SOBRAC) na gestão de seu ex-presidente, Dr. José Carlos Moura Jorge, para editar um livro sobre arritmias cardíacas, representou enorme desafio. Em tempos de globalização da ciência e de acesso rápido à informação, um novo livro seria realmente necessário? Já não os temos em número suficiente? Juntamente com dois experientes arritmologistas, Sérgio Gabriel Rassi e Ricardo Alkmim, tivemos, então, a ideia de elaborar o *Manual Prático de Arritmias Cardíacas*, contemplando tópicos essenciais nessa importante área da Cardiologia, para a qual contamos com a inestimável participação de renomados e experientes colaboradores nacionais, sob a égide da SOBRAC.

A principal característica deste manual foi a adoção de formato desafiador, caracterizado por "perguntas e respostas" relacionadas com a abordagem diagnóstica e terapêutica das principais arritmias cardíacas, com o objetivo de proporcionar textos concisos, objetivos e de fácil leitura, juntamente com um breve resumo contendo aspectos relevantes de cada capítulo, para economizar, ao máximo, o tempo precioso e sempre limitado dispensado à busca por novas informações. A ilustração, por meio de tabelas, figuras, quadros, algoritmos e fluxogramas, constitui outro diferencial do livro, visando destacar as informações consideradas mais relevantes. O manual conta com 3 Editores, 39 Colaboradores e 20 Capítulos, abordando os seguintes tópicos:

- Bradiarritmias;
- Síncope;
- Extrassístoles supraventriculares;
- Extrassístoles ventriculares e taquicardias ventriculares não sustentadas;
- Diagnóstico diferencial das taquicardias com QRS estreito;
- Diagnóstico diferencial das taquicardias com QRS alargado;
- Taquicardias paroxísticas supraventriculares;
- Taquicardias ventriculares idiopáticas;
- Taquicardias ventriculares com doença estrutural;
- Taquicardias ventriculares polimórficas;
- Fibrilação e *flutter* ventricular;
- Tempestade elétrica;
- Cardioversão elétrica e farmacológica da fibrilação atrial – abordagem atual;
- Anticoagulação na fibrilação atrial;
- Abordagem da fibrilação atrial a longo prazo;

- Ablação por cateter na fibrilação atrial;
- Distúrbios da onda J;
- Distúrbios do intervalo QT;
- Síndrome de Wolff-Parkinson-White;
- Arritmias em pediatria.

Embora contenha informações necessárias para quem deseja se aprofundar no estudo de arritmias, esperamos que esta publicação seja útil no esclarecimento de dúvidas do dia a dia para Residentes em Cardiologia, Clínica Médica e Medicina Intensiva, bem como para Clínicos Gerais, Cardiologistas, Intensivistas e Emergencistas. Tenham todos uma boa leitura!

Anis Rassi Junior

Sumário

1 Bradiarritmias, 1
Júlio César de Oliveira
Ana Bárbara Rezende
Samir Yoshio Matsumoto Bissi

2 Síncope, 17
Fatima Dumas Cintra

3 Extrassístoles supraventriculares, 25
Luciana Vidal Armaganijan
Guilherme Dagostin de Carvalho

4 Extrassístoles ventriculares e taquicardias ventriculares não sustentadas (TVNS), 37
Benhur Davi Henz
Ximena Ferrugem Rosa
Luiz Roberto Leite da Silva

5 Diagnóstico diferencial das taquicardias com QRS estreito, 45
Cristiano de Oliveira Dietrich

6 Diagnóstico diferencial das taquicardias com QRS alargado, 57
Thais Aguiar do Nascimento
Felipe Dourado Marques

7 Taquicardias paroxísticas supraventriculares, 69
Iara Atié Malan
William Oliveira

8 Taquicardias ventriculares idiopáticas, 81
Ricardo Ryoshim Kuniyoshi

9 Taquicardias ventriculares com doença estrutural, 95
Cristiano Faria Pisani
Rodrigo Melo Kulchetscki
Maurício Ibrahim Scanavacca

10 Taquicardias ventriculares polimórficas, 111
Luciana Sacilotto
Francisco Carlos da Costa Darrieux

11 Fibrilação ventricular e *flutter* ventricular, 117
Alexsandro Alves Fagundes

12 Tempestade elétrica, 123
Carlos Antonio Abunader Kalil
Henrique César de Almeida Maia
Anibal Pires Borges

13 Cardioversão elétrica e farmacológica da fibrilação atrial – abordagem atual, 135
Anis Rassi Junior
Fábio Mahamed Rassi

14 Anticoagulação na fibrilação atrial, 151
Adalberto Menezes Lorga Filho
Márcio Jansen de Oliveira Figueiredo
Eduardo Palmegiani

15 Abordagem da fibrilação atrial a longo prazo, 163
Thiago da Rocha Rodrigues
Dario Celestino Sobral Filho
Ana Luisa Calixto Rodrigues

16 Ablação por cateter na fibrilação atrial, 175
Eduardo Benchimol Saad
Charles Slater

17 Distúrbios da onda J, 185
Luciana Sacilotto
Mauricio Pimentel

18 Distúrbios do intervalo QT, 191
Luciana Sacilotto
Mauricio Pimentel

19 Síndrome de Wolff-Parkinson-White, 199
Frederico Soares Correa
Eduardo Back Sternick

20 Arritmias em pediatria, 217
Sissy Lara de Melo
Stephanie Ondracek Lemouche
Maurício Ibrahim Scanavacca

Índice Remissivo, 241

1 Bradiarritmias

Júlio César de Oliveira• Ana Bárbara Rezende• Samir Yoshio Matsumoto Bissi

Pontos relevantes

- Bradicardias são situações nas quais a frequência cardíaca se torna reduzida (< 50 bpm), podendo ou não estar acompanhada de sintomas.
- As bradicardias podem ocorrer em situações patológicas ou em decorrência de efeitos fisiológicos secundários à influência do sistema nervoso autônomo parassimpático, como ocorre durante o sono ou em atletas.
- A investigação clínica das bradicardias tem o objetivo de corrigir causas removíveis e definir o tratamento ideal, quando indicado.
- As manifestações clínicas das bradiarritmias variam desde quadros assintomáticos até síncope ou instabilidade hemodinâmica, com risco de assistolia e de morte súbita cardíaca.
- O eletrocardiograma convencional é a principal ferramenta para diagnóstico das bradiarritmias. Em algumas situações, outros exames podem ser necessários, especialmente para identificar manifestações intermitentes, como *holter*, ecocardiograma, estudo eletrofisiológico, angiocoronariografia e exames laboratoriais.
- As arritmias podem ser classificadas de acordo com sua manifestação clínica, sua apresentação eletrocardiográfica e seu nível de acometimento do sistema excito-condutor cardíaco, sendo relevante para a decisão da terapêutica necessária.
- O manejo ambulatorial das bradiarritmias começa com a classificação do tipo de distúrbio elétrico, no sentido de identificar a causa e definir o tratamento. O implante de marcapasso definitivo muitas vezes é imprescindível.
- Em emergências, que se caracterizam por bradicardia sintomática com ou sem instabilidade hemodinâmica, a abordagem deve ser rápida, podendo necessitar da utilização de fármacos injetáveis e até mesmo da estimulação cardíaca por meio de marcapasso temporário, até que se definam causa e tratamento definitivo. Após a estabilização do quadro, deve-se avaliar a necessidade de implante de marcapasso definitivo.

Introdução

As bradicardias podem aparecer como manifestação patológica, causada por disfunção intrínseca e lesão do sistema excito-condutor ou secundária a fatores extrínsecos, mas também podem ser um achado comum entre indivíduos saudáveis, como resultado de manifestação fisiológica, especialmente durante o sono e em atletas. A presença de bradicardia é comum também entre os idosos, como resultado do envelhecimento normal ou da progressão de outras doenças.

Em adultos, bradicardia tem sido definida como frequência cardíaca (FC) menor que 50 a 60 batimentos por minuto (bpm). Um estudo com 500 indivíduos saudáveis, com base em registros de eletrocardiograma (ECG), mostrou que a frequência cardíaca média, no período da tarde, foi de 70 bpm tanto em homens (46 bpm a 93 bpm) quanto em mulheres (51 bpm a 95 bpm).[1,2]

Frequência cardíaca tão baixa quanto 30 bpm a 35 bpm, pausas sinusais de até 2,5 segundos, bloqueio sinoatrial e bloqueios atrioventriculares nodais de primeiro e segundo graus podem ocorrer durante o período noturno e são considerados variações da normalidade.[3] Bradicardia sintomática pode representar risco de vida ou de sequelas graves.

O apropriado reconhecimento da bradicardia e a adequada avaliação do paciente como um todo são essenciais para minimizar os riscos de complicações.

Pergunta 1: Quais são as principais causas das bradiarritmias?

Múltiplas condições fisiológicas e patológicas podem evoluir com bradiarritmias, que ocorrem devido à disfunção do nó sinusal ou à doença do sistema de condução, cujas causas podem ser intrínsecas ou extrínsecas (Quadro 1.1).

As **causas intrínsecas** são vastas e incluem processos degenerativos idiopáticos (envelhecimento natural), anormalidades congênitas ou genéticas, valvopatias, dano direto ao tecido [hipóxia, trauma cirúrgico (cirurgias de trocas valvares ou de correção de defeitos septais ventriculares)], infiltração ou inflamação de tecido (como sarcoidose, amiloidose e hemocromatose), infecções (febre tifoide, difteria, tuberculose, toxoplasmose, febre reumática, miocardite viral, doença de Lyme), doenças vasculares autoimunes ou do colágeno (lúpus eritematoso sistêmico, doença mista do tecido conjuntivo) ou efeitos autonômicos anormais.[4]

As **causas extrínsecas** incluem exposição a toxinas (chumbo, veneno de aranha viúva-negra), medicamentos (antidepressivos tricíclicos, digoxina, betabloqueadores, bloqueadores dos canais de cálcio, ivabradina ou antiarrítmicos de classe I ou III), anormalidades eletrolíticas e ácido-base (hipercalemia, acidemia) ou irritantes ambientais (hipotermia).[5]

Situações que causam aumento do tônus vagal podem resultar em bradicardia por aumento da influência parassimpática diretamente no nó sinusal. Hipersensibilidade do seio carotídeo e síncope neurocardiogênica também podem levar a bradicardia. Algumas dessas causas são reversíveis (como hipotireoidismo, distúrbio eletrolítico e induzidas por medicamentos). O infarto do miocárdio de parede inferior (reflexo de Bezold-Jarisch) e o aumento da pressão intracraniana (reflexo de Cushing) podem causar bradicardia.

A explicação para a redução da FC com o avançar da idade é a gradual transição da dominância do sistema nervoso simpático na infância para a codominância dos sistemas nervosos simpático e parassimpático na idade adulta.

Quadro 1.1 Causas de bradiarritmias

Causas intrínsecas
Degeneração idiopática (envelhecimento)
Infarto ou isquemia
Doenças infiltrativas
- Sarcoidose
- Amiloidose
- Hemocromatose

Doenças vasculares do colágeno
- Lúpus eritematoso sistêmico
- Artrite reumatoide
- Esclerodermia

Distrofia muscular miotônica
Trauma cirúrgico
- Troca valvar
- Miectomia septal/ablação septal alcoólica
- Correção de doença cardíaca congênita
- Transplante cardíaco
- Ablação por cateter

Doenças familiares
Doenças infecciosas
- Doença de Chagas
- Endocardite infecciosa
- Doença de Lyme

Causas extrínsecas
Síndromes autonomicamente mediadas
- Síncope neurocardiogênica
- Hipersensibilidade do seio carotídeo
- Distúrbios situacionais
  - Tosse
  - Micção
  - Defecação
  - Vômito

Fármacos
- Bloqueadores beta-adrenérgicos
- Bloqueadores de canais de cálcio
- Clonidina
- Digoxina
- Agentes antiarrítmicos

Hipotireoidismo
Hipotermia
Desordens neurológicas
Distúrbios eletrolíticos
- Hipocalemia
- Hipercalemia

Adaptado de: Mangrun JM, et al. N Eng J Med. 2000;342(10):703-9.

Os distúrbios respiratórios do sono podem estar associados a várias bradicardias. Bradicardia sinusal, bloqueio atrioventricular de segundo grau e bloqueio atrioventricular total foram observados em pacientes durante o sono. O tônus vagal elevado em adultos jovens saudáveis é uma causa comum de bradicardia sinusal e bloqueio atrioventricular Mobitz I (raramente Mobitz II). Isso pode se manifestar durante o sono e ser exacerbado pela apneia do sono.

A doença generalizada do sistema de condução pode ocorrer de modo lento e progressivo, resultando em substituição do tecido de condução especializado por fibrose durante o envelhecimento natural, associado à calcificação dos anéis mitral e aórtico (doença de Lev), causando bloqueio atrioventricular adquirido. A doença de Lev é observada principalmente em idosos e costuma ser descrita como degeneração senil do sistema de condução. Doença de Lenegre é uma variação em que se observa degeneração do sistema excito-condutor em jovens.[6]

As bradiarritmias em pacientes adultos com cardiopatia congênita ocorrem por anormalidades no sistema de condução cardíaca ou por sequela de intervenções invasivas.

Pode existir, por fim, um componente genético nas bradiarritmias.[7,8] Modos familiares de bradicardia sinusal primária têm sido associados a várias mutações genéticas, incluindo o gene do canal 4 de potássio controlado por nucleotídeo cíclico ativado por hiperpolarização (HCN4), o gene da subunidade alfa tipo V do canal de sódio (SCN5A) e o gene da anquirina 2 neuronal (ANK2). Genes envolvidos em metabolismo e eliminação de medicações também podem contribuir para as bradiarritmias. O citocromo P450 (família 2, subfamília D, polipeptídeo 6 – CYP2D6), por exemplo, é o principal contribuinte para o metabolismo de vários betabloqueadores e alguns polimorfismos desse gene ocasionam a inativação enzimática de fármacos, aumentando o risco de bradicardia. Embora exista envolvimento genético no surgimento de bradicardias, o teste genético não é realizado ou recomendado rotineiramente, devido à baixa prevalência dessa causa.

Pergunta 2: Qual é a apresentação clínica esperada em pacientes com bradiarritmias?

As manifestações clínicas da bradicardia podem variar desde sintomas insidiosos, como fadiga discreta, a síncopes recorrentes.[10]

As bradicardias são um achado clínico comum e podem aparecer tanto em indivíduos saudáveis, refletindo uma resposta fisiológica normal, quanto em situações patológicas, associadas a distúrbios no sistema elétrico de condução cardíaco. As arritmias sintomáticas apresentam frequência cardíaca ≤ 50 bpm.[11]

Os sintomas comumente relacionados às bradiarritmias são decorrentes de baixo fluxo cerebral ou baixo débito cardíaco, como síncope, pré-síncope, tontura, fadiga, cansaço/dispneia ao esforço, piora dos sintomas de insuficiência cardíaca e alteração da consciência.

A apresentação clínica em pacientes com disfunção do nó sinusal pode variar de acordo com mecanismos eletrofisiológicos envolvidos, frequência ventricular, duração das pausas e transitoriedade dessas alterações, além de outras condições médicas associadas e do uso de medicamentos.[10] Já os sintomas associados aos bloqueios atrioventriculares variam de acordo com o tipo de bloqueio, fixo ou intermitente, com a frequência de escape ventricular e com a duração da assistolia ventricular associada ao bloqueio. A manifestação clínica pode variar, ainda, de acordo com o momento em que acontecem os bloqueios, como pacientes com bloqueios mediados por ação vagal durante o sono, que são comumente assintomáticos.[12] Bloqueios atrioventriculares de primeiro grau são geralmente assintomáticos, mas podem causar sintomas quando se apresentam com intervalo PR longo o suficiente (maior que 300 ms) para interferir na sincronização atrioventricular, causando diminuição no débito cardíaco e aumento da pressão capilar pulmonar, resultando em fadiga e intolerância ao esforço (pseudossíndrome do marcapasso).[13] Bloqueios atrioventriculares de segundo grau tipo I também são frequentemente assintomáticos, vistos em pacientes jovens e indivíduos saudáveis durante o sono. Eventualmente, podem causar sintomas quando ocorrem com maior frequência ou durante o esforço, também resultando em fadiga, cansaço e tontura aos esforços. Bloqueios atrioventriculares de segundo grau tipo II e bloqueios atrioventriculares totais são os mais comumente associados a síncope e pré-síncope, sendo geralmente observados em pacientes com doença estrutural cardíaca associada ou bloqueio de ramo prévio.[14]

De maneira geral, independentemente do mecanismo fisiopatológico envolvido, o desafio diagnóstico das bradiarritmias consiste em relacionar os sintomas relatados pelo paciente à documentação de bradicardia que possa causar essa manifestação clínica.[10]

Pergunta 3: Quais exames complementares podem auxiliar no diagnóstico e no manejo clínico das bradiarritmias?

Anamnese detalhada e exame físico minucioso são essenciais para guiar a investigação etiológica de um paciente com bradiarritmia. Fatores como periodicidade dos sintomas, uso de medicamentos associados, presença de comorbidades, doença cardíaca estrutural prévia, associação entre sintomas e determinada atividade de rotina do paciente podem ajudar a elucidar o diagnóstico e os próximos passos na condução do caso.

O eletrocardiograma de 12 derivações (Figura 1.1) é componente essencial na avaliação inicial da bradicardia conhecida ou suspeita. Quando realizado durante o sintoma, pode definir o diagnóstico e fornecer informações sobre o ritmo, a frequência cardíaca, a natureza e a extensão do distúrbio de condução associados ao evento, bem como sobre alterações sugestivas de doença cardíaca estrutural ou sistêmica adjacente.[15]

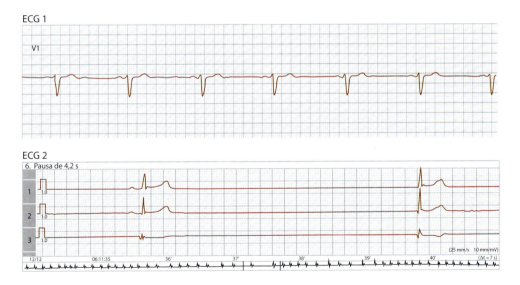

FIGURA 1.1. Exemplos de ECG nas bradiarritmias. Fonte: próprio autor. (Continua)

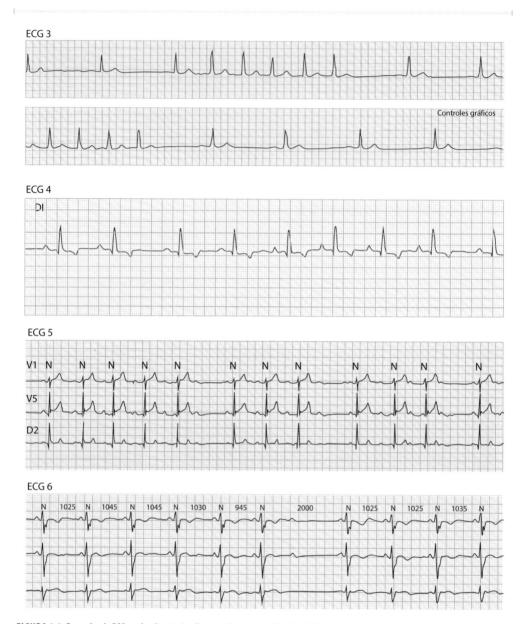

FIGURA 1.1. Exemplos de ECG nas bradiarritmias. Fonte: próprio autor. (Continuação)

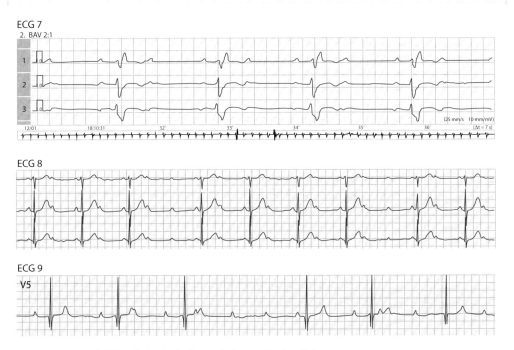

FIGURA 1.1. Exemplos de ECG nas bradiarritmias. Fonte: próprio autor. (Continuação)

Quando os sintomas relatados pelo paciente são diários, esporádicos ou ocasionais, deve-se prosseguir com investigação por meio de exames complementares, buscando sempre relacionar o registro da bradiarritmia às queixas descritas. Dentre os vários exames disponíveis para esse auxílio, podemos destacar:

- Sistemas de monitorização prolongada: para pacientes com sintomas de apresentação variável devem ser utilizados sistemas de monitorização prolongada, como *holter* (mais comumente utilizado, com potencial de registro de 24 a 72 horas), monitor de eventos externos/*looper* (geralmente utilizado para monitoramento de 7 a 21 dias) e gravador de eventos implantável (permite registro eletrocardiográfico contínuo por mais de 4 anos), a serem indicados de acordo com a periodicidade do sintoma investigado.[16]
- Teste de esforço: pode ser útil em pacientes cujos sintomas aparecem durante ou logo após atividades com esforço físico, incluindo aqueles com suspeita de insuficiência cronotrópica, arritmias induzidas pelo esforço e síncope neuromediada. Pode, ainda, demonstrar alterações de condução ocasionadas por isquemia miocárdica durante o esforço e avaliar o comportamento da bradiarritmia no esforço (geralmente, durante o esforço físico, os bloqueios de origem nodal melhoram, enquanto os de origem infranodal pioram), auxiliando o raciocínio sobre localização do distúrbio de condução. Pode-se afastar o diagnóstico de doença do nó sinusal quando a resposta cronotrópica no esforço é normal.[9]
- Exames de imagem: exames como ecocardiograma e ressonância magnética do coração podem identificar doença cardíaca estrutural, como valvopatias ou comprometimento da função ventricular, ajudando a elucidar a etiologia dos sintomas relatados pelo paciente. No caso de bradicardia com indicação de marcapasso e com disfunção ventricular es-

querda, a determinação da fração de ejeção do ventrículo esquerdo é importante para a escolha do tipo de dispositivo a ser empregado.
- Exames laboratoriais: são recomendados para investigação de desordens secundárias, que podem cursar com bradiarritmias, como hipotireoidismo ou doenças reumatológicas e infecciosas. Devem ser individualizados, de acordo com a história e a epidemiologia de cada paciente.
- Testes genéticos: indicados para avaliação de alterações genéticas que podem estar associadas a bradiarritmias, como cardiomiopatias hereditárias, cardiopatias congênitas, canalopatias, distrofias musculares, taquiarritmias, entre outras.[17]
- Avaliação de apneia do sono: pacientes com síndrome da apneia obstrutiva do sono apresentam prevalência alta de bradiarritmias durante o sono, frequentemente associadas aos períodos de apneia, e devem ser avaliados por meio de polissonografia. O tratamento da apneia, nesses casos, também costuma resolver a arritmia.[18]
- Estudo eletrofisiológico (EEF): é um procedimento invasivo, guiado por cateter, por meio do qual é possível avaliar a integridade do sistema de condução cardíaco e a indutibilidade de arritmias. No contexto das bradicardias, tem por objetivo identificar as anormalidades na função do nó sinusal ou na condução atrioventricular e a localização anatômica das alterações de condução.[19] Durante o exame, podem ser utilizados fármacos como parte do protocolo. Habitualmente, o EEF não faz parte da investigação inicial para as bradiarritmias, mas está indicado para pacientes com síncope e suspeita de bloqueios atrioventriculares intermitentes, para os quais ainda não tenha sido encontrado registro eletrocardiográfico de arritmia (mesmo após extensa investigação). Em pacientes com síncope associada a bloqueios de ramo isolados ou bifasciculares (sem documentação do evento ou da arritmia), a realização de um EEF faz-se necessária, para elucidação diagnóstica. O procedimento auxilia na conduta médica por meio da avaliação dos tempos de condução de cada intervalo que compõe o potencial elétrico da célula miocárdica. Caso seja registrado aumento importante do intervalo HV (tempo de condução entre o feixe de His e o miocárdio ventricular), o paciente pode ser tratado com implante de marcapasso definitivo.[20]

Pergunta 4: Como são classificadas as bradiarritmias?

As bradiarritmias podem ser agrupadas em assintomáticas ou sintomáticas e em agudas ou crônicas. O diagnóstico é sugerido a partir de sinais e sintomas de baixo débito cardíaco e confirmado por meio de registro eletrocardiográfico (ECG, *holter*, *looper* ou monitor de eventos) associado ou não a sintomas. Podem ser classificadas de acordo com a localização do distúrbio de condução, com o mecanismo fisiopatológico ou com os prognósticos envolvidos. O estudo eletrofisiológico (EEF) é o método mais acurado para essa discriminação, inclusive para determinar o prognóstico e o tratamento, de acordo com a localização do bloqueio.[9,10]

Pacientes assintomáticos, em sua grande maioria, não requerem tratamento específico ou investigação adicional. A bradicardia é aceita como sintomática quando a FC está reduzida (< 50 bpm) e o paciente apresenta sintomas que podem ser atribuídos a FC diminuída. A identificação correta da localização do problema (nó sinusal, nó AV ou fibras de His-Purkinje) orienta o manejo adequado da bradicardia.[9]

Disfunção do nó sinusal e **doença do nó sinusal** (DNS) são termos comumente utilizados como sinônimos, por representarem a mesma alteração eletrocardiográfica. Contudo, estão em polos opostos no que diz respeito a sintomas (ausência *versus* presença, respectivamente). Em 2018, a entidade foi definida como uma alteração não fisiológica na frequência cardíaca, inferior a 50 bpm, e/ou pausas sinusais maiores que 3 segundos.[9] No Quadro 1.2, estão representadas as alterações eletrocardiográficas encontradas na doença do nó sinusal.

Quadro 1.2 Classificação da doença do nó sinusal

Bradicardia sinusal	Frequência cardíaca < 50 bpm (ECG 1).
Ectopia atrial bradicárdica	Despolarização atrial < 50 bpm em ritmo não sinusal.
Bloqueio sinoatrial	Bloqueio de saída do nó sinusal: o nó sinusal continua ativo, mas a ativação elétrica é protelada e bloqueada, de modo completo ou incompleto, entre o nó sinusal e os átrios. Pode haver vários níveis de bloqueio (por exemplo, bloqueio completo ou intermitente).
Pausa sinusal	Nó sinusal despolariza > 3 segundos após a última despolarização atrial.
Parada sinusal	Nenhuma evidência de despolarização do nó sinusal (ECG 2).
Síndrome bradi-taquicardia	Ocorre quando há episódios de taquicardia (geralmente, *flutter* atrial, fibrilação atrial ou taquicardia atrial) seguidos de pausas sinusais e bradicardia sinusal (ECG 3). Pausas sinusais interrompidas por taquiarritmias atriais também podem ocorrer.
Incompetência cronotrópica	Definida como a incapacidade do coração de aumentar sua frequência proporcionalmente ao aumento da atividade ou da demanda. Em muitos estudos, traduz-se como falha em atingir 80% da reserva de frequência cardíaca esperada durante o exercício.
Dissociação isorrítmica	Quando a frequência atrial é igual (ou praticamente igual) à frequência ventricular, mas a onda P não é conduzida.

Fonte: próprio autor.

Distúrbios da condução AV (Quadro 1.3) ocorrem quando há atraso ou ausência da condução do potencial elétrico gerado no átrio para o ventrículo. Essas falhas podem ser por atraso na condução do estímulo (falha contínua ou intermitente) ou por interrupção total na condução AV (temporária ou permanente). Para melhor avaliação, deve-se observar a relação entre as ondas P, os complexos QRS e os intervalos PR. Os bloqueios podem ter localização nodal pré-hissiana, intra-hissiana, infra-hissiana ou pós-hissiana. Bloqueios nodais são benignos, na maioria das vezes, e originam escapes com QRS estreitos. Bloqueios que se localizam no sistema His-Purkinje tendem a causar sintomas de hipofluxo cerebral. Quando na altura do tronco de His, podem apresentar QRS estreito ou alargado. Já nos bloqueios de localização distal, o escape se apresenta com complexos QRS alargados e morfologia de bloqueio de ramo direito ou esquerdo.

Quadro 1.3 Classificação dos bloqueios atrioventriculares (BAV)

BAV de primeiro grau	Ondas P associadas à condução atrioventricular 1:1 e intervalo PR > 200 ms (isso é mais precisamente definido como atraso atrioventricular, porque nenhuma onda P é bloqueada (ECG 4).
BAV de segundo grau Mobitz I	Batimentos agrupados com um intervalo PP constante, aumentando o intervalo PR e alterando (geralmente diminuindo) os intervalos RR, com ciclo terminando com uma onda P não seguida por um complexo QRS. Conforme o intervalo PR se prolonga gradualmente, o intervalo RR tende a permanecer igual ou diminuir. Também chamado de bloqueio AV de Wenckebach (ECG 5).

(Continua)

Quadro 1.3	Classificação dos bloqueios atrioventriculares (BAV) (Continuação)
BAV de segundo grau Mobitz II	Associado a onda P única não conduzida, com intervalos PP e PR constantes (ECG 6).
BAV de segundo grau 2:1	Somente um intervalo PR a ser examinado antes da onda P bloqueada e duas ondas P para cada complexo QRS. Na maioria dos casos, isso mudará para Mobitz I ou II. Se houver bloqueio de ramo associado junto ao intervalo PR normal, sugere bloqueio no sistema His-Purkinje (ECG 7).
BAV avançado	Mais de uma onda P bloqueada em sequência (ECG 8).
BAV total	Ocorre quando não há impulsos conduzidos dos átrios para os ventrículos. Também chamado de bloqueio AV completo ou total. Isso pode ocorrer com atividade atrial regular sem condução ou com uma taquiarritmia atrial (ECG 9).
BAV vagotônico	Bloqueio atrioventricular mediado vagalmente: qualquer tipo de bloqueio atrioventricular mediado por tônus parassimpático elevado.
BAV infranodal	Bloqueio infranodal: bloqueio de condução atrioventricular cuja evidência clínica ou eletrofisiológica sugere que o bloqueio de condução ocorre distalmente ao nó atrioventricular.

Fonte: próprio autor.

Pergunta 5: Como manejar ambulatorialmente um paciente com disfunção do nó sinusal?

Disfunção do nó sinusal assintomática geralmente não requer implante de marcapasso. O *Multi-ethnic Study of Atherosclerosis* (MESA), um estudo longitudinal de homens e mulheres com idade entre 45 e 84 anos, encontrou mais de 300 pacientes com FC < 50 bpm sem usar qualquer medicação cronotrópica negativa. Após ajuste do risco, por meio de análise multivariada, não encontraram aumento do risco para ocorrência de doença cardiovascular ou mortalidade no seguimento clínico de 10 anos.[21] No caso de pacientes com disfunção do nó sinusal sintomáticos, foi demonstrado que, se não forem tratados, possuem risco aumentado de eventos de síncope, além de maior incidência de fibrilação atrial e insuficiência cardíaca.[22]

Uma vez definido o diagnóstico de disfunção do nó sinusal sintomática, a melhor abordagem terapêutica deve ser selecionada. Como parte da avaliação inicial, causas reversíveis devem ser excluídas. Embora algumas medicações possam ser usadas para o manejo sintomático da bradicardia sinusal, dados clínicos sobre seu emprego são geralmente limitados a emergências. Marcapasso temporário é raramente necessário, nesse caso. A principal terapia para o manuseio crônico da doença do nó sinusal é o implante de marcapasso definitivo, cuja principal indicação é direcionada a pacientes sintomáticos, incluindo aqueles que utilizam medicações necessárias com efeito cronotrópico negativo (quando não existe outra terapia alternativa). Outras indicações incluem incompetência cronotrópica sintomática (resposta inadequada do nó sinusal ao exercício físico) e síndrome da bradi-taquicardia (com sintomas atribuídos à bradicardia).

Quando comparados, tanto o marcapasso unicameral atrial quanto o bicameral (atrioventricular) reduzem a ocorrência de episódios de fibrilação atrial e risco de síndrome do marcapasso. Em pacientes com condução atrioventricular intacta, o marcapasso deve ser programado, visando minimizar a estimulação ventricular desnecessária, devido ao risco de insuficiência cardíaca e fibrilação atrial como efeitos adversos da estimulação ventricular. Ademais, essa programação pode reduzir o consumo da bateria.

Pacientes com bradicardia assintomática relacionada a distúrbios respiratórios do sono (como pausas assintomáticas), a despeito da duração, não requerem implante de marcapasso.

As principais indicações de marcapasso definitivo nos pacientes com doença do nó sinusal estão demonstradas na Figura 1.2.

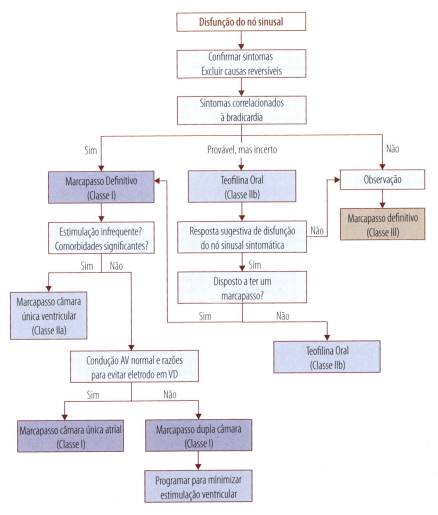

FIGURA 1.2. Indicações de marcapasso na doença do nó sinusal. **AV: atrioventricular; VD: ventrículo direito.** Adaptada de: Kusumoto FM, et al. Circulation. 2019; 140:e382-e482.

Pergunta 6: Como manejar ambulatorialmente os pacientes com bloqueios atrioventriculares?

O adequado manejo de um paciente com bloqueio atrioventricular deve considerar sua etiologia e procurar identificar doenças cardíacas a ele associadas. Atenção especial deve ser dada às causas reversíveis, como isquemia miocárdica aguda, doença de Lyme, hipotireoidismo e uso de medicações que bloqueiam a condução atrioventricular. Como na doença do nó sinusal, medicações que otimizam a condução atrioventricular e marcapasso temporário transvenoso ou transcutâneo devem ser empregados em situações de emergência.

Caso não exista evidência de causa reversível de bloqueio atrioventricular, o implante de marcapasso definitivo será necessário. Ao contrário da disfunção do nó sinusal, existem graus de doenças do sistema de condução que devem ser tratados com implante de marcapasso definitivo mesmo na ausência de sintomas. Em pacientes assintomáticos, intervalo PR prolongado, bloqueio atrioventricular de segundo grau Mobitz I ou bloqueio de segundo grau do tipo 2:1 no nível do nó atrioventricular, a evolução clínica é geralmente benigna e com baixa taxa de progressão para bloqueio atrioventricular total.[12,23] Todavia, assim como nos pacientes com doença do nó sinusal, caso o paciente apresente sintomas atribuídos à doença do sistema de condução (irreversível), o marcapasso definitivo está indicado, independentemente do nível de bloqueio.

O implante de marcapasso está indicado, ainda, em pacientes com grau avançado de distúrbio adquirido do sistema de condução, independentemente de sintomas. Em pacientes com bloqueio atrioventricular de segundo grau Mobitz II, bloqueio atrioventricular de grau avançado (maior que 2:1) ou bloqueio atrioventricular completo, existe evidência de melhora da sobrevida com implante de marcapasso definitivo.[24] De modo similar, a estimulação permanente se faz necessária em pacientes com distúrbio da condução atrioventricular com algumas doenças de progressão natural rápida, como doença neuromuscular associada a distúrbios de condução, cardiomiopatias infiltrativas e cardiomiopatia por mutação na lâmina A/C. Finalmente, pacientes com fibrilação atrial permanente e bradicardia sintomática (devido à baixa resposta ventricular) também requerem o implante de marcapasso ventricular permanente.

O tipo de marcapasso escolhido para tratar os bloqueios atrioventriculares depende de vários fatores. Na maioria dos pacientes com bloqueios atrioventriculares sem fibrilação atrial permanente, o marcapasso dupla câmara é mais recomendado que o marcapasso câmara única ventricular, devido à redução da incidência de fibrilação atrial e à possibilidade de evitar a síndrome do marcapasso.[25]

Outra população que deve ser levada em consideração são os pacientes com disfunção ventricular esquerda (FEVE 36% a 50%), nos quais se espera percentual de estimulação ventricular superior a 40%. No Block-HF Trial, pacientes randomizados para terapia de ressincronização cardíaca (TRC) com estimulação biventricular *versus* estimulação isolada do ventrículo direito tiveram uma notável redução na taxa de hospitalização por insuficiência cardíaca, bem como menor remodelamento adverso e menor dilatação ventricular.[26]

Atualmente, tem-se empregado, também, a chamada estimulação fisiológica (estimulação direta do sistema excito-condutor cárdico: feixe de His ou ramo esquerdo) como uma alternativa à TRC ou à estimulação isolada de ventrículo direito. Na estimulação fisiológica, um eletrodo de fixação ativa é implantado no sítio do sistema de condução especializado, com o objetivo de capturar de modo seletivo ou não seletivo o feixe de His ou o ramo esquerdo, permitindo ativação parcial ou completa de ambos os ventrículos, por meio do sistema His-Purkinje. Assim sendo, a estimulação fisiológica é uma opção razoável para estimulação ventricular nos pacientes com disfunção sistólica documentada (FEVE 36% a 50%) e expectativa de estimulação ventricular superior a 40%, bem como em pacientes com FEVE preservada.[27]

As principais indicações de marcapasso definitivo para pacientes com bloqueios atrioventriculares e a definição do modo de estimulação estão demonstradas nas Figuras 1.3 e 1.4, respectivamente.

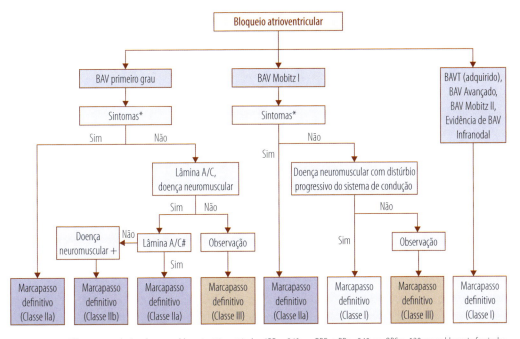

*Sintomas correlacionados com o bloqueio atrioventricular; #PR > 240 ms, BRE; +PR > 240 ms, QRS > 120 ms ou bloqueio fascicular.

FIGURA 1.3. Indicações de marcapasso nos bloqueios atrioventriculares. BAV: bloqueio atrioventricular; BAVT: bloqueio atrioventricular total.
Adaptada de: Kusumoto FM, et al. Circulation. 2019; 140:e382-e482.

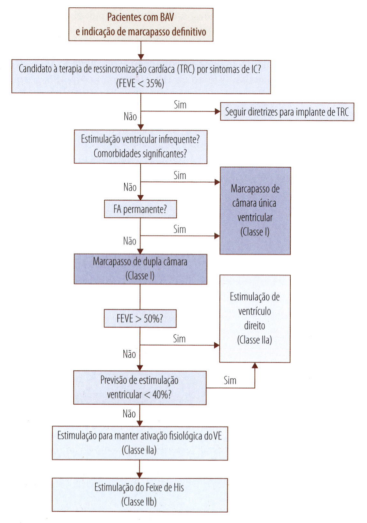

FIGURA 1.4. Escolha do modo de estimulação nos pacientes com BAV e indicação de marcapasso definitivo. FEVE: Fração de ejeção do ventrículo esquerdo ao ecocardiograma; FA: fibrilação atrial; VE: ventrículo esquerdo. Adaptada de: Kusumoto FM, et al. Circulation. 2019; 140:e382-e482.

Pergunta 7: Como abordar o paciente com bradiarritmia na unidade de emergência?

Na abordagem das bradicardias em unidade de emergência, devem-se levar em consideração múltiplos fatores, incluindo gravidade dos sintomas, etiologia, possível reversibilidade, presença de sinais que indicam instabilidade e risco de assistolia. Os sinais que indicam instabilidade hemodinâmica são sinais de choque, síncope, insuficiência cardíaca e infarto agudo do miocárdio. Os pacientes que estão com risco de parada cardiorrespiratória e morte devem ser tratados, inicialmente, de acordo com o algoritmo da Figura 1.5.

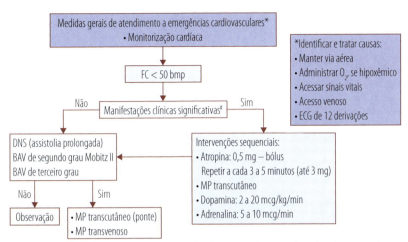

FIGURA 1.5. Abordagem da bradicardia na emergência. BAV: bloqueio atrioventricular; ECG: eletrocardiograma; DNS: doença do nó sinusal; MP: marcapasso. Adaptada de: Kusumoto FM, et al. Circulation. 2019; 140:e382-e482.

Na unidade de emergência, a prioridade é o aumento da FC. A terapia farmacológica inicial pode ser realizada usando-se sulfato de atropina. Atropina é um fármaco antimuscarínico que age revertendo o efeito colinérgico sobre o coração (o qual reduz a FC). Seu uso deve ser cauteloso na presença de isquemia miocárdica e hipóxia, por aumentar a demanda de oxigênio no coração e piorar a isquemia. No caso de ineficácia da atropina, agonistas beta-adrenérgicos, como dopamina e adrenalina, podem ser usados. Se o paciente permanece instável, marcapasso temporário deve ser indicado. O tipo de marcapasso temporário mais comumente utilizado é o transvenoso. O marcapasso transcutâneo também é eficaz na emergência, mas tem a desvantagem de ser doloroso, requerendo sedação e analgesia. Por isso, deve ser usado somente como ponte para o marcapasso transvenoso em pacientes com instabilidade hemodinâmica.

Para pacientes que vão requerer estimulação temporária prolongada (48 horas), um eletrodo de fixação ativa utilizado em marcapassos definitivos pode ser usado, aumentando a estabilidade do eletrodo e permitindo maior mobilidade ao paciente.

Referências Bibliográficas

1. Spodick DH, Raju P, Bishop RL, et al. Operational definition of normal sinus heart. Am J Cardiol. 1992;69(14):1245-6.
2. Spodick DH. Normal sinus heart rate: sinus tachycardia and sinus bradycardia redefined. Am Heart J. 1992;124(4):1119-21.
3. Viitassalo MT, Kala R, Eisalo A. Ambulatory electrocardiographic recording in endurance athletes. Br Heart J. 1982;47:213-20.
4. Siontis GCM, Praz F, Lanz J, et al. New-onset arrhythmias following transcatheter aortic valve implantation: a systematic review and meta-analysis. Heart. 2018;104(14):1208-15.
5. Mangoni ME, Nargeot JL. Genesis and regulation of the heart automaticity. Physiol Rev. 2008;88(3):919-82.
6. Chow LT, Chow SS, Anderson RH, et al. Autonomic innervation of the human cardiac conduction system: changes from infancy to senility an immunohistochemical analysis. Anat Rec. 2001;264(2):169-82.

7. Milano A, Vermeer AM, Lodder EM, et al. HCN4 mutations in multiple families with bradycardia and left ventricular noncompaction cardiomyopathy. J Am Coll Cardiol. 2014;64(8):745-56.
8. Bijl MJ, Visse LE, van Schaik RH, et al. Genetic variation in the CYP2D6 gene is associated with a lower heart rate and blood pressure in beta-blocker users. Clin Pharmacol Ther. 2009;85(1):45-50.
9. Mangrun JM, DiMarco JP. The Evaluation and Manegement of Bradycardia. N Eng J Med. 2000;342(10):703-9.
10. Kusumoto FM, Schoenfeld MH, Barrett C, et al. 2018 ACC/AHA/HRS Guideline on the Evalutation and Management of Patients With Bradicardia and Cardiac Conduction Delay. Circulation. 2019;140:e382-e482.
11. Byrnes TJ, Constantini O. Tachyarrhytmias and bradyarrhythmias. Differential diagnosis and initial management in primmary care office. Med Clin N Am. 2017:1-12.
12. Barold SS, Hayes DL. Second-degree atrioventricular block: a reappraisal. Mayo Clin Proc. 2001;76:44-57.
13. Carroz P, Delay D, Girod G. Pseudo-pacemaker syndrome in a young woman with first degree atrio-ventricular block. Europace. 2010;12:594-6.
14. Brignole M, Deharo JC, De Roy L, et al. Syncope due to idiopathic paroxysmal atrioventricular block. J Am Coll Cardiol. 2011;58:167-73.
15. Del Rosso A, Ungar A, Maggi R, et al. Clinical predictors of cardiac syncope at initial evaluation in patients referred urgently to a general hospital: the EGSYS score. Heart. 2008;94:1620-6.
16. Crawford MH, Bernstein SJ, Deedwania PC, et al. ACC/AHA guidelines for ambulatory electrocardiography: a report of the American College of Cardiology/American Heart Association Task Force on Pratice Guidelines (Committee to Revise the Guidelines for Ambulatory Electrocardiography). J Am Coll Cardiol. 1999;34:912-48.
17. Ackerman MJ, Priori SG, Willems S, et al. HRS/EHRA expert consensus statement on the state of genetic testing for the channelopathies and cardiomyopathies this document was developed as a partnership between the Heart Rhythm Society (HRS) and the European Heart Rhythm Association (EHRA). Heart Rhythm. 2011;8:1308-39.
18. Garrigue S, Pepin JL, Defaye P, et al. High prevalence of sleep apnea syndrome in patients with long-term pacing. The European Multicenter Polysomnographic Study. Circulation. 2007;115:1703-9.
19. DiMarco JP, Garan H, Ruskin JN. Approach to the patient with recurrent syncope of unknown cause. Mod Concepts Cardiovasc Dis. 1983;52:11-6.
20. Krol RB, Morady F, Flaker GC, et al. Electrophysiologic testing in patients with unexplained syncope: Clinical and noninvasive predictors of outcome. J Am Coll Cardiol. 1987;10:358-63.
21. Dahrod A, Soliman EZ, Dawood F, Chen H, Shea S, Nazarian S, et al. Association of asymptomatic bradycardia with incident cardiovascular disease and mortality. JAMA Intern Med. 2016;176:219-27.
22. Conolly SJ, Kerr CR, Gent M, Roberts RS, Yusulf S, Gillis AM, et al. Effects of physiologic pacing versus ventricular pacing on the risk of stroke and death due to cardiovascular causes. N Eng J Med. 2000;342:1385-91.
23. Strasberg B, Amat-Y-Leon F, Dhingra RC, Palileo E, Swirin S, Bauernfeind R, et al. Natural history of chronic second-degree atrioventricular nodal block. Circulation. 1981;63:1043-9.
24. Shaw DB, Kekwick CA, Veale D, Gowers J, Whistance T. Survival in second degree atrioventricular block. Br Heart J 1985;53:587-93.
25. Dretzke J, Toff WD, Lip GY, Raftery J, Fry-Smith A, Taylor R. Dual chamber versus single chamber ventricular pacemakers for sick sinus syndrome and atrioventricular block. Cochrane Database Syst Rev. 2004:CD003710.
26. Yu CM, Chan JY, Zhang Q, Omar R, Yip GW, Hussin A, et al. Biventricular pacing in patients with bradycardia and normal ejection fraction. N Engl J Med. 2009;361:2123-34.
27. Slotwiner DJ, Raitt MH, Del-Carpio Munoz F, Mulpuru SK, Nasser N, Peterson PN. Impact of physiologic pacing versus right ventricular pacing among patients with left ventricular ejection fraction greater than 35%: a systematic review for the 2018 ACC/AHA/HRS guideline on the evaluation and management of patients with bradycardia and cardiac conduction delay. J Am Coll Cardiol. 2018;31:S0735-1097(18)38988-5.

2 Síncope

Fatima Dumas Cintra

Pontos relevantes

- A síncope é um sintoma comum na prática clínica, com prognóstico variável, dependente da causa subjacente.
- A estratificação de risco é mandatória para todos os pacientes, de modo a afastar casos graves.
- Diante de qualquer sinal sugestivo de causa cardíaca, o paciente deve ser avaliado minuciosamente. O uso da monitorização eletrocardiográfica prolongada tem facilitado a investigação diagnóstica em pacientes com síncope não explicada. O tratamento deve seguir a causa subjacente, de acordo com as diretrizes vigentes.
- A síncope reflexa e a hipotensão ortostática devem ser tratadas inicialmente com mudança de hábito de vida, hidratação abundante e orientações educacionais. Não há evidências robustas que respaldem o tratamento farmacológico. O uso de marcapasso é uma opção para casos selecionados. Novas maneiras de tratamento estão em investigação.

Introdução

A síncope é um sintoma com amplo espectro clínico, ocorrendo em situações benignas, como nos casos de hipotensão secundária à desidratação, mas podendo sinalizar condições potencialmente fatais, como nas temidas arritmias ventriculares. Constitui causa frequente de atendimento médico em serviços ambulatoriais e de pronto atendimento, correspondendo a 6% das internações hospitalares e a 1% a 3% das admissões em salas de emergência. A ocorrência de síncope é variável e depende das características da população em questão. Em estudo com participantes acima de 45 anos, a prevalência estimada foi de 19%. O sexo feminino costuma ser mais afetado, mas sua distribuição, em ambos os sexos, é trimodal, com aparecimento do primeiro episódio por volta dos 20, 60 ou 80 anos.[1] Os idosos constituem grupo de especial atenção, pois a incidência desse sintoma aumenta com a idade, dobrando após os 70 anos e triplicando em octogenários.[2] Um estudo de prevalência nessa população mostra que a ocorrência de síncope aumentou, no sexo feminino, de 3% entre 65 e 69 anos para 13,6% após os 85 anos e, no sexo masculino, de 0,8% entre 65 e 69 anos para 13,4% após os 85 anos.[3]

A síncope é definida como perda transitória da consciência, secundária à hipoperfusão cerebral difusa e caracterizada por início súbito, curta duração e recuperação completa e espontânea. A incorporação do mecanismo de perda da consciência na definição teve como objetivo afastar condições que, frequentemente, mimetizam síncope na prática clínica.

Uma vez constatado o episódio de síncope, a taxa de mortalidade é variável e está diretamente relacionada à causa subjacente, sendo observada maior incidência em pacientes com mais de 60 anos e em casos de síncope secundária à doença cardíaca. Em revisão sistemática incluindo 11.158 pacientes admitidos por síncope, a taxa de mortalidade em 1 ano variou entre 5,7% e 15,5%, demonstrando a necessidade de avaliação criteriosa para afastar gravidade e estratificar o risco.[4]

Pergunta 1: Quais são as principais causas de síncope? Como se pode classificá-las? Quais são os principais mecanismos envolvidos?

Independentemente da causa subjacente, o mecanismo final da síncope é a hipoperfusão cerebral difusa. Sendo assim, qualquer fator que comprometa o débito cardíaco ou a resistência vascular periférica acarretará prejuízo na perfusão cerebral, com consequente perda de consciência.[1] Dessa maneira, uma vez definido o quadro de síncope, o paciente pode ser alocado em três grandes possibilidades: síncope reflexa, síncope cardíaca ou síncope secundária à hipotensão ortostática (Quadro 2.1).

Quadro 2.1 Causas de síncope

Síncope reflexa
- Síncope vasovagal
- Síncope do seio carotídeo

Hipotensão ortostática
- Induzida por drogas
- Depleção de volume
- Insuficiência autonômica primária
- Insuficiência autonômica secundária

Síncope cardíaca
- Arritmia cardíaca (bradicardia ou taquicardia)
- Doença cardíaca estrutural
- Outras

Adaptado de: Brignole M, et al. Eur Heart J. 2018;39:1883-948.

Síncope reflexa

Compreende as condições em que a hipoperfusão cerebral difusa é ocasionada por reflexo autonômico, evoluindo com hipotensão e/ou bradicardia. A síncope vasovagal é a mais comum na prática clínica, ocorrendo especialmente em pacientes jovens sem evidências de doença cardíaca subjacente. Está associada ao estresse ortostático, emocional, à dor ou a algumas circunstâncias de atendimento médico, como venopunção. Tipicamente, apresenta fase prodrômica caracterizada por sudorese, mal-estar, náusea, calor e palidez, seguida de perda da consciência, com duração de segundos, e recuperação sem sequelas, embora fadiga possa ocorrer após o episódio. Alguns pacientes necessitam de tratamento, devido ao comprometimento na qualidade de vida. Entretanto, não há evidências de associação com maior mortalidade.[5]

Também fazem parte desse grupo as síncopes do seio carotídeo e as síncopes situacionais. A síncope do seio carotídeo é desencadeada pela manipulação da região cervical, com ocorrência predominante após os 40 anos.[6] O diagnóstico é estabelecido com a documentação de bradicardia (assistolia superior a 3 segundos ou bloqueio atrioventricular) ou resposta vasodepressora significativa (redução superior a 50 mmHg na pressão arterial sistólica) durante a massagem do seio carotídeo. É importante salientar que a massagem do seio carotídeo deve ser realizada primeiramente à direita, depois à esquerda, durante 5 segundos, com monitorização da frequência cardíaca e da pressão arterial, batimento a batimento, nas posições de decúbito e inclinada.[7] Especial cuidado deve ser dispensado a pacientes com sopro carotídeo ou história recente de acidente vascular cerebral, ataque isquêmico transitório ou infarto agudo do miocárdio.[8]

A síncope situacional é desencadeada por estímulos distintos, como tosse, defecação, micção e parada súbita de atividade física.

Hipotensão ortostática

A hipotensão ortostática compreende um grupo heterogêneo de causas, com prognósticos diferentes, que podem levar à síncope pela diminuição da resistência periférica e/ou do débito cardíaco. O sistema nervoso autônomo é responsável por acionar mecanismos compensatórios, como rápida modificação do tônus vascular ou aumento da frequência e da contratilidade cardíacas, para evitar quedas significativas na pressão arterial ao se assumir a posição ortostática. Em alguns pacientes, esse mecanismo é lentificado ou inefetivo. Então, a síncope pode ocorrer.

O uso de medicamentos anti-hipertensivos deve ser investigado em todos os pacientes, uma vez que eles são, com frequência, responsáveis pela perda da consciência. Em estudo populacional envolvendo participantes acima de 65 anos com demência e histórico de pelo menos um episódio de síncope nos últimos três meses, hipotensão ortostática ocorreu em 48%, sendo mais frequente nos indivíduos que usavam nitrato, alfa-bloqueador ou uma combinação de inibidores da enzima de conversão da angiotensina com diurético ou nitrato, e alfa-bloqueadores com nitrato.[9] A depleção de volume observada nos casos de desidratação, hemorragia, vômito e diarreia também pode justificar a perda da consciência.

Nos casos de insuficiência autonômica, os mecanismos vasoconstritores ficam prejudicados e a hipotensão, por vezes, é de ocorrência tardia e inevitável. As principais causas de insuficiência autonômica primária são insuficiência autonômica pura, atrofia sistêmica múltipla, doença de Parkinson e demência de corpos de Levy. As causas secundárias incluem diabetes, amiloidose, trauma medular, neuropatia autonômica autoimune, neuropatia autonômica paraneoplásica e insuficiência renal.

Síncope cardíaca

As arritmias cardíacas são causas frequentes de síncope, pois podem provocar redução súbita no débito cardíaco, com subsequente hipoperfusão cerebral. Alguns medicamentos, incluindo drogas antiarrítmicas, podem ter efeitos pró-arrítmicos e ser responsáveis pela perda de consciência.

A presença de arritmia, bradicardia sinusal no repouso ou extrassístoles, por exemplo, não define o diagnóstico. A obtenção de registro eletrocardiográfico durante a síncope espontânea é o padrão-ouro para o diagnóstico de certeza. Nesse sentido, o monitor de eventos implantável ganhou popularidade na investigação desses pacientes. Uma revisão sistemática, em que foram incluídos 49 estudos e 4.381 pacientes, analisou o papel do monitor de eventos na prevalência de arritmias cardíacas como causa de síncope.[10] O monitor de eventos definiu o diagnóstico em 43,9% dos casos, tendo ocorrido o diagnóstico de arritmia cardíaca em 26,5% dos pacientes. Arritmia ventricular, incluindo taquicardia e fibrilação ventricular, foi observada em 2,7% dos casos, ao passo que as taquicardias supraventriculares, incluindo fibrilação atrial, *flutter* atrial e taquicardias com QRS estreito ocorreram em 4,9% da amostra. Casos de bradicardias significativas foram observados em 18,2% dos pacientes, demonstrando a contribuição dessa ferramenta diagnóstica em desvendar bradicardia no paciente com síncope.

As doenças cardíacas estruturais também podem causar síncope por mecanismos diversos, como estenose aórtica, cardiomiopatia hipertrófica, infarto agudo do miocárdio, massa cardíaca, doenças do pericárdio, anomalia congênita de artéria coronária e disfunções de prótese valvar. Outras causas não relacionadas diretamente à doença cardíaca incluem tromboembolismo pulmonar, dissecção aórtica e hipertensão pulmonar.

Pergunta 2: Quais são os principais diagnósticos diferenciais da síncope?

A pseudossíncope psicogênica (PSP) e a epilepsia podem ser confundidas com síncope, especialmente síncope vasovagal.[11] A suspeita clínica de PSP tem início na história clínica. Esses pacientes apresentam alta recorrência de síncope, chegando, em alguns casos, a ser diária. O teste de inclinação pode auxiliar a diferenciar as duas condições. Habitualmente, a duração da síncope é maior na PSP e a resposta hemodinâmica é distinta, sendo observadas taquicardia e até elevação da pressão arterial.[4]

A epilepsia pode configurar desafio maior, pois movimentos convulsivos podem acontecer após o reflexo vasovagal que é fruto da bradicardia. A história clínica é fundamental no estabelecimento do diagnóstico correto. Os fatores desencadeantes costumam ser característicos na síncope vasovagal (estresse postural, calor, dor, medo), ao passo que a fase prodrômica com presença de auras epilépticas e mordedura na região lateral da língua falam a favor do diagnóstico de epilepsia. A duração da perda da consciência é de 10 a 30 segundos na síncope, mas pode chegar a alguns minutos na epilepsia.[1]

Outras condições que podem mimetizar um episódio sincopal incluem cataplexia, ataque isquêmico transitório, hemorragia subaracnóidea e síndrome do roubo da subclávia.

Pergunta 3: Como deve ser feita a avaliação inicial do paciente com síncope?

O primeiro passo para atendimento do paciente que se queixa de síncope deve incluir a realização de história clínica detalhada, exame físico e eletrocardiograma de 12 derivações. Com esses recursos, é possível estabelecer o diagnóstico e estratificar o risco da síncope. Nesse cenário, o julgamento clínico será importante para atingir o objetivo inicial do atendimento: afastar gravidade. Dessa maneira, é primordial afastar a possibilidade de síncope cardíaca. O Quadro 2.2 apresenta as principais características clínicas da síncope reflexa e da síncope cardíaca.

O exame físico deve ser detalhado e incluir aferições de PA nas posições deitada, sentada e em pé. Pacientes com qualquer evidência de anormalidade cardiovascular, sopro, sangramento ou hipotensão arterial devem prosseguir na investigação. Pacientes com síncope reflexa apresentam, caracteristicamente, exame físico normal. O eletrocardiograma é obrigatório em todos e, a

Quadro 2.2 Principais características clínicas das síncopes reflexa e cardíaca

Características	Síncope reflexa	Síncope cardíaca
Pródromos	Sudorese, escotomas cintilantes, náuseas e calor	Palpitação, dor torácica, dispneia
Fatores desencadeantes	Estresse ortostático, dor, refeições copiosas, mudança de posição, parada súbita da atividade física	Exercício físico (pico do esforço), posição deitada
História pregressa	Sem histórico de doença cardíaca	Evidência de doença cardíaca, história familiar de morte súbita

Fonte: Próprio autor.

princípio, qualquer anormalidade eletrocardiográfica deve ser investigada antes de se estabelecer causa benigna para o quadro. Vários escores de risco foram propostos na literatura, com o objetivo de facilitar a estratificação de risco e oferecer critérios objetivos para a internação hospitalar. De modo geral, esses escores utilizam dados da história clínica, do exame físico e do eletrocardiograma, mas não superam o julgamento clínico na determinação da gravidade.

Pergunta 4: Qual é a importância dos exames complementares na investigação de síncope?

Os exames complementares devem ser solicitados de acordo com a hipótese inicial, seguindo recomendações das diretrizes atuais de investigação diagnóstica.

- **Estudo eletrofisiológico:** o estudo eletrofisiológico pode ser particularmente útil em pacientes com infarto prévio ou com outra condição que sugira a presença de cicatriz miocárdica e, dessa maneira, a presença de um circuito de reentrada. A presença de bloqueio bifascicular no paciente com síncope constitui outra indicação. O estudo eletrofisiológico pode auxiliar na investigação de pacientes com palpitações de início súbito antecedentes ao episódio sincopal ou à bradicardia, mas possui nível de recomendação inferior nas demais condições.

- **Monitor de eventos:** o uso do monitor de eventos se consagrou na investigação de pacientes com síncope, uma vez que o registro do traçado durante o evento espontâneo constitui padrão-ouro na investigação diagnóstica. Em metanálise incluindo 660 pacientes com síncope inexplicada randomizados para estratégia de investigação convencional ou uso do monitor de eventos, o grupo submetido à monitorização prolongada apresentou probabilidade 3,7 vezes maior de estabelecimento de diagnóstico.[12] Seu uso também foi analisado na fase inicial da investigação diagnóstica em pacientes com síncope inexplicada e sem evidências de doença cardíaca subjacente, sendo igualmente efetivo.[13,14]

- **Teste de inclinação:** o teste de inclinação é utilizado na prática clínica, com o objetivo de reproduzir a síncope em laboratório. Para isso, inúmeros protocolos foram testados. O nitrato é a droga provocativa mais utilizada, por não necessitar de venopunção, apresentar poucos efeitos colaterais e ter boas sensibilidade e especificidade. A taxa de positividade do exame em pacientes com síncope é de 66% e, em participantes-controle (sem síncope), é de 11% a 14%.[15] Sua contribuição na investigação diagnóstica é a confirmação de casos de síncope reflexa cujo diagnóstico ainda não foi esclarecido pela avaliação inicial. Além disso, é útil na investigação de pacientes com insuficiência autonômica, nos quais se evidencia hipotensão postural progressiva e de ocorrência mais tardia, difícil de ser avaliada com medidas convencionais de pressão na posição ortostática. Vale lembrar que seu uso não é indicado para avaliar resposta terapêutica. Por fim, auxilia no diagnóstico diferencial entre epilepsia e PSP.

Pergunta 5: Como deve ser feito o tratamento do paciente com síncope?

O tratamento dependerá da causa subjacente. As síncopes secundárias à doença cardíaca ou a arritmias devem ser tratadas de acordo com diretrizes específicas. Nos casos de síncope reflexa ou hipotensão ortostática, o tratamento inicia-se por esclarecer o quadro, orientar o paciente sobre situações desencadeantes, que devem ser evitadas, e sobre a importância de hidratação oral frequente. Todas as medicações devem ser criteriosamente revistas. Drogas hipotensoras devem ser suspensas, se possível. As manobras de contrapressão, contração voluntária máxima durante cruzamento das pernas e contração dos braços devem ser implementadas para todos os pacientes e estão associadas a menor recorrência clínica.[16] Essas medidas, na maioria dos casos, são suficientes. A prescrição de períodos progressivamente mais longos de posição ortostática (treinamento postural passivo) é outro modo de tratamento não farmacológico que pode trazer benefícios em relação a recorrências,[17] mas a necessidade de disciplina com a prática da manobra torna baixa a adesão ao tratamento.

Em casos selecionados, o uso de agentes farmacológicos como betabloqueadores, fludrocortisona ou midodrine pode ser necessário. Apesar de a fludrocortisona ser utilizada na prática clínica para prevenção de recorrência de síncope vasovagal, faltam estudos definitivos que suportem sua indicação. O estudo *The Prevention of Syncope Trial* (POST-2) avaliou 210 participantes com síncope sem comorbidades, os quais foram randomizados para fludrocortisona (na dose mais alta tolerada, variando entre 0,05 e 0,2 mg/dia) ou placebo.[18] Após um ano de seguimento, houve apenas tendência estatística de benefício a favor da fludrocortisona ($p = 0,069$ para redução do número de recorrências de síncope). Entretanto, quando os resultados foram analisados após o período de duas semanas de estabilização de dose, o grupo que recebeu dose máxima de fludrocortisona (0,2 mg/dia) apresentou benefício em comparação com o placebo. A idade média dos pacientes incluídos no estudo foi de 30 anos, sendo excluídos os hipertensos. Assim, a fludrocortisona pode ser usada em pacientes com episódios repetidos de síncope vasovagal que não apresentem contraindicações – notadamente, a hipertensão arterial. Os principais efeitos adversos são hipertensão de decúbito, aumento de peso, náuseas e hipocalemia.

O uso de betabloqueador é controverso. Enquanto a diretriz europeia[1] não recomenda seu uso, a diretriz americana[4] afirma que os betabloqueadores podem ser razoáveis em pacientes com 42 anos de idade ou mais, com síncope reflexa recorrente, de acordo com resultados de subanálise pré-especificada do estudo *Prevention of Syncope Trial* (POST). O uso de midodrine foi testado em pacientes com síncope reflexa e hipotensão ortostática, mostrando-se promissor. Trata-se de um alfa-agonista comercialmente indisponível no Brasil, mas mostrou benefício em estudos com número reduzido de pacientes.[19]

A estimulação cardíaca artificial foi descrita como modo de tratamento para pacientes com resposta predominantemente cardioinibitória (com pausa superior a 3 segundos) ao teste de inclinação e demonstrou eficácia na prevenção de recorrência. Desse modo, tem seu uso indicado a casos selecionados, especialmente no paciente idoso.[1] Por fim, a ablação de plexos ganglionares (cardioneuroablação) tem sido descrita em estudos observacionais, com resultados promissores para pacientes com síncope reflexa que apresentem resposta cardioinibitória importante.[20]

Referências Bibliográficas

1. Brignole M, Moya A, de Lange FJ, et al. 2018 ESC Guidelines for the diagnosis and management of syncope. Eur Heart J. 2018;39:1883-948.
2. Silverstein MD, Singer DE, Mulley A, et al. Patients with syncope admitted to medical intensive care units. JAMA. 1982;248:1185-9.
3. Hale WE, Perkins LL, May FE, Marks RG, Stewart RB. Symptom prevalence in the elderly: an evaluation of age, sex, disease, and medication use. J Am Geriatr Soc. 1986;34:333-40.
4. Shen WK, Sheldon RS, Benditt DG, et al. 2017 ACC/AHA/HRS guideline for the evaluation and management of patients with syncope: A report of the American College of Cardiology/American Heart Association Task Force on Clinical Practice Guidelines and the Heart Rhythm Society. Heart Rhythm. 2017;14(8):e155-e217.
5. Soteriades ES, Evans JC, Larson MG, et al. Incidence and prognosis of syncope. N Engl J Med. 2002;347(12):878-85.
6. Brignole M, Menozzi C, Lolli G, et al. Long-term outcome of paced and nonpaced patients with severe carotid sinus syndrome. Am J Cardiol. 1992;69:1039-43.
7. Puggioni E, Guiducci V, Brignole M, et al. Results and complications of the carotid sinus massage performed according to the "method of symptoms". Am J Cardiol. 2002;89:599-601.
8. Munro NC, McIntosh S, Lawson J, et al. Incidence of complications after carotid sinus massage in older patients with syncope. J Am Geriatr Soc. 1994;42:1248-51.
9. Testa G, Ceccofiglio A, Mussi C, et al. Hypotensive Drugs and Syncope Due to Orthostatic Hypotension in Older Adults with Dementia (Syncope and Dementia Study). J Am Geriatr Soc. 2018;66(8):1532-37.
10. Solbiati M, Casazza G, Dipaola F, et al. The diagnostic yield of implantable loop recorders in unexplained syncope: A systematic review and meta-analysis. Int J Cardiol. 2017;231:170-6.
11. Zhang Z, Jiang X, Han L, et al. Differential Diagnostic Models Between Vasovagal Syncope and Psychogenic Pseudosyncope in Children. Front Neurol. 2020;10:1392.
12. Farwell DJ, Freemantle N, Sulke N. The clinical impact of implantable loop recorders in patients with syncope. Eur Heart J. 2006;27:351-6.
13. Linker NJ, Voulgaraki D, Garutti C, Rieger G, Edvardsson N, PICTURE Study Investigators. Early versus delayed implantation of a loop recorder in patients with unexplained syncope-effects on care pathway and diagnostic yield. Int J Cardiol. 2013;170:146-51.
14. Edvardsson N, Frykman V, van Mechelen R, et al. Use of an implantable loop recorder to increase the diagnostic yield in unexplained syncope: results from the PICTURE registry. Europace. 2011;13:262-9.
15. Forleo C, Guida P, Iacoviello M, et al. Head-up tilt testing for diagnosing vasovagal syncope: a meta-analysis. Int J Cardiol. 2013;168:27-35.
16. Brignole M, Croci F, Menozzi C, et al. Isometric arm counter-pressure maneuvers to abort impending vasovagal syncope. J Am Coll Cardiol. 2002;40:2053-9.
17. Reybrouck T, Heidbuchel H, van de Werf F, Ector H. Long-term follow-up results of tilt training therapy in patients with recurrent neurocardiogenic syncope. Pacing Clin Electrophysiol. 2002;25:1441-6.
18. Sheldon R, Raj SR, Rose MS, et al. POST 2 Investigators. Fludrocortisone for the prevention of vasovagal syncope: a randomized, placebo-controlled trial. J Am Coll Cardiol. 2016;68:1-9.
19. Izcovich A, Gonzalez Malla C, Manzotti M, Catalano HN, Guyatt G. Midodrine for orthostatic hypotension and recurrent reflex syncope: a systematic review. Neurology. 2014;83:1170-7.
20. Pachon JC, Pachon EI, Pachon JC, et al. "Cardioneuroablation" – New treatment for neurocardiogenic syncope, functional AV block and sinus dysfunction using catheter RF-ablation. Europace. 2005;7(1):1-13.

3 Extrassístoles supraventriculares

Luciana Vidal Armaganijan • Guilherme Dagostin de Carvalho

Pontos relevantes

- Extrassístoles supraventriculares (ESSV) são batimentos ectópicos originados do tecido atrial ou da junção atrioventricular.
- Os mecanismos implicados na gênese das ESSV incluem, mais comumente, automaticidade e atividade deflagrada, mas podem ser decorrentes de reentrada e, eventualmente, da combinação de mecanismos.
- A densidade de ESSV é considerada marcador e fator predisponente de desenvolvimento de cardiomiopatia atrial, principalmente quando ≥ 30/hora, o mesmo ocorrendo com as taquicardias não sustentadas de 20 batimentos ou mais.
- A apresentação clínica varia desde ausência de sintomas, passando por queixa de palpitações, sensação de "falha ou descompasso", tontura e pré-síncope, até manifestação de insuficiência cardíaca decorrente de taquicardiomiopatia.
- Dentre os locais mais comumente relacionados à origem das ESSV, destacam-se a crista *terminalis*, o anel tricúspide, o seio coronário, o tecido perisinusal, o septo interatrial, os apêndices atriais direito e esquerdo, os óstios das veias pulmonares e o anel mitral. Cerca de 60% a 80% das ectopias atriais originam-se no átrio direito.
- Diversos algoritmos eletrocardiográficos, fundamentados na análise da morfologia e da polaridade da onda P, foram propostos, com o intuito de tentar localizar as arritmias atriais focais.
- Estudos apontam que ESSV frequentes predizem a ocorrência de fibrilação atrial e eventos cardiovasculares adversos, como acidente vascular cerebral e mortalidade. Entretanto, não há dados científicos que indiquem uma meta estabelecida de redução no número de ESSV, de modo a minimizar esses eventos adversos.
- Nenhum tratamento é indicado para pacientes assintomáticos com ESSV, exceto em casos suspeitos de taquicardiomiopatia ou em casos de alta densidade arrítmica. A terapia é usualmente direcionada ao alívio de sintomas e à prevenção de complicações.
- O tratamento das ESSV envolve a correção de fatores precipitantes, o uso de medicamentos antiarrítmicos (principalmente betabloqueadores e antiarrítmicos das classes IC e III) e a ablação por cateter.

Introdução

Extrassístoles supraventriculares (ESSV) são batimentos prematuros que representam ativação precoce do átrio, em local distinto do nó sinusal, habitualmente no tecido atrial ou na junção atrioventricular (extrassístoles juncionais). Elas podem se apresentar de maneira isolada, em ciclos repetitivos (bigeminismo, trigeminismo etc.) ou em pares (Figura 3.1). Quando agrupadas em três ou mais batimentos consecutivos, preenchem a definição de taquicardia atrial. Caso persista por mais de 30 segundos ou cause repercussão clínica ou hemodinâmica antes desse período, é caracterizada como sustentada. Os mecanismos implicados na gênese das ESSV incluem, mais comumente, as desordens de formação do impulso, como automaticidade e atividade deflagrada, mas também podem ser decorrentes de alterações na condução do impulso, do mecanismo de reentrada e, eventualmente, da combinação de ambos.

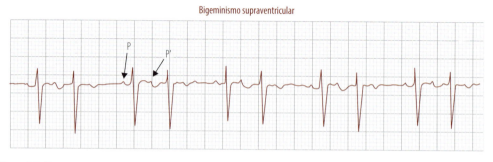

Figura 3.1. Bigeminismo supraventricular. P: batimento sinusal; P': extrassístole supraventricular. Fonte: próprio autor.

Pergunta 1: Qual é a prevalência de extrassístoles supraventriculares?

As ESSV são arritmias comuns na prática clínica, com prevalência em torno de 73% em indivíduos jovens e de 100% em idosos. A grande discrepância nas taxas verificadas em estudos populacionais decorre tanto da variabilidade diária dessas taxas, como da variabilidade circadiana e da variabilidade entre pacientes.[1]

O *Copenhagen Holter Study*, que incluiu 638 indivíduos entre 55 e 75 anos submetidos à monitoração eletrocardiográfica ambulatorial contínua por 48 horas e a um acompanhamento por, em média, 14 anos, demonstrou que, no grupo com ESSV frequentes, definidas como ≥ 720 ectopias/dia, tanto o fenômeno isolado quanto as taquicardias não sustentadas apresentaram pico no período vespertino e nadir durante a madrugada.[2]

O método utilizado para a avaliação de ESSV também influencia em sua prevalência, sendo mais frequentes em monitoração prolongada do que em eletrocardiograma convencional. Em coorte suíça incluindo 1.742 adultos acima de 50 anos de idade, que foram submetidos à monitoração por *holter* durante 24 horas, 99% dos indivíduos apresentaram ao menos uma ectopia supraventricular. Verificou-se, também, que a frequência das ESSV aumenta com a idade, com taxas de 0,8, 1,4 e 2,6 ESSV/hora nos subgrupos de pacientes entre 50 e 55 anos, 60 e 65 anos e ≥ 70 anos, respectivamente.[3]

Pergunta 2: Quais são as causas de extrassístoles supraventriculares?

As ESSV ocorrem em pessoas hígidas e em indivíduos com doença cardiovascular estabelecida. Sua incidência é variável, dependendo da etiologia e da gravidade da doença estrutural subjacente. Em pacientes sem cardiopatia estrutural, as ESSV podem se originar nas veias pulmonares, constituindo os principais gatilhos para fibrilação atrial (FA).[4]

O tabagismo e a ingestão de álcool podem precipitar a ocorrência de ESSV, pois aumentam a atividade do sistema nervoso autônomo simpático.[5,6] Embora a cafeína produza efeitos eletrofisiológicos bem documentados sobre o tecido atrial, não há evidência definitiva de efeito pró-arrítmico com seu uso. No estudo de coorte *Cardiovascular Health Study*, que avaliou 1.388 pacientes, não foram evidenciadas diferenças significativas na frequência de ESSV em monitoração eletrocardiográfica de 24 horas entre os que referiram uso crônico de cafeína e os demais pacientes.[7]

No contexto de síndrome coronariana aguda, observa-se maior prevalência de ESSV, com taxas que variam entre 25% e 81%.[8] Um estudo conduzido por Rechavia *et al.*, avaliando 62 pacientes consecutivos, no primeiro e no décimo dias após infarto do miocárdio, demonstrou uma média de 9 a 14 ESSV/hora na fase aguda após o evento, com redução para 1 a 2 ESSV/hora passados dez dias do evento, independentemente de gênero, idade e função ventricular.[9] No cenário de doença isquêmica crônica, o valor prognóstico das ESSV, especialmente no contexto do esforço físico, permanece incerto.[10]

A ocorrência de ESSV também é elevada em outros cenários, como estenose mitral, cardiomiopatia hipertrófica ou quaisquer outras condições que promovam sobrecarga pressórica ou dilatação atrial.[11,12] Em pacientes com pneumopatias, especialmente doença pulmonar obstrutiva crônica, a doença de base e o uso de broncodilatadores foram identificados como fatores de risco para desenvolvimento de ESSV.[13]

A densidade de ESSV está relacionada ao desenvolvimento de cardiomiopatia atrial. Ectopias supraventriculares, principalmente quando ≥ 30/hora ou com presença de taquicardias não sustentadas de 20 ou mais batimentos, promovem disfunção na contratilidade atrial e remodelamento patológico, os quais levam a sobredistensão parietal, disfunção endotelial, inflamação e/ou fibrose e aumento no risco de formação de trombo, independentemente da presença de FA.[1,14,15]

Extrassístoles juncionais também são encontradas em pacientes saudáveis e em indivíduos com cardiopatia estrutural. Dentre os gatilhos para sua ocorrência, destacam-se hipocalemia, toxicidade por uso de digital, pneumopatias crônicas, isquemia do miocárdio, valvopatias, miocardiopatias, pericardite, uso de nicotina, álcool ou derivados anfetamínicos e processo inflamatório associado ao pós-operatório de cirurgia cardíaca.

Pergunta 3: Qual é a apresentação clínica das extrassístoles supraventriculares?

Os pacientes com ESSV são geralmente assintomáticos ou oligossintomáticos. As ectopias podem causar palpitações decorrentes do aumento do inotropismo no batimento pós-extrassistólico, resultante do maior tempo de enchimento e do maior volume sistólico promovidos pela pausa compensatória. Outra manifestação é a sensação de "falha ou descompasso", oriunda de ESSV não conduzidas ou de contração ineficaz pelo enchimento reduzido durante o batimento precoce.

Tontura e pré-síncope podem ser relatadas por pacientes com bigeminismo supraventricular bloqueado, o qual pode resultar em bradicardia importante, com frequências inferiores a 40 bpm. A alta densidade de ESSV associou-se a disfunção ventricular reversível em modelos animais, com raros relatos de casos em humanos. Pacientes com ESSV muito frequentes ou repetitivas podem se apresentar com sintomas de insuficiência cardíaca.[16] O exame físico revela ritmo irregular, com presença de batimentos prematuros e pausas durante a ausculta e a palpação dos pulsos periféricos. Onda A em canhão no pulso venoso jugular pode ser encontrada quando o batimento precoce ocorre enquanto as valvas atrioventriculares ainda se encontram fechadas. Esse achado é útil no diagnóstico diferencial entre ESSV bloqueadas e pausas sinusais.

Ectopias supraventriculares podem alterar a intensidade, a duração e o momento do ciclo cardíaco, modificando sopros, como no prolapso valvar mitral e na estenose aórtica, uma vez que promovem redução no tempo de enchimento e no volume diastólico. Essas alterações são revertidas no batimento pós-extrassistólico, uma vez que há incremento no volume ventricular devido à pausa compensatória.

Pergunta 4: Como as extrassístoles supraventriculares se manifestam no eletrocardiograma?

A onda P eletrocardiográfica representa a despolarização atrial. Como, nas ESSV, a ativação dessa câmara surge em local distinto do nó sinusal e apresenta morfologia e eixo diferentes do habitual, pode nem ser visualizada, por estar localizada dentro do complexo QRS, quando for originada na junção atrioventricular. Em frequências maiores, a onda P da ectopia pode se inserir na onda T precedente, promovendo uma deformidade e tornando-a apiculada ou entalhada.

As ectopias supraventriculares, por definição, são batimentos precoces e, portanto, o intervalo P-P que as engloba é menor do que o sinusal. Com o encurtamento do ciclo, uma ESSV pode ser bloqueada, uma vez que o período refratário efetivo do nó atrioventricular (NAV) apresenta duração inversamente proporcional ao intervalo P-P precedente (Figura 3.2).

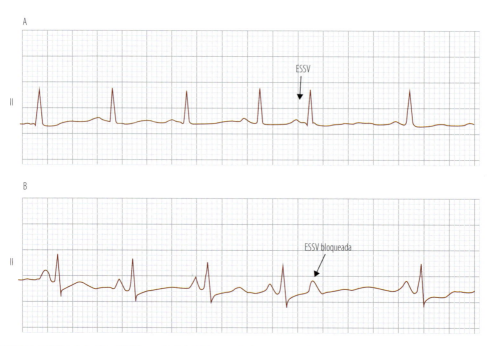

FIGURA 3.2. ESSV isolada **(A)** e ESSV bloqueada **(B)**. ESSV: extrassístole supraventricular. Fonte: próprio autor.

O intervalo PR pode ser distinto ou não do batimento sinusal, uma vez que a condução pelo NAV varia de acordo com o caminho percorrido para sua ativação. Ectopias originadas do átrio esquerdo comumente apresentam tempos de condução menores do que as geradas do lado contralateral.[17]

A condução intraventricular é usualmente realizada pelo tecido especializado de condução, inscrevendo um QRS similar ao basal. Todavia, se muito precoce, especialmente sucedendo um longo intervalo R-R, a ESSV pode deflagrar condução aberrante por bloqueio de ramo funcional. Em ciclos longos, ou seja, em frequências cardíacas mais baixas, o período refratário do ramo direito é maior que o do ramo esquerdo. Assim, o padrão de aberrância mais frequentemente observado é o do bloqueio de ramo direito (Figura 3.3). Situação inversa ocorre em intervalos mais curtos, pois, nesse caso, o período refratário do ramo esquerdo passa a ser mais prolongado (Figura 3.4).

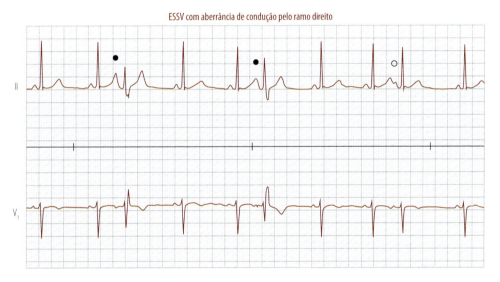

FIGURA 3.3. ESSV com aberrância de condução pelo ramo direito. ESSV: extrassístole supraventricular. Fonte: próprio autor.

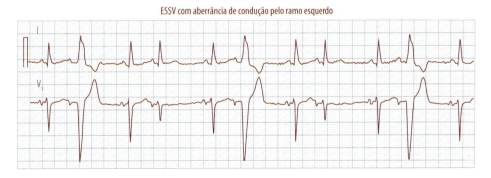

FIGURA 3.4. ESSV com aberrância de condução pelo ramo esquerdo. ESSV: extrassístole supraventricular. Fonte: próprio autor.

Uma pausa compensatória incompleta, isto é, com duração inferior a duas vezes o ciclo P-P sinusal, sucede uma ESSV dada à reciclagem do nó sinusal. Raramente se observa uma ectopia supraventricular interpolada sem a ocorrência de pausa pós-extrassistólica.[18]

Eletrocardiograficamente, é possível diferenciar uma ectopia juncional (i) pela ausência de onda P, seja por estar oculta dentro do complexo QRS, seja por não ocorrer condução atrial retrógrada; (ii) pela presença de um intervalo PR que possa ser considerado extremamente curto e que não permita condução pelo NAV; e (iii) por uma onda P inscrita na porção terminal do QRS, no segmento ST ou na onda T, a depender da velocidade de condução retrógrada.

Assim como as ectopias atriais, os batimentos precoces de origem juncional podem conduzir anterogradamente com distúrbio da condução intraventricular funcional ou frequência-dependente, dificultando, por vezes, a distinção de extrassístoles ventriculares. Ectopias juncionais, quando apresentarem ativação atrial retrógrada, podem inibir a condução do estímulo subsequente aos ventrículos. Nesse cenário, apresentam-se de maneira similar a extrassístoles atriais bloqueadas no eletrocardiograma convencional.

Pergunta 5: Como identificar a origem de extrassístoles supraventriculares pelo eletrocardiograma?

Embora a ablação bem-sucedida dependa, em última análise, do mapeamento eletroanatômico detalhado, o eletrocardiograma de superfície é uma ferramenta muito útil para direcionar esse mapeamento para áreas de interesse específicas. A morfologia da onda P é determinada não apenas pela localização anatômica do foco ectópico, mas também pelo padrão de ativação dentro do átrio de origem e do átrio contralateral.[19]

Embora as ectopias possam surgir de qualquer lugar dentro dos átrios, elas tendem a se originar em localizações anatômicas específicas. No átrio direito, destacam-se a crista *terminalis*, o anel tricúspide, o óstio do seio coronário, o tecido perisinusal, as regiões próximas ao NAV e ao septo interatrial e o apêndice atrial direito. No átrio esquerdo, os locais de origem incluem as veias pulmonares, o anel mitral, o corpo do seio coronário, o septo interatrial e o apêndice atrial esquerdo.[20]

A derivação V1 é útil na identificação do provável local anatômico de origem do foco ectópico, pois se localiza à direita e anteriormente em relação aos átrios. Assim, ESSV originadas do anel tricúspide têm onda P negativa nessa derivação, enquanto extrassístoles oriundas das veias pulmonares são positivas em V1.

De maneira geral, ondas P de morfologia similar à sinusal sugerem foco reentrante pelo nó sinusal ou proveniente da região perinodal. O eixo nas derivações inferiores indica a disposição craniocaudal das ESSV. Ectopias que surgem nas estruturas superiores dos átrios (veias pulmonares, apêndices atriais e crista *terminalis*) inscrevem ondas P positivas em DII, DIII e aVF, ao passo que extrassístoles provenientes de localizações mais baixas apresentam polaridade negativa. Já as ectopias originadas no átrio direito tendem a ser positivas em avL, ao passo que as do átrio esquerdo têm polaridade negativa.

Extrassístoles originadas próximas ao septo interatrial costumam ter menor duração que as sinusais. Quando oriundas da região anterior do átrio direito ou da parede livre do átrio esquerdo, apresentam transição tardia nas derivações precordiais. ESSV localizadas nas estruturas mais posteriores, como veias pulmonares e crista *terminalis*, são positivas nas derivações precordiais anteriores.

Diversos algoritmos eletrocardiográficos foram propostos para auxiliar na localização das arritmias atriais focais, com base na análise da morfologia e da polaridade da onda P. Dentre esses, o de Teh *et al.*[20] apresentou acurácia de 93% na determinação da origem de arritmias atriais (Figura 3.5). Embora a análise da onda P seja valiosa para estimar a localização do foco arrítmico em pacientes sem cardiopatia, os padrões de ativação podem estar alterados em indivíduos com cirurgia cardíaca prévia ou extensa ablação atrial, bem como naqueles com alterações estruturais significativas, cenários nos quais a avaliação morfológica da despolarização atrial ao eletrocardiograma torna-se significativamente menos precisa.

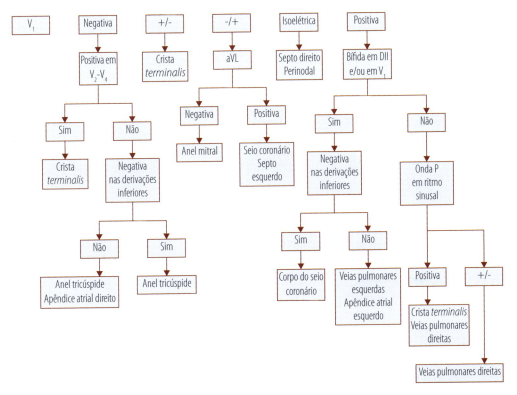

FIGURA 3.5. Algoritmo para localização da ESSV pelo eletrocardiograma. ESSV: extrassístole supraventricular. Adaptada de: Teh AW, et al. J Cardiovasc Electrophysiol. 2009;20(6):706-9.

Pergunta 6: Qual é o prognóstico de pacientes com extrassístoles supraventriculares?

O achado de ESSV frequentes em exames de rotina prediz a ocorrência futura de FA e eventos cardiovasculares adversos, como acidente vascular cerebral (AVC), morte por todas as causas, morte de etiologia cardiovascular e hospitalização por causa cardiovascular.[21]

Pergunta 7: Existe relação entre extrassístoles supraventriculares e fibrilação atrial?

Em estudo com 107 pacientes, Chong *et al.* demonstraram que a presença de > 100 ESSV/dia associou-se, de modo independente, a maior ocorrência de FA durante seguimento médio de 6,1 anos. Ademais, pacientes com mais de 100 ESSV/dia apresentaram maiores taxas do desfecho composto (AVC isquêmico, insuficiência cardíaca e morte), quando comparados àqueles com menor densidade arrítmica.[1]

No *Cardiovascular Health Study*, o aumento de duas vezes no número de ESSV/hora associou-se a um incremento significativo no risco de FA e mortalidade geral.[22] Dados similares foram reportados no *Ibaraki Prefectural Health Study*, no qual mais de 63.000 pacientes foram seguidos por 15 anos. A presença de ESSV constituiu preditor importante para o desenvolvimento de FA, tanto em homens como em mulheres, e associou-se a aumento na probabilidade de morte cardiovascular, mesmo após ajuste para potenciais confundidores.[23] Uma metanálise que incluiu 12 estudos com aproximadamente 110.000 pacientes demonstrou aumento da incidência de FA em três vezes nos pacientes com ESSV frequentes.[24] Maior recorrência de FA pós cardioversão elétrica também foi reportada em pacientes com ESSV frequentes.[25] Nos pacientes submetidos a isolamento elétrico de veias pulmonares, a ocorrência de ESSV (principalmente quando frequentes ou em salvas mais longas) parece associar-se a maior recidiva tardia de FA durante o seguimento clínico.[26,27]

Pergunta 8: Existe associação entre extrassístoles supraventriculares e eventos isquêmicos cerebrovasculares?

Apesar de apresentarem resultados controversos, diversos estudos reportaram associação entre ESSV e eventos isquêmicos cerebrais. Relação entre ESSV frequentes e AVC criptogênico foi demonstrada, podendo representar um marcador de miopatia atrial.[28]

Dados do *Copenhagen Holter Study* mostraram aumento do risco de AVC isquêmico em pacientes com ESSV chamadas "excessivas", definidas como a presença de pelo menos 30 ESSV/hora ou de taquicardias superiores a 20 batimentos, mesmo na ausência de documentação de FA.[29]

No estudo EMBRACE, no qual pacientes com AVC criptogênico ou AIT, sem histórico de FA, foram monitorados por 30 dias através de monitor de eventos, o número médio de ESSV em Holter de admissão de 24 horas foi maior naqueles subsequentemente diagnosticados com FA. A densidade de ESSV foi forte preditor para detecção de FA subclínica durante a monitoração eletrocardiográfica contínua por 30 dias, e clínica ou por meio de ECG de 12 derivações aos 90 dias e dois anos. Enquanto a taxa de detecção de FA foi de 16% em 90 dias na população total, a probabilidade de FA foi inferior a 9% em pacientes com < 100 ESSV/dia (Holter de admissão de 24 h), aumentando para 9% a 24% naqueles com 100-499 ESSV/dia, de 25% a 37% nos pacientes com 500-999 ESSV/dia, de 37% a 40% naqueles com 1.000-1.499 ESSV/dia e de 40% nos pacientes com mais de 1.500 ESSV/dia.[30] Esses dados demonstram a relação entre ESSV e FA e reforçam a importância da monitoração prolongada para detecção de FA subclínica, particularmente em pacientes com AVC criptogênico e ESSV frequentes ao Holter de 24 h.

Pergunta 9: Existe associação entre extrassístoles supraventriculares e mortalidade?

Diversos estudos também direcionam para maior taxa de mortalidade em pacientes com ESSV. A análise multivariada em coorte prospectiva de 7.504 indivíduos sem cardiopatia conhecida revelou forte associação entre ESSV e morte por todas as causas, morte cardiovascular e morte por doença isquêmica do coração.[31] Da mesma maneira, no estudo japonês *NIPPON DATA 90*, a presença de uma ou mais ESSV em ECG de 12 derivações foi preditor independente de morte cardiovascular, principalmente em hipertensos.[32]

No estudo de Lin *et al.*, o ponto de corte de 76 ESSV/dia mostrou sensibilidade de 63,1% e especificidade de 63,5% na predição de morte: ESSV > 76/dia constituiu preditor de morte, hospitalização por causa cardiovascular, aparecimento de nova FA e implante de marcapasso definitivo.[33]

Por fim, apesar de a presença conjunta de ESSV com ectopias ventriculares aumentar o risco de morte súbita cardíaca (MSC), a presença isolada de ESSV não demonstrou ser preditor independente de risco para MSC.[34]

Pergunta 10: Quando o tratamento é indicado em pacientes com ESSV?

Em pacientes assintomáticos, nenhum tratamento é indicado, exceto se houver suspeita de taquicardiomiopatia. A terapia é indicada para alívio de sintomas e prevenção de complicações, particularmente em pacientes com alta densidade arrítmica. Apesar de estudos observacionais[31-33] e metanálises[35,36] apontarem para maior incidência de FA e morbimortalidade cardiovascular em pacientes com ESSV frequentes, não há dados na literatura que estabeleçam metas de redução no número de ectopias, de modo a prevenir o aparecimento de FA e reduzir a morbimortalidade cardiovascular.

Pergunta 11: Quais são as opções terapêuticas para as extrassístoles supraventriculares?

O tratamento das ESSV envolve a correção de fatores desencadeantes (como estresse e tabagismo), o tratamento da doença de base e de comorbidades associadas, o uso de medicamentos antiarrítmicos e a ablação por cateter.

Para o controle medicamentoso das ESSV, podem-se usar betabloqueadores e antiarrítmicos das classes I (principalmente propafenona) e III (amiodarona e sotalol). Os betabloqueadores constituem a primeira opção terapêutica e são particularmente úteis em pacientes com isquemia miocárdica e/ou disfunção ventricular. A utilização de antiarrítmicos, como propafenona, amiodarona ou sotalol, constitui opção terapêutica nos casos de alta densidade arrítmica, refratariedade ou intolerância aos betabloqueadores e arritmias mais complexas, como a taquicardia atrial, podendo ser utilizados em associação com os betabloqueadores. Na coexistência de disfunção ventricular, a amiodarona também pode ser utilizada.

Até o momento, não há dados suficientes para indicar anticoagulação oral em pacientes com ESSV, mesmo que frequentes, na ausência de documentação de FA. Os estudos *ARTESIA* e *NOAH-AFNET 6* estão em andamento e avaliarão os benefícios da utilização de anticoagulantes de ação direta em portadores de dispositivo cardíaco e arritmias atriais com duração entre 6 minutos e 24 horas, com fatores de risco adicionais, mas sem diagnóstico de FA.

Não há dados na literatura comparando os tratamentos medicamentoso e percutâneo em pacientes com ESSV. Portanto, a decisão quanto à melhor abordagem deve ser individualizada.

A ablação por cateter é usualmente indicada para pacientes sintomáticos e intolerantes ao tratamento medicamentoso ou com ESSV frequentes, refratárias aos fármacos antiarrítmicos. Técnicas mais recentes de mapeamento de alta densidade permitem identificar o ponto de ativação mais precoce com alta taxa de sucesso, podendo a ablação também ser a primeira escolha em pacientes que não desejam o tratamento medicamentoso a longo prazo (Figura 3.6). O tratamento percutâneo tem destaque especial quando as ESSV constituem gatilhos para FA.

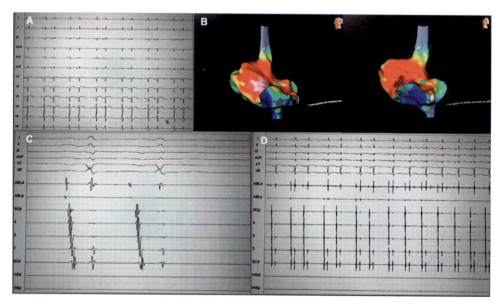

FIGURA 3.6. Ablação por cateter de ESSV. Mapeamento de ESSV frequentes **(A)** com auxílio de sistema eletroanatômico tridimensional, revelando ativação atrial mais precoce em anel tricúspide **(B)**, no qual foi realizada aplicação de radiofrequência em local de precocidade do eletrocardiograma atrial em relação à onda P **(C)** com término imediato da arritmia **(D)**. ESSV: extrassístole supraventricular. Fonte: próprio autor.

Referências Bibliográficas

1. Chong B-H, Pong V, Lam K-F, Liu S, Zuo M-L, Lau Y-F, et al. Frequent premature atrial complexes predict new occurrence of atrial fibrillation and adverse cardiovascular events. Europace. 2012;14(7):942-7.
2. Larsen BS, Kumarathurai P, Nielsen OW, Sajadieh A. The circadian variation of premature atrial contractions. Europace. 2016;18(10):1573-80.
3. Conen D, Adam M, Roche F, Barthelemy J-C, Felber Dietrich D, Imboden M, et al. Premature atrial contractions in the general population: frequency and risk factors. Circulation. 2012;126(19):2302-8.
4. Vincenti A, Brambilla R, Fumagalli MG, Merola R, Pedretti S. Onset mechanism of paroxysmal atrial fibrillation detected by ambulatory Holter monitoring. Europace. 2006;8(3):204-10.

5. Davis MJ, Hockings BE, el Dessouky MA, Hajar HA, Taylor RR. Cigarette smoking and ventricular arrhythmia in coronary heart disease. Am J Cardiol. 1984;54(3):282-5.
6. Ettinger PO, Wu CF, De La Cruz C, Weisse AB, Ahmed SS, Regan TJ. Arrhythmias and the "Holiday Heart": alcohol-associated cardiac rhythm disorders. Am Heart J. 1978;95(5):555-62.
7. Dixit S, Stein PK, Dewland TA, Dukes JW, Vittinghoff E, Heckbert SR, et al. Consumption of Caffeinated Products and Cardiac Ectopy. J Am Heart Assoc. 2016;5(1):e002503.
8. Zoni Berisso M, Ferroni A, De Caro E, Carratino L, Mela GS, Vecchio C. Clinical significance of supraventricular tachyarrhythmias after acute myocardial infarction. Eur Heart J. 1986;7(9):743-8.
9. Rechavia E, Strasberg B, Mager A, Zafrir N, Kusniec J, Sagie A, et al. The incidence of atrial arrhythmias during inferior wall myocardial infarction with and without right ventricular involvement. Am Heart J. 1992;124(2):387-91.
10. Bunch TJ, Chandrasekaran K, Gersh BJ, Hammill SC, Hodge DO, Khan AH, et al. The prognostic significance of exercise-induced atrial arrhythmias. J Am Coll Cardiol. 2004;43(7):1236-40.
11. Ramsdale DR, Arumugam N, Singh SS, Pearson J, Charles RG. Holter monitoring in patients with mitral stenosis and sinus rhythm. Eur Heart J. 1987;8(2):164-70.
12. Lazzeroni E, Domenicucci S, Finardi A, Zoni A, Dodi C, Francescon P, et al. Severity of arrhythmias and extent of hypertrophy in hypertrophic cardiomyopathy. Am Heart J. 1989;118(4):734-8.
13. Kusunoki Y, Nakamura T, Hattori K, Motegi T, Ishii T, Gemma A, et al. Atrial and Ventricular Arrhythmia-Associated Factors in Stable Patients with Chronic Obstructive Pulmonary Disease. Respir Int Rev Thorac Dis. 2016;91(1):34-42.
14. Shen MJ, Arora R, Jalife J. Atrial Myopathy. JACC Basic Transl Sci. 2019;4(5):640-54.
15. Sajeev JK, Kalman JM, Dewey H, Cooke JC, Teh AW. The Atrium and Embolic Stroke: Myopathy Not Atrial Fibrillation as the Requisite Determinant? JACC Clin Electrophysiol. 2020;6(3):251-61.
16. Vervueren PL, Delmas C, Berry M, Rollin A, Sadron M, Duparc A, et al. Reversal of Dilated Cardiomyopathy After Successful Radio-Frequency Ablation of Frequent Atrial Premature Beats, a New Cause for Arrhythmia-Induced Cardiomyopathy. J Atr Fibrillation. 2012;5(4):627.
17. Batsford WP, Akhtar M, Caracta AR, Josephson ME, Seides SF, Damato AN. Effect of atrial stimulation site on the electrophysiological properties of the atrioventricular node in man. Circulation. 1974;50(2):283-92.
18. Carbone V, Marafioti V, Oreto G. An unusual narrow QRS complex tachycardia: what is the mechanism? Ann Noninvasive Electrocardiol. 2015;20(1):94-7.
19. Uhm J-S, Shim J, Wi J, Mun H-S, Pak H-N, Lee M-H, et al. An electrocardiography algorithm combined with clinical features could localize the origins of focal atrial tachycardias in adjacent structures. Europace. 2014;16(7):1061-8.
20. Teh AW, Kistler PM, Kalman JM. Using the 12-lead ECG to localize the origin of ventricular and atrial tachycardias: part 1. Focal atrial tachycardia. J Cardiovasc Electrophysiol. 2009;20(6):706-9.
21. Huang B, Huang F, Peng Y, Liao Y, Chen F, Xia T, et al. Relation of premature atrial complexes with stroke and death: Systematic review and meta-analysis. Clin Cardiol. 2017;40(11):962-9.
22. Dewland TA, Vittinghoff E, Mandyam MC, Heckbert SR, Siscovick DS, Stein PK, et al. Atrial Ectopy as a Predictor of Incident Atrial Fibrillation: A Cohort Study. Ann Intern Med. 2013;159(11):721-8.
23. Murakoshi N, Xu D, Sairenchi T, Igarashi M, Irie F, Tomizawa T, et al. Prognostic impact of supraventricular premature complexes in community-based health checkups: The Ibaraki Prefectural Health Study. Eur Heart J. 2015;36(3):170-8.
24. Prasitlumkum N, Rattanawong P, Limpruttidham N, Kanitsoraphan C, Sirinvaravong N, Suppakitjanusant P, et al. Frequent premature atrial complexes as a predictor of atrial fibrillation: Systematic review and meta-analysis. J Electrocardiol. 2018;51(5):760-7.
25. Tao YR, Sun JY, Yang Y, Li F, Zhao YF, Yang DH. [The relationship between premature atrial complexes and recurrence of atrial fibrillation: a meta-analysis]. Zhonghua Yi Xue Za Zhi. 2021;101(3):229-34.
26. Gang UJO, Nalliah CJ, Lim TW, Thiagalingam A, Kovoor P, Ross DL, et al. Atrial Ectopy Predicts Late Recurrence of Atrial Fibrillation After Pulmonary Vein Isolation. Circ Arrhythm Electrophysiol. 2015;8(3):569-74.
27. Inoue H, Tanaka N, Tanaka K, Ninomiya Y, Hirao Y, Oka T, et al. Burden and Long Firing of Premature Atrial Contraction Early After Catheter Ablation Predict Late Recurrence of Atrial Fibrillation. Circ J. 2020;84(6):894-901.
28. Sajeev JK, Koshy AN, Dewey H, Kalman JM, Rajakariar K, Tan MC, et al. Association between excessive premature atrial complexes and cryptogenic stroke: results of a case–control study. BMJ Open. 2019;9(7):e029164.
29. Larsen BS, Kumarathurai P, Falkenberg J, Nielsen OW, Sajadieh A. Excessive Atrial Ectopy and Short Atrial Runs Increase the Risk of Stroke Beyond Incident Atrial Fibrillation. J Am Coll Cardiol. 2015;66(3):232-41.
30. Gladstone DJ, Dorian P, Spring M, Panzov V, Mamdani M, Healey JS, et al. Atrial Premature Beats Predict Atrial Fibrillation in Cryptogenic Stroke: Results From the EMBRACE Trial. Stroke. 2015;46(4):936-41.

31. Qureshi W, Shah AJ, Salahuddin T, Soliman EZ. Long-Term Mortality Risk in Individuals With Atrial or Ventricular Premature Complexes (Results from the Third National Health and Nutrition Examination Survey). Am J Cardiol. 2014;114(1):59-64.
32. Inohara T, Kohsaka S, Okamura T, Watanabe M, Nakamura Y, Higashiyama A, et al. Long-Term Outcome of Healthy Participants with Atrial Premature Complex: A 15-Year Follow-Up of the NIPPON DATA 90 Cohort. Guo Y, editor. PLoS ONE. 2013;8(11):e80853.
33. Lin C, Lin Y, Chen Y, Chang S, Lo L, Chao T, et al. Prognostic Significance of Premature Atrial Complexes Burden in Prediction of Long-Term Outcome. J Am Heart Assoc. 2015;4(9):e002192.
34. Cheriyath P, He F, Peters I, Li X, Alagona P, Wu C, et al. Relation of Atrial and/or Ventricular Premature Complexes on a Two-Minute Rhythm Strip to the Risk of Sudden Cardiac Death (the Atherosclerosis Risk in Communities [ARIC] Study). Am J Cardiol. 2011;107(2):151-5.
35. Himmelreich JCL, Lucassen WAM, Heugen M, Bossuyt PMM, Tan HL, Harskamp RE, et al. Frequent premature atrial contractions are associated with atrial fibrillation, brain ischaemia, and mortality: a systematic review and meta-analysis. Europace. 2019;21(5):698-707.
36. Meng L, Tsiaousis G, He J, Tse G, Antoniadis AP, Korantzopoulos P, et al. Excessive Supraventricular Ectopic Activity and Adverse Cardiovascular Outcomes: a Systematic Review and Meta-analysis. Curr Atheroscler Rep. 2020;22(4):14.

4 Extrassístoles ventriculares e taquicardias ventriculares não sustentadas (TVNS)

Benhur Davi Henz • Ximena Ferrugem Rosa • Luiz Roberto Leite da Silva

Pontos relevantes

- As ectopias ventriculares são comuns no dia a dia do consultório do cardiologista.
- A diferenciação entre ectopias benignas e ectopias de maior gravidade deve fazer parte da estratificação de risco de pacientes com arritmias ventriculares.
- O reconhecimento de fatores relacionados à maior gravidade da arritmia ventricular, bem como de fatores que levam à piora da função ventricular em pacientes com ectopias ventriculares, deve fazer parte da rotina de consultório.
- A identificação de piora da função ventricular em pacientes com ectopias ventriculares exige tratamento imediato, com objetivo de promover sua recuperação.
- O tratamento medicamentoso tem, usualmente, baixa eficácia no tratamento das ectopias ventriculares.
- A ablação por cateter é uma medida efetiva para eliminar as ectopias ventriculares em casos selecionados, com baixo índice de complicações.

Introdução

Ectopias ventriculares, na forma de extrassístoles, parassístoles e taquicardia ventricular não sustentada (TVNS), são achados comuns na prática clínica diária. A correta identificação, sua estratificação e seu tratamento, quando necessário, geram alívio de sintomas e maior segurança ao paciente.

Este capítulo tem como objetivo, facilitar o reconhecimento das principais ectopias ventriculares, avaliar seus riscos e indicar a melhor maneira de tratamento para essas arritmias.

Extrassístoles ventriculares

A correta identificação das ectopias ventriculares e sua investigação quanto à gravidade, aos fatores deflagradores e à necessidade de tratamento são prática corriqueira nos consultórios de cardiologia. A maioria das ectopias ventriculares é idiopática e não expõe os pacientes a riscos. Entretanto, sua diferenciação em relação a ectopias relacionadas a patologias e síndromes genéticas que geram riscos aos pacientes é o grande desafio. A definição de frequência de ectopias ventriculares é altamente variável, dependendo da situação clínica do paciente. Em pacientes sem cardiopatia, a presença de até 1% de ectopias ventriculares em *holter* de 24 horas pode ser considerada normal. Já em pacientes com cardiopatia, como a isquêmica, a presença de mais de 10 ectopias por hora é definida como frequente e incorre em maior mortalidade.[1] Estudos populacionais demonstraram que a frequência muito aumentada de ectopias ventriculares pode reduzir a fração de ejeção (FE) a longo prazo e aumentar o grau de disfunção ventricular e a mortalidade cardíaca.[2]

Pergunta 1: Quais são os principais sintomas que trazem o paciente à consulta?

Os principais sintomas referidos pelos pacientes em consulta são palpitações (desconforto torácico, sintomas de batidas mais fortes do coração, irregularidades nos batimentos), pré-síncope, dispneia (sensação de fôlego curto) e fadiga.[3] Não é incomum encontrarmos pacientes pseudoassintomáticos, que referem melhora da qualidade de vida e da capacidade funcional somente após a eliminação das ectopias.

Pergunta 2: Como localizo uma extrassístole ventricular quanto à sua origem (Figuras 4.1 a 4.3)?

A localização da origem das extrassístoles ventriculares é facilmente avaliada pelo eletrocardiograma de 12 derivações.[4] As extrassístoles com padrão de bloqueio de ramo direito originam-se, em sua maioria, no ventrículo esquerdo, enquanto as ectopias com padrão de bloqueio de ramo esquerdo originam-se, em sua maioria, no ventrículo direito.

O eixo elétrico tem grande importância na definição da origem das ectopias: ectopias com eixo inferior (DII, DIII e aVF positivos) originam-se nas porções superiores dos ventrículos, enquanto morfologias com eixo superior (DII, DIII, aVF negativos) originam-se nas porções mais inferiores ou posteriores.

A transição da onda "r" nas derivações anteriores pode indicar uma posição mais septal ou lateral. Para ectopias com padrão de BRE, um QRS mais alargado com transição tardia (após V4) indica uma posição lateral. Já transições precoces ($\leq$ V3) sugerem localizações septais, cúspides coronarianas ou arritmias de *summit*.[5]

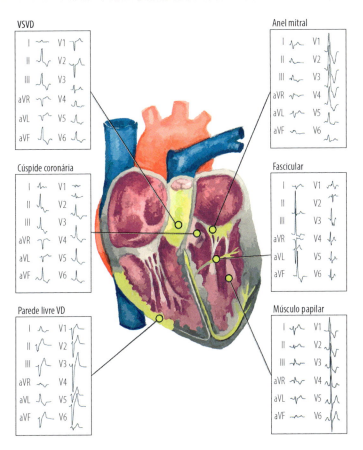

FIGURA 4.1. Morfologia de localizações mais comuns de ectopias ventriculares. VSVD: via de saída do ventrículo direito, VD: ventrículo direito. Adaptada de: Marcus GM. Circulation. 2020;141:1404-18.

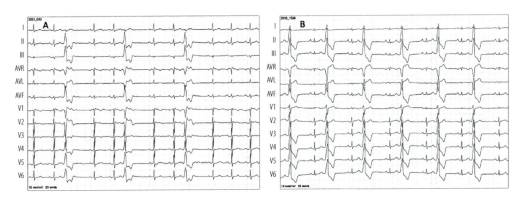

FIGURA 4.2. Ectopia de via de saída de VD **(A)** e ectopia de cúspide coronariana direita **(B)**. Observa-se a transição mais precoce em precordiais em relação à figura A. Fonte: próprio autor.

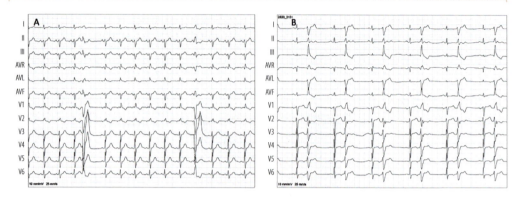

FIGURA 4.3. Ectopia de via de entrada de VD **(A)** e ectopia de músculo papilar lateral **(B)**. Fonte: próprio autor.

Pergunta 3: Como avalio um paciente que apresenta extrassístoles?

Em primeiro lugar, a história clínica é de suma importância para avaliar se existem sintomas relacionados à arritmia, se ocorreram síncopes de característica arrítmica e se as palpitações são fugazes ou sustentadas. Pacientes com síncopes precedidas de palpitações taquicárdicas ou sintomas de palpitação taquicárdica sustentada por mais de 30 segundos, com evidência de arritmias ventriculares, devem ser considerados pacientes de risco.

Pacientes com história médica pregressa de cardiopatia, como IAM prévio, cardiomiopatia chagásica e disfunção ventricular, necessitam de investigação pormenorizada, pois apresentam risco maior de eventos graves, inclusive fatais. Presença de dor torácica ao esforço ou histórico de doença coronária, quando associados a arritmias polimórficas, requerem especial atenção.

A história familiar é de suma importância na avaliação de pacientes com arritmia ventricular. Pacientes com familiares de primeiro grau com morte cardíaca súbita e menos de 45 anos devem ser bem avaliados quanto à possibilidade de doenças geneticamente mediadas (displasia arritmogênica do VD, QT longo, taquicardia ventricular catecolaminérgica, torsades de acoplamento curto, dentre outras).

Pergunta 4: Quais exames devo solicitar na avaliação inicial de pacientes com extrassístoles ventriculares?

A presença de cardiopatia estrutural deve ser investigada na avaliação inicial de pacientes com ectopias ventriculares ou TVNS. Pacientes com histórico de cardiopatia, doença de Chagas, IAM prévio ou miocardiopatias têm risco aumentado de morte súbita na presença de arritmias ventriculares. Inicialmente, deve-se avaliar o eletrocardiograma, atentando para a presença de bloqueios de ramo, alterações de repolarização ventricular e intervalo QT. Um ecocardiograma transtorácico bidimensional também deve ser sempre solicitado na avaliação inicial, para melhor avaliação da função cardíaca, da espessura de câmaras e da contratilidade regional.

O teste ergométrico é importante na avaliação de alterações de repolarização durante esforço, de arritmias mediadas por estímulo adrenérgico, do intervalo de acoplamento e de sua morfologia, bem como do intervalo QT durante o exercício.

O *holter* de 24 horas ou mais deve ser realizado sempre, para avaliação da incidência de ectopias e TVNS, características da arritmia ventricular, intervalos de acoplamento e morfologia.

Pergunta 5: Como avaliar as arritmias ao *holter*?

Na avaliação de pacientes com arritmias ventriculares ao *holter*, é necessário anotar a incidência da arritmia, sendo considerada normal uma incidência de até 1% na taxa de ectopias ventriculares. Entretanto, o número de extrassístoles é apenas uma das variáveis a ser levada em conta. O intervalo de acoplamento de ectopias também é de suma importância. As ectopias são consideradas precoces quando apresentam intervalos de acoplamento < 360 ms.[6] Arritmias de acoplamento precoce têm maior risco de indução de arritmias polimórficas, sustentadas ou não. A morfologia das ectopias também é relevante, pois arritmias polimórficas não sustentadas têm gravidade maior. Taquicardias ventriculares não sustentadas (TVNS) muito rápidas também têm gravidade maior, ao passo que ritmos idioventriculares acelerados (RIVA) com frequências próximas a 100 bpm não oferecem risco.

Pergunta 6: Taquicardiomiopatia é achado comum? Devo me preocupar?

Taquicardiomiopatia é o termo utilizado para definir a disfunção ventricular ou a perda de função ventricular ocasionada pela presença frequente das ectopias ou piorada por elas. Estudos demonstram que taxas acima de 10%, geralmente entre 16% e 24%, são responsáveis pela taquicardiomiopatia.[7,8] Outros fatores relacionados à taquicardiomiopatia são sexo masculino, ectopias assintomáticas, ectopias interpoladas, intervalos de acoplamento variáveis, ectopias de QRS alargado e ectopias de origem epicárdica.[9-12]

Pergunta 7: Quando e como devo continuar a investigação em pacientes com arritmia ventricular?

Em pacientes com ecocardiograma normal, avaliar a história do paciente, as características das arritmias e, em caso de suspeita de arritmias geradas por cicatriz, ectopias frequentes de eixo superior ou médio (DII, DIII e aVF negativos ou isodifásicos) ou arritmias geneticamente mediadas, solicitar RNM cardíaca, com avaliação de realce tardio.

Na presença de realce tardio, especialmente se esse realce estiver localizado na região relacionada à origem da arritmia, devem-se considerar ectopias isoladas frequentes ou TVNS como arritmias de maior risco, atentando-se ao maior controle da própria arritmia e de possíveis fatores a ela relacionados.

Pergunta 8: A presença de bigeminismo ou taquicardia ventricular não sustentada piora o prognóstico dos pacientes?

Bigeminismo ventricular é um achado comum em pacientes com frequentes arritmias ventriculares idiopáticas. No entanto, sua presença não aumenta o risco de arritmias graves ou morte súbita, quando comparada a ectopias isoladas.

Na avaliação de taquicardia ventricular não sustentada, três fatores estão associados a pior prognóstico:

1) A presença de substrato arritmogênico (cicatrizes), que aumenta o risco de taquicardia ventricular sustentada e morte súbita.
2) A presença de ectopias ventriculares polimórficas precoces, podendo degenerar em fibrilação ventricular.
3) A presença de taquicardia ventricular não sustentada e ectopias frequentes, podendo levar à taquicardiomiopatia.[13]

Pergunta 9: Quando e como devemos tratar as ectopias ventriculares (Figura 4.4)?

Algumas questões são fundamentais para a tomada de decisão acerca do tratamento de ectopias ventriculares:

1) Elas são sintomáticas?
2) Qual é sua incidência em *holter* de 24 horas?
3) O paciente apresenta cardiopatia ou tem coração normal?

Na avaliação dos sintomas, deve-se observar se as ectopias realmente incomodam o paciente ou se ele apenas está inseguro, devido ao diagnóstico de "falha" no coração. Se as ectopias geram desconforto e pioram a qualidade de vida do paciente, elas podem ser tratadas, visando aliviar sintomas e melhorar a qualidade de vida.

Em pacientes com ectopias ventriculares frequentes ao *holter* (> 10% dos batimentos), betabloqueadores ou antagonistas do cálcio são os fármacos de escolha. Os pacientes devem ser reavaliados e, em caso de frequência ainda elevada da arritmia, a ablação por cateter está indicada.

Em pacientes com cardiopatia, principalmente naqueles com disfunção ventricular, devem-se iniciar betabloqueadores e, em caso de fracasso terapêutico, oferecer ablação por cateter precocemente. A eficácia de betabloqueadores para o tratamento de ectopias ventriculares é baixa (< 25%).[14] Outras opções de medicamentos incluem sotalol, para pacientes com cardiopatia isquêmica ou coração normal, e propafenona, para pacientes com coração estruturalmente normal.[15,16] Amiodarona deve ser reservada para pacientes com disfunção importante de ventrículo esquerdo.[17]

A ablação por cateter é o tratamento mais eficaz para controle das ectopias ventriculares, com taxas de sucesso variando entre 80% e 95%.[18] Sua indicação é classe I na mais recente diretriz das sociedades de arritmia em caso de falha do tratamento farmacológico e não tolerância ou vontade do paciente.[18]

Capítulo 4 – Extrassístoles ventriculares e taquicardias ventriculares não sustentadas (TVNS)

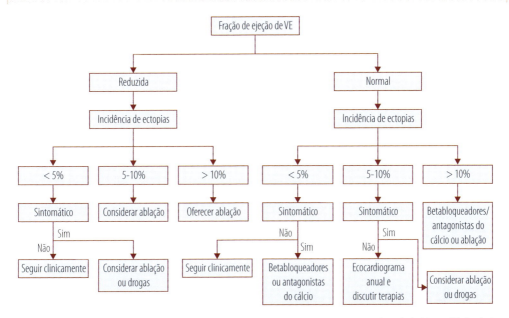

FIGURA 4.4. Avaliação e tratamento de arritmias ventriculares monomórficas. VE: ventrículo esquerdo. Adaptada de: Marcus GM. Circulation. 2020;141:1404-18.

Referências Bibliográficas

1. Hallstrom AP, Bigger Jr. JT, Roden D, Friedman L, Akiyama T, Richardson DW, et al. Prognostic significance of ventricular premature depolarizations measured 1 year after myocardial infarction in patients with early postinfarction asymptomatic ventricular arrhythmia. J Am Coll Cardiol. 1992;20:259-64.
2. Dukes JW, Dewland TA, Vittinghoff E, Mandyam MC, Heckbert SR, Siscovick DS, et al. Ventricular Ectopy as a Predictor of Heart Failure and Death. J Am Coll Cardiol. 2015;66:101-9.
3. Lee A, Denman R, Haqqani HM. Ventricular Ectopy in the Context of Left Ventricular Systolic Dysfunction: Risk Factors and Outcomes Following Catheter Ablation. Heart Lung Circ. 2019;28:379-88.
4. Marcus GM. Evaluation and Management of Premature Ventricular Complexes. Circulation. 2020;141:1404-18.
5. Yamada T. Twelve-lead electrocardiographic localization of idiopathic premature ventricular contraction origins. J Cardiovasc Electrophysiol. 2019;30:2603-17.
6. Viskin S, Rosso R, Rogowski O, Belhassen B. The "short-coupled" variant of right ventricular outflow ventricular tachycardia: a not-so-benign form of benign ventricular tachycardia? J Cardiovasc Electrophysiol. 2005;16:912-6.
7. Zhong L, Lee YH, Huang XM, Asirvatham SJ, Shen WK, Friedman PA, et al. Relative efficacy of catheter ablation vs antiarrhythmic drugs in treating premature ventricular contractions: a single-center retrospective study. Heart Rhythm. 2014;11:187-93.
8. Hasdemir C, Ulucan C, Yavuzgil O, Yuksel A, Kartal Y, Simsek E, et al. Tachycardia-induced cardiomyopathy in patients with idiopathic ventricular arrhythmias: the incidence, clinical and electrophysiologic characteristics, and the predictors. J Cardiovasc Electrophysiol. 2011;22:663-8.
9. Yokokawa M, Kim HM, Good E, Chugh A, Pelosi Jr. F, Alguire C, et al. Relation of symptoms and symptom duration to premature ventricular complex-induced cardiomyopathy. Heart Rhythm. 2012;9:92-5.
10. Olgun H, Yokokawa M, Baman T, Kim HM, Armstrong W, Good E, et al. The role of interpolation in PVC-induced cardiomyopathy. Heart Rhythm. 2011;8:1046-9.
11. Kawamura M, Badhwar N, Vedantham V, Tseng ZH, Lee BK, Lee RJ, et al. Coupling interval dispersion and body mass index are independent predictors of idiopathic premature ventricular complex-induced cardiomyopathy. J Cardiovasc Electrophysiol. 2014;25:756-62.

12. Del Carpio Munoz F, Syed FF, Noheria A, Cha YM, Friedman PA, Hammill SC, et al. Characteristics of premature ventricular complexes as correlates of reduced left ventricular systolic function: study of the burden, duration, coupling interval, morphology and site of origin of PVCs. J Cardiovasc Electrophysiol. 2011;22:791-8.
13. Sheldon SH, Gard JJ, Asirvatham SJ. Premature Ventricular Contractions and Non-sustained Ventricular Tachycardia: Association with Sudden Cardiac Death, Risk Stratification, and Management Strategies. Indian Pacing Electrophysiol J. 2010;10:357-71.
14. Ling Z, Liu Z, Su L, Zipunnikov V, Wu J, Du H, et al. Radiofrequency ablation versus antiarrhythmic medication for treatment of ventricular premature beats from the right ventricular outflow tract: prospective randomized study. Circ Arrhythm Electrophysiol. 2014;7:237-43.
15. Anderson JL, Askins JC, Gilbert EM, Miller RH, Keefe DL, Somberg JC, et al. Multicenter trial of sotalol for suppression of frequent, complex ventricular arrhythmias: a double-blind, randomized, placebo-controlled evaluation of two doses. J Am Coll Cardiol. 1986;8:752-62.
16. Hyman MC, Mustin D, Supple G, Schaller RD, Santangeli P, Arkles J, et al. Class IC antiarrhythmic drugs for suspected premature ventricular contraction-induced cardiomyopathy. Heart Rhythm. 2018;15:159-63.
17. Vassallo P, Trohman RG. Prescribing amiodarone: an evidence-based review of clinical indications. JAMA. 2007;298:1312-22.
18. Cronin EM, Bogun FM, Maury P, Peichl P, Chen M, Namboodiri N, et al. 2019 HRS/EHRA/APHRS/LAHRS expert consensus statement on catheter ablation of ventricular arrhythmias: Executive summary. J Arrhythm. 2020;36:1-58.

5 Diagnóstico diferencial das taquicardias com QRS estreito

Cristiano de Oliveira Dietrich

Pontos relevantes

- As taquicardias supraventriculares compreendem arritmias com origem acima do feixe de His ou no mesmo nível, sendo caracterizadas por complexos QRS estreitos (< 120 ms). No entanto, a presença de bloqueios de ramo prévios ou funcionais durante a taquiarritmia pode promover complexos QRS alargados (> 120 ms).
- O diagnóstico diferencial pode ser crucial para influenciar a escolha do tratamento imediato e de longo prazo.
- A análise cuidadosa do eletrocardiograma pode apresentar pontos-chave para o esclarecimento diagnóstico.
- Resposta à manobra vagal ou à adenosina e uso de eletrodo esofágico são úteis no esclarecimento do mecanismo da arritmia.

Introdução

As arritmias supraventriculares são comuns na prática clínica e, por causarem sintomas, necessitam de alguma abordagem terapêutica. As taquicardias supraventriculares (TSV) são caracterizadas por frequências atriais acima de 100 bpm e localização anatômica no nível do feixe de His ou acima dele. Ao eletrocardiograma (ECG), as TSV podem se apresentar com complexo estreito, em que o QRS tem duração inferior ou igual a 120 ms, ou com complexo alargado, em que o QRS tem duração maior que 120 ms, por aberrância de condução ou presença de feixe acessório anterógrado.

Estima-se uma prevalência de 2,25 por 1.000 pessoas[1] na população geral. A incidência é estimada em torno de 35 por 100 mil pessoas por ano.[1] Além disso, há maior ocorrência nas mulheres e em indivíduos com idade acima de 65 anos.[1] A frequência de taquicardia por reentrada nodal atrioventricular (TRNAV) parece ser maior em mulheres. Em pessoas de meia idade ou nos mais velhos, a TRNAV é mais comum, enquanto a taquicardia por reentrada atrioventricular (TRAV) é mais prevalente em adolescentes.[1]

O mecanismo das TSV pode ser focal, incluindo automatismo anormal e atividade deflagrada por pós-despolarizações, ou reentrante.[2] A maioria das taquicardias supraventriculares regulares, ou seja, sem oscilação do intervalo R-R, são arritmias que utilizam o mecanismo de reentrada, como a TRNAV e a TRAV por feixe acessório.

A importância de diferenciar adequadamente as taquicardias supraventriculares reside no melhor tratamento a ser oferecido, seja farmacológico, seja por terapias intervencionistas. Essas taquiarritmias geralmente são sintomáticas e têm impacto na qualidade de vida. O tratamento preventivo, por meio da ablação por cateter, oferece cura definitiva para muitas formas de taquicardias e, assim, apresenta considerável impacto na melhora clínica dos pacientes.

Pergunta 1: Como classificar as taquicardias supraventriculares?

As taquicardias podem apresentar complexo QRS estreito ou alargado, de acordo com a duração mensurada no registro eletrocardiográfico. Uma duração abaixo de 120 ms é compatível com ritmos supraventriculares, apesar de um bloqueio de ramo funcional ou preexistente poder ser responsável por taquicardias supraventriculares com complexos QRS alargados.

No caso de taquicardias com complexo QRS estreito, pode-se tentar separar os mecanismos, levando em consideração a regularidade dos complexos QRS e a visualização da onda P. Taquiarritmias com complexos QRS irregulares são geralmente decorrentes de ritmos sem visualização de ondas P organizadas, como a fibrilação atrial, ou ritmos com ondas P organizadas, como no caso do *flutter* atrial (onda F) e de taquicardias atriais com condução AV variável. Em ritmos regulares, os mecanismos podem envolver TRNAV, TRAV, taquicardia atrial (TA), taquicardia juncional ectópica (TJE) e *flutter* atrial (Quadro 5.1).

Quadro 5.1 Classificação das taquiarritmias com complexo QRS estreito

	Taquiarritmia
Dependentes do nó atrioventricular	
Ciclos RR regulares	Taquicardia por reentrada nodal
	Taquicardia por reentrada atrioventricular
Não dependentes do nó atrioventricular	
Ciclos RR regulares	Taquicardia atrial ou *flutter* atrial
	Taquicardia juncional ectópica
Ciclos RR irregulares	
Sem onda P visível ou organizada	Fibrilação atrial
Com onda P visível ou organizada	Taquicardia atrial ou *flutter* atrial

Fonte: próprio autor.

A Figura 5.1 mostra um fluxograma para o diagnóstico diferencial das TSV, com base na apresentação eletrocardiográfica e na relação entre os intervalos do início da onda R até a onda P (RP) e do início da onda P até a onda R (PR).[3]

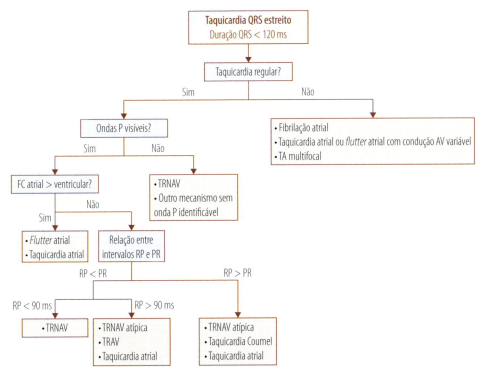

FIGURA 5.1. Algoritmo de diagnóstico diferencial das taquicardias supraventriculares com base na análise do eletrocardiograma. TA: taquicardia atrial; FC: frequência cardíaca; TRNAV: taquicardia por reentrada nodal atrioventricular; TRAV: taquicardia por reentrada atrioventricular. Adaptada de: Page RL, et al. Circulation. 2016;133:e506-e574.

Pergunta 2: É possível diferenciar as taquicardias de complexo QRS estreito pela sintomatologia?

As taquicardias supraventriculares são sintomáticas e estão relacionadas a prejuízo na qualidade de vida dos pacientes. Os principais sintomas são palpitações aceleradas, desconforto no peito, cansaço, falta de ar e síncope/pré-síncope.

Dificilmente a sintomatologia diferenciará a taquicardia supraventricular. Em algumas situações, a característica da palpitação pode ajudar na suspeição clínica. Sensação de batimentos irregulares pode sugerir fibrilação atrial ou *flutter* atrial/taquicardia atrial com condução atrioventricular variável, enquanto palpitações rápidas e regulares relacionam-se a taquicardias regulares.

Comparativamente, a TRNAV pode apresentar sintomas com características diferentes da TRAV. Pacientes com TRNAV descrevem sintomas de "agitação da camisa" ou "pescoço pulsante".[4,5] Além disso, é mais frequentemente possível visualizar o "sinal de sapo" pela pulsação cervical acelerada, em decorrência do fluxo reverso pulsátil da contração do átrio direito contra a válvula tricúspide fechada (onda A em "canhão"). Poliúria é particularmente mais frequente em pacientes com TRNAV, pela maior pressão atrial direita e pela liberação de peptídeo natriurético atrial.[6]

Pergunta 3: É possível diferenciar as taquicardias supraventriculares por sua resposta à manobra vagal ou à adenosina?

Taquicardias supraventriculares regulares podem ser de difícil diferenciação em algumas situações. Fatores como elevada frequência cardíaca e ondas P não visíveis podem claramente influenciar o esclarecimento do mecanismo da arritmia. Nessas situações, a resposta à manobra vagal e/ou à adenosina pode auxiliar no diagnóstico e, para tanto, o registro por ECG durante a manobra ou a administração do fármaco torna-se fundamental (Quadro 5.2).[7]

Quadro 5.2 Respostas à adenosina durante as taquicardias supraventriculares

Resposta	Diagnóstico
Término súbito da taquicardia	
Com onda P após o último QRS	TRNAV
	TRAV
Sem onda P após o último QRS	Reentrada do nó sinusal
	TA por atividade deflagrada
BAV transitório com persistência da taquicardia	*Flutter* atrial
	Taquicardia atrial focal
Gradual lentificação, seguida por reaceleração da taquicardia	Taquicardia sinusal
	Taquicardia atrial automática
	Taquicardia juncional ectópica

Adaptado de: Brugada J, et al. Eur Heart J 2020;41:655-720.

A dependência da região nodal para a manutenção do circuito de reentrada está presente na TRNAV e na TRAV, fazendo com que a manobra vagal ou a administração de adenosina revertam essas taquicardias. Infrequentemente, elas podem não ser revertidas, por dose inadequada. Por outro lado, algumas taquicardias atriais e a reentrada sinusal também podem ser sensíveis à infusão de adenosina. Além disso, a adenosina pode ser útil em desmascarar ritmos como *flutter* ou taquicardia atrial, por induzir o bloqueio atrioventricular de alto grau e permitir a visualização da atividade atrial.

O modo de reversão da taquicardia também pode ser útil na diferenciação. Término com visualização de uma onda P após o último complexo QRS torna a TA muito improvável, sendo prováveis TRNAV ou TRAV. Em contrapartida, a interrupção da taquicardia apenas com complexo QRS é frequente em taquicardia atrial, reentrada do nó sinusal e, possivelmente, em TRNAV atípica.

Cabe ressaltar que a manobra vagal reverte até 27% das taquicardias supraventriculares regulares.[8] No entanto, a administração de adenosina tem eficácia bastante superior em restaurar episódios de TRNAV ou TRAV ao ritmo sinusal, com índice de sucesso de 78% a 96%.[9,10]

Pergunta 4: Quais são as características eletrocardiográficas específicas das taquicardias supraventriculares?

As taquicardias que apresentam intervalos RR irregulares compreendem fibrilação atrial, *flutter* atrial e TA, as duas últimas com condução AV variável. Deve-se dar atenção a padrões de irregularidade regular, como no *flutter* atrial conduzido com periodicidade de Wenckebach e no ritmo sinusal ou atrial com condução nodal pelas vias rápida e lenta (duplo passo ou resposta atrioventricular 1 para 2).

A TRNAV, a TRAV e a TA apresentam ritmos regulares. Pequenas variações nos intervalos RR (< 15%) podem ser visualizadas durante essas taquicardias. Mudanças do ciclo atrial que precedam variações do ciclo ventricular são observadas em TA e em TRNAV atípica. Por outro lado, variações do ciclo ventricular que precedam uma mudança no ciclo atrial subsequente favorecem o diagnóstico de TRNAV típica ou TRAV. Um intervalo VA fixo com intervalos RR variáveis exclui o diagnóstico de TA.

As taquicardias com intervalo RP curto (RP < PR) apresentam um intervalo do início da onda R até o início da onda P menor do que a metade do intervalo RR, enquanto as taquicardias com intervalo RP longo (RP > PR) apresentam um intervalo da onda R até a onda P maior do que a metade do intervalo RR (Figura 5.2). Geralmente, taquicardia com intervalo RP muito curto (< 80 ms) favorece o diagnóstico de TRNAV típica, apesar de uma TA com condução atrioventricular prolongada também ser uma possibilidade menos frequente.

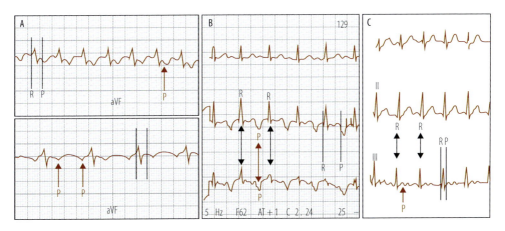

FIGURA 5.2. Divisão das taquicardias supraventriculares de acordo com os intervalos RP e PR. Taquicardia atrial classificada como RP curto (RP < PR) **(A)**, taquicardia por reentrada atrioventricular por feixe decremental (tipo Coumel) com padrão RP longo (RP > PR) **(B)** e taquicardia por reentrada atrioventricular por feixe acessório direito com RP curto, intervalo de 100 ms (RP < PR) **(C)**. Fonte: próprio autor.

A presença de uma onda P retrógrada visível pode auxiliar (Figura 5.3). Uma pseudo-r em V1 e uma pseudo-s nas derivações inferiores são mais comuns em TRNAV típica do que em TRAV ou em TA, com especificidade de 91% a 100%.[11,12] Um entalhe no complexo QRS em aVL e uma pseudo-s em aVR também têm sido encontrados em pacientes com TRNAV típica.[12-14]

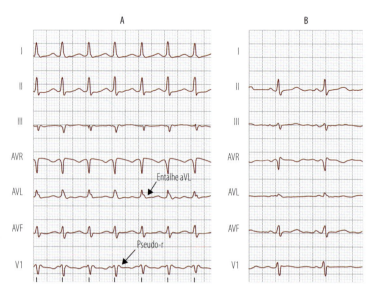

FIGURA 5.3. Características eletrocardiográficas evidentes durante a taquicardia por reentrada nodal atrioventricular (TRNAV) em sua forma típica. Nota-se pseudo-r em V1 e entalhe final do complexo QRS em aVL **(A)**, que não são observados durante ritmo sinusal **(B)**. Fonte: próprio autor.

O aparecimento de bloqueio de ramo durante uma taquicardia com complexo QRS estreito pode ser útil no diagnóstico de TRAV.[15] A presença de bloqueio de ramo ipsilateral ao feixe acessório resulta em prolongamento do ciclo da taquicardia e do intervalo VA, já que há um aumento da alça ventricular do circuito pela condução interventricular (Figura 5.4).

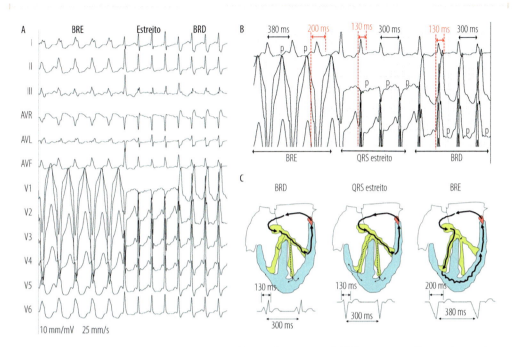

FIGURA 5.4. Episódio de taquicardia supraventricular **(A)** com bloqueio de ramo esquerdo (BRE), QRS estreito e bloqueio de ramo direito (BRD). Durante o BRE, nota-se aumento **(B)** do ciclo de frequência (380 ms) e do intervalo RP (200ms), enquanto a taquicardia com QRS estreito e BRD apresenta intervalos RR (300 ms) e RP idênticos (130 ms). A presença de um BRE **(C)** aumenta o trajeto da taquicardia mediada por um feixe acessório lateral esquerdo, prolongando o ciclo de frequência e o intervalo RP em comparação à taquicardia com complexo QRS estreito ou com BRD. Fonte: próprio autor.

Pergunta 5: Como o ECG em ritmo sinusal pode ajudar no diagnóstico?

Na ausência de documentação eletrocardiográfica durante a taquicardia ou como informação adicional, o ECG registrado em ritmo sinusal pode ajudar no esclarecimento diagnóstico. Sinais sugestivos de fibrose ou sobrecargas de câmaras cardíacas atriais e/ou ventriculares podem ser indícios de taquiarritmias atriais, como fibrilação atrial, *flutter* atrial e taquicardia atrial reentrante.

A presença de pré-excitação ventricular em paciente com crise de palpitações paroxísticas e/ou documentação de TSV sugere o diagnóstico de TRAV. Por outro lado, a ausência de pré-excitação ventricular não afasta a possibilidade de TRAV que conduza exclusivamente de maneira retrógrada ou de presença de via acessória inaparente (como em feixe lateral esquerdo) ou de feixes acessórios atípicos tipo Mahaim.

O ECG em ritmo sinusal com intervalo PR no limite inferior da normalidade (100 ms a 140 ms), na ausência de onda delta, pode indicar uma condução anterógrada pela via rápida nodal e, na presença de crises paroxísticas de TSV, sugerir o diagnóstico de TRNAV.

Pergunta 6: A presença de derivação esofágica pode ajudar no diagnóstico na sala de emergência?

Em algumas situações, o diagnóstico correto da taquicardia pode ser difícil tanto em casos de taquicardias com complexo QRS estreito, como naqueles com complexo QRS alargado. A utilização de eletrodo esofágico com registro da atividade atrial esquerda pode auxiliar no esclarecimento do mecanismo da taquiarritmia.

É possível realizar essa manobra com a inserção nasal de um eletrodo bipolar de marcapasso provisório, conectando-o ao eletrocardiógrafo ou ao monitor cardíaco. Utilizando uma derivação bipolar ou unipolar, é possível fazer o registro da onda P (Figura 5.5).

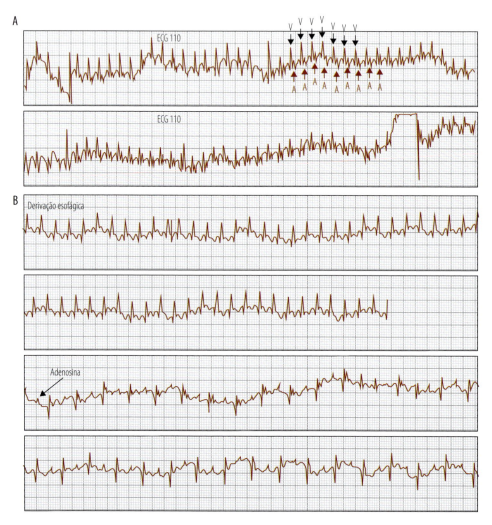

FIGURA 5.5. Registro de eletrograma esofágico **(A)**. Nota-se uma taquicardia 1:1 com atividade ventricular [V] e atividade atrial [A]. Após administração de adenosina **(B)**, acontece bloqueio atrioventricular com aparecimento de mais atividade atrial do que ventricular, compatível com diagnóstico de taquicardia atrial. Fonte: próprio autor.

Na população pediátrica, o eletrodo esofágico pode ser útil na diferenciação de taquiarritmias, pois as taquicardias de complexo QRS largo, como as taquicardias ventriculares, tendem a apresentar menor duração de QRS. O registro da atividade atrial esofágica pode auxiliar no correto diagnóstico da taquicardia.

Pergunta 7: Há possibilidade de a taquicardia com complexo QRS estreito (< 120 ms) apresentar dissociação atrioventricular?

Taquicardias com complexo QRS estreito podem apresentar dissociação atrioventricular em situações pouco frequentes (Figura 5.6).[16] Esse achado exclui uma TRAV, pois tanto os átrios como os ventrículos são necessários para a manutenção da taquicardia.

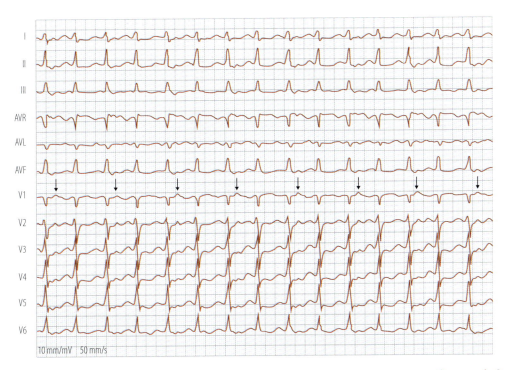

FIGURA 5.6. Taquicardia por reentrada nodal atrioventricular (TRNAV) com condução atrioventricular 2:1. As setas sinalizam as ondas P. Fonte: próprio autor.

Taquicardia juncional ectópica ou não reentrante com condução retrógrada parcial ou ausente pode cursar com mais complexos QRS que ondas P. Raramente uma TRNAV pode apresentar bloqueio da condução para os átrios, com consequente atividade atrial não acoplada à ventricular (Figura 5.7).[17] Outras possibilidades raras são a reentrada nodoventricular ou nodofascicular e a taquicardia ventricular septal alta. No caso da taquicardia ventricular septal alta, há ativação precoce do feixe de His, resultando em complexos QRS relativamente estreitos (110 ms a 140 ms).[18]

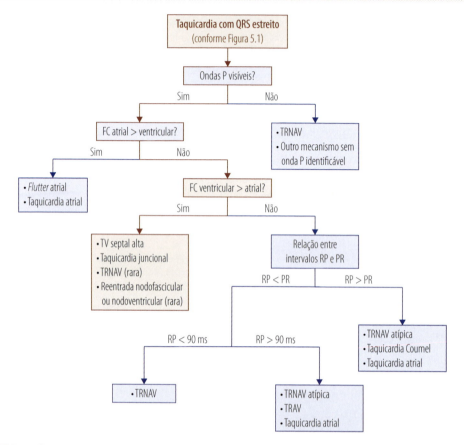

FIGURA 5.7. Algoritmo com possibilidades de taquicardias com dissociação atrioventricular. FC: frequência cardíaca; TRNAV: taquicardia por reentrada nodal atrioventricular; TRAV: taquicardia por reentrada atrioventricular. Adaptada de: Brugada J, et al. Eur Heart J. 2020;41:655-720.

Pergunta 8: Qual é o papel do estudo eletrofisiológico no diagnóstico diferencial das taquicardias com complexo QRS estreito?

Em pacientes submetidos à ablação por cateter, TRNAV é o principal mecanismo arritmogênico (56%), seguido pela TRAV por feixe acessório (27%) e pela taquicardia atrial (17%).[19] A taquicardia juncional não reentrante é rara na população adulta e, devido ao risco aumentado de bloqueio atrioventricular pela ablação por cateter, deve ser diferenciada da TRNAV.

O estudo eletrofisiológico é o padrão-ouro para diferenciação do mecanismo das taquiarritmias.[20] Por meio do registro dos eletrogramas intracavitários e das respostas das taquicardias a variados protocolos de estimulação, o mecanismo e o circuito da arritmia podem ser acuradamente identificados, permitindo uma ablação por cateter curativa e segura.

Referências Bibliográficas

1. Orejarena LA, Vidaillet H, DeStefano F, et al. Paroxysmal supraventricular tachycardia in the general population. J Am Coll Cardiol. 1998;31:150-157.
2. Hachul DT, Kunioyshi RR, Darrieux FCC. Tratado de Arritmias Cardíacas: Fisiopatologia, Diagnóstico e Tratamento. 1. ed. Rio de Janeiro: Atheneu, 2020.
3. Page RL, Joglar JA, Caldwell MA, et al. 2015 ACC/AHA/HRS Guideline for the Management of Adult Patients With Supraventricular Tachycardia. Circulation. 2016;133:e506-e574.
4. González-Torrecilla E, Almendral J, Arenal A, et al. Combined evaluation of bedside clinical variables and the electrocardiogram for the differential diagnosis of paroxysmal atrioventricular reciprocating tachycardia in patient without pre-excitation. J Am Coll Cardiol. 2009;53:2353-8.
5. Laurent G, Leong-Poi H, Mangat I, et al. Influence of ventriculoatrial timing on hemodynamic and symptoms during supraventricular tachycardia. J Cardiovasc Electrophysiol. 2009;20:176-181.
6. Abe H, Nagatmo T, Kobayashi H, et al. Neurohumoral and hemodynamic mechanisms of diuresis during atrioventricular nodal reentrant tachycardia. Pacing Clin Electrophysiol. 1997;20:2783-8.
7. Brugada J, Katritsis DG, Arbelo E, et al. 2019 ESC Guidelines for the management of patients with supraventricular tachycardia. Eur Heart J. 2020;41:655-720.
8. Lim SH, Anantharaman V, Teo WS, et al. Comparison of treatment of supraventricular tachycardia by Valsalva maneuver and carotid sinus massage. Ann Emerg Med. 1998;31:30-5.
9. Luber S, Brady WJ, Joyce T, et al. Paroxysmal supraventricylar tachycardia: outcome after ED care. Am J Emerg Med. 2001;19:40-2.
10. Brady WJ, DeBehnke DJ, Wickman LL, et al. Treatment of out-of-hospital supraventricular tachycardia: adenosine vs verapamil. Acad Emerg Med. 1996;3:574-85.
11. Letsas KP, Weber R, Herrera Sikódy C, et al. Eletrocardiographic differentiation of common type atrioventricular nodal reentrant tachycardia from atrioventricular reciprocating tachycardia via a concealed accessory pathway. Acta Cardiologica. 2010;65:171-6.
12. Medeiros JF, Botelho FM, Bernardes LCF, et al. Diagnostic Accuracy of Several Electrocardiographic Criteria for the Prediction of Atrioventricular Nodal Reentrant Tachycardia. Arch Med Res. 2016;47:394-400.
13. Di Toro D, Hadid C, López C, et al. Utility of the aVL lead in the electrocardiographic diagnosis of atrioventricular node re-entrant tachycardia. Europace. 2009;11:944-8.
14. Haghjoo M, Bahamali E, Sharifkazemi M, et al. Value of the aVR lead in differential diagnosis of atrioventricular nodal reentrant tachycardia. Europace. 2012;14:1624-8.
15. Knight BP, Ebinger M, Oral H, et al. Diagnostic value of tachycardia features and pacing maneuvers during paroxysmal supraventricular tachycardia. J Am Coll Cardiol. 2000;36:574-82.
16. Hollanda L, Sobral R, Luize C, et al. Atrioventricular nodal reentrant tachycardia and the dilemma of reentry circuit components: A proof of concept. Heart Rhythm Case Rep. 2021;7:439-41.
17. Michowitz Y, Tovia-Brodie O, Heusler I, et al. Differentiating the QRS morphology of posterior fascicular ventricular tachycardia from right bundle branch block and left anterior hemiblock aberrancy. Circ Arrhythm Electrophysiol. 2017;10:e005074.
18. Samson RA, Deal BJ, Strasburger JF, et al. Comparison of Transesophageal and Intracardiac Electrophysiologic Studies in Characterization of Supraventricular Tachycardia in Pediatric Patients. J Am Coll Cardiol. 1995;26:159-63.
19. Porter MJ, Morton JB, Denman R, et al. Influence of age and gender on the mechanism of supraventricular tachycardia. Heart Rhythm 2004;1:393-6.
20. Katritsis DG, Josephson ME. Differential diagnosis of regular, narrow-QRS tachycardias. Heart Rhythm. 2015;12:1667-76.

6
Diagnóstico diferencial das taquicardias com QRS alargado

Thais Aguiar do Nascimento • Felipe Dourado Marques

Pontos relevantes

- Em casos de taquicardias com QRS alargado (TQRSlargo) e instabilidade hemodinâmica, a cardioversão elétrica deve ser realizada o mais brevemente possível.
- O conhecimento do eletrocardiograma basal do paciente e das variações do sistema de condução é essencial para a diferenciação diagnóstica das TQRSlargo.
- Os dados clínicos, a presença de dispositivos cardíacos eletrônicos implantáveis e o uso de medicações antiarrítmicas são fatores que devem ser utilizados como adjuntos no diagnóstico diferencial das TQRSlargo.
- A avaliação de dissociação atrioventricular e a análise detalhada do QRS em relação à sua morfologia, à sua duração, a seu eixo elétrico e à concordância nas derivações precordiais são primordiais no diagnóstico diferencial da TQRSlargo e foram incorporadas nos diversos algoritmos descritos neste capítulo.
- Nas TQRSlargo em pacientes jovens, sem cardiopatia estrutural, a análise do ECG basal à procura de pré-excitação ventricular e a utilização do algoritmo específico de Brugada auxiliam no diagnóstico diferencial entre taquicardia ventricular (TV) e taquicardia supraventricular com pré-excitação ventricular.
- O diagnóstico das TQRSlargo permanece um desafio, uma vez que a análise eletrocardiográfica manual é observador-dependente e os critérios de diagnóstico possuem pontos de interseção e diferentes taxas de acurácia quando validados por outros autores. O desenvolvimento de ferramentas de análise automática é uma perspectiva futura.

Introdução

As taquicardias de QRS largo (TQRSlargo) são comuns na prática clínica e a identificação correta de sua origem é fundamental, pois essa informação tem profundo impacto no prognóstico e na terapêutica.

As TQRSlargo são definidas por ritmos com frequência cardíaca > 100 bpm e QRS com duração > 120 ms. Em 80% dos casos, as TQRSlargo são devidas à taquicardia ventricular e, em 15%, à taquicardia supraventricular (TSV) com aberrância.[1] São causas menos comuns: taquicardia supraventricular pré-excitada (conduzida anterogradamente por via acessória), distúrbio hidreletrolítico (hipercalemia), intoxicação digitálica e estimulação ventricular artificial (Quadro 6.1).

Quadro 6.1	Causas de taquicardia com QRS alargado
Tipo de arritmia	**Descrição/Exemplo**
Taquicardia ventricular	Macrorreentrante, focal
TSV com aberrância	Prévia ou funcional
Taquicardia pré-excitada	Taquicardia antidrômica TA ou TRN com via acessória *bystander*
TSV com alterações prévias de QRS	Doenças congênitas, posição cardíaca alterada, padrões incomuns de hipertrofia
TSV secundária a DAA	Agentes das classes IA e IC
Alterações eletrolíticas	Hipercalemia
Estimulação ventricular	Marcapasso, desfibrilador, ressincronizador

TSV: taquicardia supraventricular; TA: taquicardia atrial; TRN: taquicardia por reentrada nodal; DAA: drogas antiarrítmicas. Fonte: próprio autor.

O grande desafio está na definição da origem das TQRSlargo, se ventricular ou supraventricular. Há décadas, por meio da interpretação manual do eletrocardiograma (ECG) de 12 derivações, busca-se uma maneira simplificada, prática, efetiva e não invasiva de diferenciação das TQRSlargo.[2] Alguns autores também desenvolveram métodos computadorizados automáticos para diferenciação dos tipos de TQRSlargo.[3] Porém, a busca pelo método ideal ainda persiste e é notória a dificuldade na diferenciação entre TV e TSV com aberrância em determinadas situações, com cada algoritmo apresentando suas limitações.

Pergunta 1: O quadro clínico pode ajudar na diferenciação das TQRSlargo?

Os aspectos clínicos a seguir devem ser lembrados no atendimento a pacientes com TQRSlargo:[4]

- **Instabilidade hemodinâmica:** hipotensão arterial, alteração do nível de consciência, sinais de choque circulatório, dor torácica e dispneia devem ser investigadas em todo paciente com TQRSlargo, pois denotam instabilidade hemodinâmica e requerem cardioversão elétrica imediata, com posterior investigação etiológica, de modo retrospectivo. A presença desses sinais e desses sintomas de instabilidade hemodinâmica não deve ser utilizada para a diferenciação entre TV e TSV com aberrância, pois a instabilidade depende não só da etiologia da TQRSlargo, mas também da frequência cardíaca da arritmia e da presença de cardiopatia estrutural e de comorbidades cardiovasculares.

- **Dados clínicos:** nos pacientes com TQRSlargo hemodinamicamente estáveis, é importante obter informações clínicas por meio de anamnese e exame físico direcionados, que possam ajudar na diferenciação diagnóstica. Um **ECG prévio,** quando possível, sempre é útil, pois pode mostrar alterações preexistentes, como pré-excitação, zona elétrica inativa, sobrecarga ventricular e presença de extrassístoles com morfologia semelhante a TQRSlargo, além de servir de base para comparação com o traçado da arritmia. **Idade acima de 35 anos,** presença **de doença cardíaca estrutural**, principalmente doença coronariana e/ou infarto miocárdico prévio, e doença de Chagas aumentam a possibilidade de a arritmia ser TV. Por outro lado, a **sintomatologia e a frequência cardíaca durante a TQRSlargo não devem usualmente ser valorizadas, pois** pode haver pacientes com

TSV com FC > 200 bpm muito sintomáticos e pacientes com TV com FC < 150 bpm pouco sintomáticos.

- **Presença de dispositivo cardíaco eletrônico implantável** (DCEI): a presença de marcapasso, cardiodesfibrilador ou terapia de ressincronização aumenta a possibilidade de estimulação ventricular artificial. Nesses casos, o QRS estimulado é alargado e deve ser comparado ao da taquicardia no diagnóstico diferencial das TQRSlargo. Nos dispositivos programados em modo de estimulação bipolar, a visualização da espícula de estimulação pode ser difícil. No entanto, a presença desses dispositivos, principalmente cardiodesfibrilador e ressincronizador, denota alto risco de esses pacientes evoluírem com arritmia ventricular ao longo do tempo. Portanto, a presença de DCEI é um item relevante na história clínica de um paciente portador de TQRSlargo.

- **Uso de medicações antiarrítmicas** é uma informação relevante, pois indica a presença de arritmias prévias. Ademais, algumas drogas apresentam potencial efeito pró-arrítmico, principalmente as de classe IA e IC. A diminuição da velocidade de condução pelo sistema His-Purkinje, causando alargamento do QRS frequência-dependente nas TSV é um dos mecanismos de ação. O uso de antiarrítmicos (e de alguns outros fármacos) também pode causar alargamento do intervalo QTc, levando a *torsades de pointes*, e intoxicações como a digitálica, pode causar diversos tipos de arritmias.

Pergunta 2: Como diferenciar TV de TSV com aberrância na avaliação eletrocardiográfica?

O conhecimento adequado do eletrocardiograma normal e de suas variações é imprescindível para responder a essa questão. Obter, quando possível, um ECG prévio no ritmo basal do paciente é de grande ajuda para comparação com o ECG da taquicardia.

As taquicardias ventriculares monomórficas são regulares, com pouca variação do intervalo RR (< 40 ms), principalmente em seu início. Dessa maneira, quando as TQRSlargo são irregulares, são sugestivas de TSV com aberrância. A presença de fibrilação atrial com QRS largo e RR regular torna o diagnóstico de TV muito provável. A seguir, estão relacionados aspectos importantes na avaliação eletrocardiográfica que envolve o diagnóstico diferencial das TQRSlargo.

Dissociação atrioventricular (AV)

Durante o ritmo ventricular taquicárdico, os átrios geralmente mantêm sua frequência sinusal, a qual é inferior à frequência ventricular. Dessa maneira, a presença de dissociação entre ondas P e complexos QRS é quase patognomônica de TV. A evidência de dissociação AV pode ser demonstrada de algumas maneiras:

1) Identificação de ondas P ao ECG sem relação entre onda P e QRS, ou seja, velocidade das ondas P < velocidade dos QRS;

2) Presença de batimentos de fusão: nesse caso, o QRS é diferente do batimento da taquicardia e também do ritmo basal, pois a ativação dos ventrículos é consequência de duas frentes simultâneas de onda, a da taquicardia e a da condução sinusal; e

3) Presença de captura sinusal, na qual, durante a TQRSlargo, ocorre um batimento com QRS idêntico ao sinusal. Entretanto, a visualização das ondas P no ECG pode ser difícil pela sobreposição com QRS, segmento ST ou onda T.[5]

A dissociação AV, mais raramente, pode ocorrer nas seguintes situações: 1) taquicardia por reentrada nodal (TRN) com aberrância de QRS – nesse caso, o circuito reentrante da taquicardia é composto pelas vias nodais rápida e lenta, mas os átrios e os ventrículos não o fazem, de modo que pode não haver captura 1:1 dos tecidos atrial e ventricular e que o ECG se manifeste com dissociação AV; 2) taquicardia juncional ectópica com aberrância de QRS que, por se tratar de automatismo focal do nó AV, pode se manifestar com dissociação AV quando não despolarizar átrios e ventrículos com relação 1:1; 3) taquicardia por reentrada atrioventricular envolvendo via acessória nodoventricular (raro), cujo circuito de reentrada envolve a via acessória dentro do nó AV, a própria condução pelo nó AV normal e os ventrículos. Nesse caso, pelo fato de os átrios não fazerem parte do circuito, eles podem manter frequência própria, competindo com a taquicardia (dissociação AV), ou ser capturados retrogradamente pela taquicardia.

Duração do complexo QRS

A duração normal (80 ms a 120 ms) do complexo QRS reflete o tempo total da despolarização dos ventrículos, quando realizada pelo sistema de condução especializado (nó AV, His-Purkinje). Na presença de bloqueio de um dos ramos, há alargamento do QRS para valores acima de 120 ms. No entanto, na presença de BRD ou BRE, a duração do QRS geralmente não ultrapassa 140 ms e 160 ms, respectivamente. Portanto, as TQRSlargo com padrão de bloqueio de ramo, nas quais o QRS da taquicardia é diferente do basal do paciente e não há via acessória ou uso de drogas antiarrítmicas classe I, valores com duração superior aos citados anteriormente falam a favor de TV.[5]

Um cenário peculiar é a presença de QRS, durante as TQRSlargo, que seja mais estreito do que o conhecido bloqueio de ramo preexistente em ritmo sinusal. Nesses casos, o diagnóstico de TV também é o mais plausível. As taquicardias com origem próxima ao sistema de condução His-Purkinje manifestam-se com QRS pouco alargados (120 ms a 140 ms), como a TV fascicular.[4,6]

Eixo elétrico do QRS

A despolarização de ambos os ventrículos gera vetores elétricos de diferentes sentidos no plano frontal e a soma desses vetores gera um vetor resultante, que reflete o sentido predominante de propagação do impulso. Diante desse entendimento, Akhtar et al. verificaram que o eixo localizado entre -90° e -180° é um forte preditor de TV[6] (Figura 6.1). Outros autores utilizaram a presença de onda R positiva na derivação AVR para a caracterização de TV, como no algoritmo de Vereckei[7] e no das derivações precordiais,[8] que se baseia na ferramenta determinante do eixo elétrico.

As TQRSlargo com padrões de bloqueio de ramo possuem uma faixa de possibilidades para a angulação do eixo elétrico, de maneira que, quando apresentam padrão de BRE com eixo acima de 90° ou padrão de BRD com eixo desviado para esquerda além de -30°, sugerem TV. De maneira similar, quando comparado o eixo elétrico do ritmo sinusal do paciente ao eixo da taquicardia, um desvio acima de 40° também sugere TV.

Capítulo 6 – Diagnóstico diferencial das taquicardias com QRS alargado

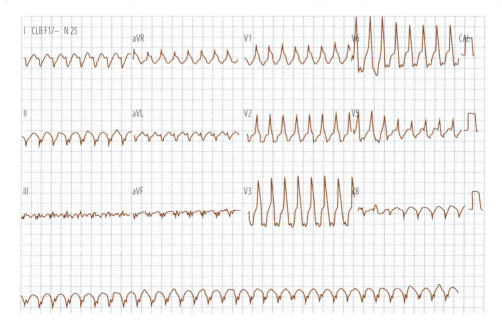

FIGURA 6.1. Taquicardia ventricular com eixo entre -90° e -180°. Fonte: próprio autor.

Concordância do QRS nas derivações precordiais

Em 1970, Marriott[9] descreveu que o padrão de concordância nas derivações precordiais, definido pela presença de QRS monofásico com polaridade igual em todas as derivações precordiais de V1 a V6, é útil na identificação das TQRSlargo. A concordância negativa, caracterizada por morfologia de QRS com padrão QS, denota TV com origem na região ântero-apical do ventrículo esquerdo, enquanto a concordância positiva, com morfologia de padrão R amplo de V1 a V6, sugere TV com origem na região póstero-basal do ventrículo esquerdo. A presença da concordância é um critério com especificidade > 90%, mas apresenta baixa sensibilidade (< 20%).

Em raras situações, a TSV pode apresentar concordância precordial. A positiva pode ocorrer durante taquicardia antidrômica mediada por vias acessórias posterior ou lateral esquerdas, pois, nesse caso, a via se insere em região que despolariza os ventrículos da esquerda para a direita (R amplo). A negativa ocorre no cenário de vias acessórias extranodais (tipo Mahaim) ou nas deformidades torácicas ocasionadas por toxicidade por flecainida.[10]

Morfologia do QRS

A despolarização dos ventrículos utilizando o sistema de condução especializado (His-Purkinje) normal, com velocidade de condução maior do que a célula a célula, gera um QRS com duração entre 80 ms e 120 ms e padrão morfológico específico. Por sua vez, mesmo quando a origem da ativação se inicia em territórios fora do sistema de condução (TV ou vias acessórias), o sistema de condução em algum momento poderá ser alcançado, contribuindo para a modificação do QRS e a condução mais rápida em suas porções iniciais ou finais. Nos casos de TSV com aberrância, a ativação ventricular se inicia no septo pelo sistema de condução, ramo não bloqueado, produzindo um padrão de bloqueio de ramo típico, seja de ramo esquerdo, seja de ramo direito.[11] Quando há configuração diferente, TV ou TSV pré-excitada são presumidas. As derivações V1 e V6 são as que melhor representam os vetores de ativação entre os padrões de bloqueio, como citado a seguir:

- Nas TQRSlargo com **padrão de morfologia de BRD**, a derivação V1 com duas ondas positivas, com o trifásico RSR', rSr', rR' ou rSR', é padrão de bloqueio de ramo típico que favorece o diagnóstico de TSV com aberrância. No entanto, as morfologias em V1 com R monofásico, complexo qR, R amplo maior que 30 ms ou mesmo dupla onda positiva, com a primeira mais ampla (Rsr), favorecem o diagnóstico de TV. Na derivação V6, por sua vez, a onda R monofásica ou a relação R/S > 1 denotam TSV, enquanto qRS, qrS, rS ou QS sugerem fortemente TV.

- Nas TQRSlargo com **padrão de morfologia de BRE**, a derivação V1, quando apresenta polaridade negativa com ausência de R ou com onda r curta (r < 30 ms), favorece o diagnóstico de TSV. Em oposição, uma onda R ampla, R que é maior durante a TQRSlargo quando comparada ao ritmo sinusal, presença de entalhe na onda S ou RS > 70 ms (início da onda R ao nadir da onda S em V1) favorecem o diagnóstico de TV. Em V6, a ausência de onda Q denota TSV, enquanto qualquer Q ou QS se relacionam à TV.

- Na presença de bloqueio de ramo prévio, uma TQRSlargo com mesma morfologia de QRS é provavelmente uma TSV, embora as TV que utilizam o sistema de condução, como a TV fascicular e a interfascicular, devam fazer parte do diagnóstico diferencial. A presença de frequência cardíaca elevada pode gerar pequenas modificações na morfologia do QRS em pacientes com bloqueio de ramo prévio e direcionar para o diagnóstico equivocado de TV. Uma explicação para isso é o fato de uma frequência cardíaca maior possibilitar aumento no tempo da condução de um sistema que estava alterado, mas não totalmente bloqueado. O aparecimento de bloqueio em outros fascículos (hemibloqueios) ou em porções distais do sistema His-Purkinje também é possível e modifica a morfologia do QRS em uma TSV. Nesses casos, a acurácia para o diagnóstico de TV é maior se o pico da onda R na derivação DII for > 50 ms ou se houver combinação desse achado com a ausência de padrão RS nas derivações precordiais.[12] Por outro lado, se, durante a TQRSlargo, se observa mudança do padrão de bloqueio contralateral (sinusal com padrão de BRE e TQRSlargo com presença de BRD), é provável que se esteja diante de uma arritmia ventricular.

Pergunta 3: Existem algoritmos para diferenciar TV de TSV com aberrância?

Diante das características anteriormente detalhadas, torna-se complexa essa diferenciação, devido à riqueza de informações e ao fato de nem sempre essas características estarem todas presentes. A fim de facilitar melhores entendimento e avaliação, algoritmos foram criados ao longo das últimas décadas. Os mais utilizados estão indicados a seguir:

Capítulo 6 – Diagnóstico diferencial das taquicardias com QRS alargado

Critérios de Brugada[13]

Em 1991, Brugada et al. foram os primeiros a desenvolver um algoritmo para o diagnóstico diferencial das TQRSlargo, tomando por base quatro passos sequenciais na análise do ECG, em vigência da taquicardia (Figura 6.2).

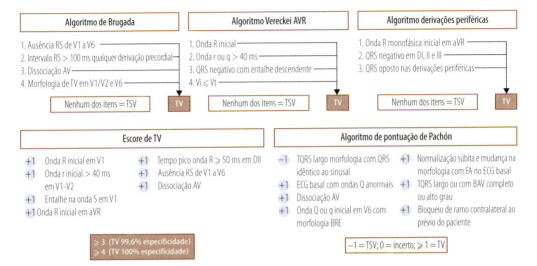

FIGURA 6.2. Algoritmos de diferenciação das taquicardias de complexo QRS alargado (TQRSlargo). AV: atrioventricular; BAV: bloqueio atrioventricular; TV: taquicardia ventricular; TSV: taquicardia supraventricular; BRE: bloqueio de ramo esquerdo; FA: fibrilação atrial. Adaptada de: Am Heart Assoc. 2020;9:e016598.

- **Passo 1:** todas as derivações precordiais (V1 a V6) são examinadas para detectar a presença de complexo RS. Ausência do complexo RS em todas as derivações precordiais caracteriza TV com 100% de especificidade. As ondas R e S são as únicas presentes no complexo e podem ser de qualquer magnitude. Assim, os complexos QR, QRS, QS, R monofásico ou rSR não são considerados complexo RS.
- **Passo 2:** se o complexo RS estiver presente em pelo menos uma derivação precordial, o intervalo RS (início da onda R ao nadir/pico da onda S) deve ser medido, levando-se em consideração o maior intervalo RS encontrado. Caso seja > 100 ms, TV é diagnosticada com 98% de especificidade.
- **Passo 3:** se o complexo RS estiver presente nas derivações precordiais e todos os intervalos RS forem < 100 ms, o passo seguinte é observar se há dissociação entre ondas P e QRS (descrito anteriormente neste capítulo). A presença de dissociação confirma o diagnóstico de TV com 100% de especificidade. Se os critérios de dissociação não forem encontrados ou forem de difícil análise, recomenda-se seguir o passo 4.
- **Passo 4:** Averiguar a morfologia do QRS nas derivações V1-V2 e V6, em busca das características morfológicas para diferenciação de TV e TSV discutidas previamente neste capítulo e demonstradas na Figura 6.3.

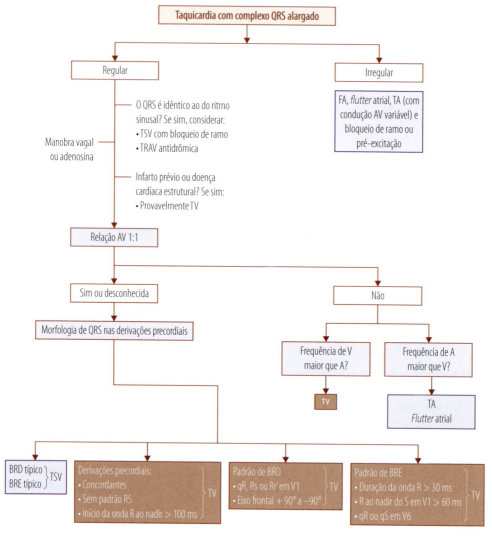

FIGURA 6.3. Diagnóstico diferencial das taquicardias com QRS alargado. A: átrio; V: ventrículo; AV: atrioventricular; FA: fibrilação atrial; TSV: taquicardia supraventricular; TV: taquicardia ventricular; TRAV: taquicardia por reentrada atrioventricular; BRD: bloqueio de ramo direito; BRE: bloqueio de ramo esquerdo. Adaptada de: Circulation. 2003;108:1871-909.

Algoritmo simplificado aVR de Vereckei[7]

Em 2007 e 2008, Vereckei et al. desenvolveram um algoritmo que simplificou a diferenciação de TQRSlargo com base na avaliação da derivação aVR e encontrou melhor acurácia em comparação aos critérios de Brugada (91% contra 84%). A utilização desse método segue quatro passos, em busca do diagnóstico de TV (Figura 6.2).

- **Passo 1:** presença de onda R inicial – Esse achado sinaliza TV originada na região apical e inferior dos ventrículos.

- **Passo 2:** a presença de onda r ou q inicial com duração > 40 ms confirma TV originada em outros locais nos ventrículos.
- **Passo 3:** nos casos em que todo complexo QRS é negativo na derivação aVR, a presença de entalhe na fase descendente é diagnóstico de TV.
- **Passo 4:** a comparação da ativação ventricular nos 40 ms iniciais (Vi) do complexo em aVR e nos 40 ms da ativação final (Vt) deve ser avaliada. Esse critério é embasado pela rápida ativação septal, porção inicial do QRS, quando é utilizado o sistema de condução His-Purkinje. Nesse caso, uma relação Vi/Vt > 1 confirma a aberrância de condução. Por outro lado, uma relação Vi/Vt ≤ 1 aponta TV.

Critério de Pava, pico da onda R na derivação DII[14]

Em 2010, Pava et al. propuseram um critério simples e rápido para diferenciação das TQRSlargo, com base no tempo do pico de ativação da onda R na derivação DII (TpicoRII). Ele foi definido como o tempo do início do QRS até o pico ou o nadir da primeira deflexão positiva ou negativa, respectivamente. TpicoRII > 50 ms sugere TV e < 50 ms sugere TSV. Semelhantemente a outros critérios, a análise considera a condução especializada (rápida) *versus* a condução celular miócito a miócito (lenta) para o diagnóstico diferencial da origem das arritmias. Na descrição original, a sensibilidade foi de 93% e a especificidade, de 99%. Entretanto, estudos de validação não conseguiram reproduzir esses resultados.

Algoritmo das derivações periféricas[15]

Em 2019, Chen et al. desenvolveram um algoritmo, com base na análise morfológica do QRS nas derivações periféricas (I, II, III, aVR, aVL e aVF), no qual a presença de qualquer um dos três critérios a seguir sugere o diagnóstico de TV (Figura 6.2):

- **Critério 1:** onda R monofásica na derivação aVR.
- **Critério 2:** QRS predominantemente negativo nas derivações DI, DII e DIII, independentemente de sua morfologia.
- **Critério 3:** QRS oposto nas derivações periféricas. Esse critério é definido por concordância monofásica (QS ou R) nas três derivações inferiores (DII, DIII e aVF) e concordância monofásica com polaridade oposta em duas ou mais derivações periféricas restantes.

A acurácia do algoritmo das derivações periféricas foi de 88%, comparada a 85%, 88% e 71% dos algoritmos de Brugada, Vereckei e Pava, respectivamente.[15] Ademais, esse algoritmo apresentou sensibilidade de 87% e especificidade de 91%,[15] as quais precisam ser validadas externamente.

Outros algoritmos

Existem outros algoritmos, como o de Griffith,[16] que diagnostica uma TSV quando há morfologia típica de bloqueio de ramo e, nos casos em que esse critério é satisfeito, avalia a presença de dissociação atrioventricular, a qual, uma vez presente, configura uma TV. Outros algoritmos utilizam a razão de verossimilhança (*likelihood ratio*), como o Bayesian,[17] ou escores de pontuação, como o de Jastrzebski,[8] conhecido como escore de TV, e o de Pachón.[18] Neste, são avaliados sete critérios que recebem pontos para definição diagnóstica. A presença de, pelo menos, dois pontos tem valor preditivo positivo (VPP) para diagnóstico de TV de 100% (e de 98% se 1 ponto) e a pontuação de -1 (menos um), VPP de 98% para diagnóstico de TSV (Figura 6.2).

Todas as modalidades descritas expressam as dificuldades no diagnóstico diferencial das TQRSlargo e exemplificam a complexidade na interpretação de traçados, que é observador-dependente. A ciência está em evolução e a inteligência artificial, com uso de algoritmos automáticos, pode ser um passo promissor nesta direção.[19,20]

Pergunta 4: Como diferenciar TV e TSV pré-excitada?

A diferenciação entre TV e TSV pré-excitada é desafiadora, uma vez que ambas as taquicardias se iniciam fora do sistema de condução especializado. A via acessória típica promove a despolarização na base dos ventrículos, assemelhando-se à despolarização ventricular na TV. Entretanto, a TSV pré-excitada é infrequente e, na presença de TQRSlargo em pacientes jovens, com coração estruturalmente normal ou ECG em ritmo sinusal com pré-excitação ventricular, outro algoritmo proposto por Brugada, constituído de três passos, deve ser utilizado para diagnóstico diferencial:[21]

- **Passo 1:** presença de polaridade predominantemente negativa nas derivações V4-V6 presume ser TV com 100% de especificidade, uma vez que uma via acessória típica, inserida na base dos ventrículos, origina derivações precordiais apicais predominantemente positivas.

- **Passo 2:** quando a polaridade é predominantemente positiva nas derivações V4-V6, a presença de qR ou QR em uma ou mais derivações entre V2 e V6 denota TV com 100% de especificidade.

- **Passo 3:** nos casos de polaridade positiva predominante em V4-V6 e ausência de qR ou QR em qualquer derivação entre V2 e V6, o próximo passo é buscar por dissociação entre P e QRS ou mais complexos QRS que ondas P, o que confirma o diagnóstico de TV com 100% de especificidade.

Uma vez ausentes todos esses critérios, a TSV pré-excitada deve ser considerada, embora, ainda assim, a TV constitua o real diagnóstico em 25% dos casos.

Pergunta 5: Há limitações nos métodos de diferenciação das TQRSlargo?

Os critérios de diferenciação das TQRSlargo apresentam diversas limitações, pois existem pontos de interseção entre as manifestações eletrocardiográficas. Apesar de a TV ser a etiologia mais provável das TQRSlargo (80% dos casos), há muitos pacientes com TSV com aberrância e com TSV pré-excitada que exibem sobreposição de características morfológicas. Os pacientes que apresentam atraso de condução intraventricular em ritmo sinusal podem ter uma TV equivocadamente diagnosticada. Isso torna muito relevante a obtenção de informações clínicas, como idade e presença de doença estrutural. Ademais, nos pacientes com coração estruturalmente normal, a condução de miócito a miócito pode ser mais rápida e confundir a análise da TV.

Os autores dos trabalhos anteriormente citados, ao validarem internamente seus algoritmos, mostraram alta acurácia, mas esses resultados não são geralmente reproduzidos com a mesma acurácia por autores externos. Estudo de validação recente mostrou acurácia de 77% para o algoritmo de Brugada e de 72% para o algoritmo de aVR.[22]

Na população pediátrica, os algoritmos de Brugada e de aVR tiveram acurácia de 69% e 66%, respectivamente. Já a comparação entre o algoritmo de aVR e o de pico da onda R em DII mostrou maiores acurácia (84% *versus* 79%) e sensibilidade (92% *versus* 79%), mas menor especificidade (65% *versus* 81%) para o algoritmo de aVR.[23]

Referências Bibliográficas

1. Surawicz B, Childers R, Deal BJ, Gettes LS, Bailey JJ, Gorgels A, et al. AHA/ACCF/HRS recommendations for the standardization and interpretation of the electrocardiogram: part III: intraventricular conduction disturbances: a scientific statement from the American Heart Association Electrocardiography and Arrhythmias Committee, Council on Clinical Cardiology; the American College of Cardiology Foundation; and the Heart Rhythm Society. Endorsed by the International Society for Computerized Electrocardiology. J Am Coll Cardiol. 2009;53(11):976-81.
2. Datino T, Almendral J, Gonzalez-Torrecilla E, Atienza F, Garcia-Fernandez FJ, Arenal A, et al. Rate-related changes in QRS morphology in patients with fixed bundle branch block: implications for differential diagnosis of wide QRS complex tachycardia. Eur Heart J. 2008;29(19):2351-8.
3. Kashou AH, DeSimone CV, Hodge DO, Carter R, Lin G, Asirvatham SJ, et al. The ventricular tachycardia prediction model: Derivation and validation data. Data Brief. 2020;30:105515.
4. Issa ZF, Miller JM, Zipes DP. Wide Complex Tachycardias. A Companion to Braunwalds Heart Disease. 3rd. ed. Elsevier, 2018. p. 730-48.
5. De Ponti R, Bagliani G, Padeletti L, Natale A. General Approach to a Wide QRS Complex. Card Electrophysiol Clin. 2017;9(3):461-85.
6. Akhtar M, Shenasa M, Jazayeri M, Caceres J, Tchou PJ. Wide QRS complex tachycardia. Reappraisal of a common clinical problem. Ann Intern Med. 1988;109(11):905-12.
7. Vereckei A, Duray G, Szenasi G, Altemose GT, Miller JM. New algorithm using only lead aVR for differential diagnosis of wide QRS complex tachycardia. Heart Rhythm. 2008;5(1):89-98.
8. Jastrzebski M, Sasaki K, Kukla P, Fijorek K, Stec S, Czarnecka D. The ventricular tachycardia score: a novel approach to electrocardiographic diagnosis of ventricular tachycardia. Europace. 2016;18(4):578-84.
9. Marriott HJ. Differential diagnosis of supraventricular and ventricular tachycardia. Geriatrics. 1970;25:91-101.
10. Barold SS, Stroobandt RX, Herweg B. Limitations of the negative concordance pattern in the diagnosis of broad QRS tachycardia. J Electrocardiol. 2012;45(6):733-5.
11. Tzogias L, Steinberg LA, Williams AJ, Morris KE, Mahlow WJ, Fogel RI, et al. Electrocardiographic features and prevalence of bilateral bundle-branch delay. Circ Arrhythm Electrophysiol. 2014;7(4):640-4.
12. Datino T, Almendral J, Avila P, Gonzalez-Torrecilla E, Atienza F, Arenal A, et al. Specificity of electrocardiographic criteria for the differential diagnosis of wide QRS complex tachycardia in patients with intraventricular conduction defect. Heart Rhythm. 2013;10(9):1393-401.
13. Brugada P, Brugada J, Mont L, Smeets J, Andries EW. A new approach to the differential diagnosis of a regular tachycardia with a wide QRS complex. Circulation. 1991;83(5):1649-59.
14. Pava LF, Perafan P, Badiel M, Arango JJ, Mont L, Morillo CA, et al. R-wave peak time at DII: a new criterion for differentiating between wide complex QRS tachycardias. Heart Rhythm. 2010;7(7):922-6.
15. Chen Q, Xu J, Gianni C, Trivedi C, Della Rocca DG, Bassiouny M, et al. Simple electrocardiographic criteria for rapid identification of wide QRS complex tachycardia: The new limb lead algorithm. Heart Rhythm. 2020;17(3):431-8.
16. Griffith MJ, Garratt CJ, Mounsey P, Camm AJ. Ventricular tachycardia as default diagnosis in broad complex tachycardia. Lancet. 1994;343:386-8.
17. Lau EW, Pathamanathan RK, Ng GA, Cooper J, Skehan JD, Griffith MJ. The Bayesian approach improves the electrocardiographic diagnosis of broad complex tachycardia. Pacing Clin Electrophysiol 2000;23:1519-26.
18. Pachon M, Arias MA, Salvador-Montanes O, Calvo D, Penafiel P, Puchol A, et al. A scoring algorithm for the accurate differential diagnosis of regular wide QRS complex tachycardia. Pacing Clin Electrophysiol. 2019;42(6):625-33.
19. May AM, DeSimone CV, Kashou AH, Hodge DO, Lin G, Kapa S, et al. The WCT Formula: A novel algorithm designed to automatically differentiate wide-complex tachycardias. J Electrocardiol. 2019;54:61-8.

20. May AM, DeSimone CV, Kashou AH, Sridhar H, Hodge DO, Carter R, et al. The VT Prediction Model: A simplified means to differentiate wide complex tachycardias. J Cardiovasc Electrophysiol. 2020;31(1):185-95.
21. Antunes E, Brugada J, Steurer G, Andries E, Brugada P. The differential diagnosis of a regular tachycardia with a wide QRS complex on the 12-lead ECG: ventricular tachycardia, supraventricular tachycardia with aberrant intraventricular conduction, and supraventricular tachycardia with anterograde conduction over an accessory pathway. Pacing Clin Electrophysiol. 1994;17(9):1515-24.
22. Jastrzebski M, Kukla P, Czarnecka D, Kawecka-Jaszcz K. Comparison of five electrocardiographic methods for differentiation of wide QRS-complex tachycardias. Europace. 2012;14(8):1165-71.
23. Vereckei A. Current algorithms for the diagnosis of wide QRS complex tachycardias. Curr Cardiol Rev. 2014;10(3):262-76.

7 Taquicardias paroxísticas supraventriculares

Iara Atié Malan • William Oliveira

Pontos relevantes

- A taquicardia paroxística supraventricular (TPSV) é causa frequente de atendimento na prática clínica, sendo usual no consultório, na sala de emergência e em internações.
- A TPSV representa um conjunto de diferentes arritmias, as quais serão discutidas neste capítulo.
- Pode acontecer em qualquer faixa etária, de acordo com o tipo de arritmia.
- O diagnóstico muitas vezes é difícil e pode demandar mais tempo, sendo fundamentais uma anamnese detalhada, que auxilia na suspeição diagnóstica, e a realização de exames complementares não invasivos ou, por vezes, invasivos, especialmente em casos sem documentação eletrocardiográfica concomitante ao paroxismo taquicárdico.
- Deve-se ter atenção com as gestantes, que podem apresentar recidiva de arritmias ou desenvolver o primeiro episódio de TPSV, cujo manejo é delicado, visto que, além do bem-estar da gestante, precisamos avaliar o bem-estar fetal.
- A reversão aguda das TPSV estáveis deve ser feita inicialmente com manobras vagais. Se essa intervenção não reverter as TPSV, deve-se medicar o paciente. Se, ainda assim, a arritmia continuar, deve-se realizar a cardioversão elétrica.
- Na presença de fibrilação atrial pré-excitada, especialmente de alta resposta ventricular e/ou com sinais de baixo débito sistêmico ou cerebral, o tratamento de escolha é a cardioversão elétrica.
- O tratamento crônico é indicado nos casos sintomáticos e recorrentes, podendo ser realizado com diversas drogas antiarrítmicas. Entretanto, a ablação por cateter com radiofrequência (RF) é o tratamento de escolha para a maioria dos pacientes, pois se trata de método curativo definitivo.

Introdução

A taquicardia paroxística supraventricular (TPSV) é causa frequente de admissões na emergência e de internações hospitalares. Sua prevalência é de 2,25/1.000 pessoas e sua incidência, de 35/100.000 pessoas-ano, representando 89.000 novos casos/ano nos EUA.[1] Em mulheres com história prévia de TPSV, é frequente o desenvolvimento de novos episódios durante a gravidez.[2]

Por definição, TPSV é uma apresentação da frequência atrial maior do que 100 batimentos por minuto (bpm). Seu mecanismo envolve componentes ectópicos ou reentrantes localizados acima do feixe de His.[3,4] Convencionalmente, o termo taquicardia supraventricular é usado para todas as taquicardias, com exceção da fibrilação atrial e das taquicardias ventriculares. Portanto, quando se faz referência à taquicardia supraventricular, trata-se de diferentes taquicardias, como taquicardia sinusal (inapropriada ou inadequada), síndrome postural ortostática taquicardizante, taquicardia atrial, *flutter* atrial, taquicardia juncional ectópica, taquicardia por reentrada nodal e taquicardia por reentrada atrioventricular (das síndromes de pré-excitação). Neste capítulo, a diferenciação entre as taquicardias supraventriculares não será discutida, pois esse assunto foi amplamente abordado no Capítulo 5.

A TPSV é classicamente uma taquicardia de QRS estreito. No entanto, também pode se apresentar como taquicardia de QRS largo (condução aberrante), sendo fundamental diferenciá-la da taquicardia ventricular, discutida detalhadamente no Capítulo 6. Neste capítulo, serão abordadas as particularidades relativas à TPSV, seu diagnóstico, sua prevenção e seu tratamento.

Os pacientes com TPSV costumam ser muito sintomáticos e as crises têm impacto em sua qualidade de vida. Deve-se avaliar detalhadamente esses pacientes, em busca do diagnóstico correto da arritmia. Muitas vezes, o diagnóstico de TPSV é difícil, por seu caráter intermitente, sendo frequente o acompanhamento médico por longos períodos sem documentação da crise, o que posterga o tempo até o diagnóstico correto, para que o tratamento adequado possa, então, ser realizado.

Na avaliação inicial desses pacientes, devem-se realizar anamnese, exame físico, eletrocardiograma de 12 derivações e exames laboratoriais, incluindo hemograma, função renal, eletrólitos e função tireoidiana. Um eletrocardiograma no momento da taquicardia é essencial. O ecocardiograma é importante para avaliação da presença de cardiopatias. Outros exames, como *holter* de 24 horas, teste ergométrico, monitorização eletrocardiográfica prolongada externa, *loop* implantável e estudo eletrofisiológico, podem ser utilizados, em diversas situações, para o adequado diagnóstico. Atualmente, dispõe-se de alguns dispositivos eletrônicos domésticos, como relógios (*smartwatches*) que fazem registros de traçados de eletrocardiograma e podem ser uma ferramenta auxiliar no diagnóstico de arritmias.

É sempre necessário avaliar a presença de causas reversíveis, que devem ser diagnosticadas e tratadas, por poderem ter importância causal no quadro arrítmico. A morte súbita nesses pacientes é rara, mas, em situações específicas, como na fibrilação atrial associada à síndrome de Wolff-Parkinson-White[5] e em pacientes submetidos a cirurgias cardíacas para correção de cardiopatias congênitas, arritmias atriais estão associadas a maior risco de óbito.[6]

O tratamento da TPSV se divide em tratamento de fase aguda (crises de taquicardia) e tratamento de manutenção. No tratamento de manutenção, vamos abordar a prevenção de recorrências, por meio de drogas antiarrítmicas e da ablação por cateter, cujo objetivo é a destruição do circuito arritmogênico.

Pergunta 1: Quais dados da anamnese em consultório sugerem TPSV?

O paciente deve ser incentivado a buscar atendimento médico no momento da crise, visando à documentação eletrocardiográfica de sua arritmia. Contudo, em algumas situações, não se consegue a realização do eletrocardiograma durante a crise. Nesses casos, quando não há documentação da arritmia, uma anamnese detalhada é especialmente importante, sendo possível inferir se as características dos sintomas são sugestivas de TPSV. Essa avaliação é fundamental, pois uma correta suspeição diagnóstica permite que o paciente receba as orientações necessárias e o tratamento adequado.

- **Apresentação dos sintomas:** a TPSV, geralmente, causa sintomas bem definidos. Pacientes com arritmias mais rápidas tendem a ser mais sintomáticos do que pacientes com arritmias menos rápidas. Algumas arritmias podem acontecer com pacientes que apresentem poucos sintomas ou nenhum sintoma.[7] Deve-se suspeitar de TPSV na presença de sintomas abruptos, como palpitações, fadiga, desconforto torácico, dispneia, tonteiras, pré-síncope e síncope.[7] A poliúria pode estar presente, mas é um sintoma raro e inespecífico.
- **Idade do paciente:** a idade do paciente no início dos sintomas pode sugerir um tipo específico de TPSV. Sintomas com início na infância tendem a estar relacionados à taquicardia mediada por via acessória. Crises que começaram no início da idade adulta sugerem taquicardia por reentrada nodal. Por último, sintomas iniciados na terceira idade indicam probabilidade maior de taquicardia atrial ou fibrilação atrial.[7] Contudo, a idade não é fator determinante, pois todas as TPSV podem ocorrer em qualquer idade.
- **Forma de início e de término das crises:** um início e um término súbitos sugerem tipicamente TPSV, enquanto um início gradual e uma melhora paulatina dos sintomas costumam estar relacionados à taquicardia sinusal situacional (esforços ou emoções) ou, em algumas situações, à taquicardia atrial.[7]
- **Fator desencadeador:** deve-se questionar se o paciente estava em repouso, se estava submetido a esforço (geralmente brusco) ou se estava em mudança abrupta de posição,[4] bem como indagar sobre o uso de algumas medicações, como beta-agonistas, que podem levar a arritmias, e sobre o uso de estimulantes (fumo, álcool, cafeína etc.).
- **Término da crise:** deve-se indagar ao paciente se fez alguma manobra vagal, se ingeriu água gelada ou se foi necessário realizar medicação endovenosa, pois esses dados sugerem causa arrítmica.[7]
- **Tipo de palpitação e sua localização:** a diferenciação entre palpitações taquicárdicas, sugestivas de TPSV, e palpitações não taquicárdicas, típicas de extrassístoles, é fundamental. A sensação de palpitação na região cervical está classicamente relacionada à TPSV e sugere taquicardia por reentrada nodal.[7]
- **Percepção da taquicardia:** a percepção da taquicardia como regular ou irregular pode ajudar no diagnóstico e na etiologia da TPSV. Da mesma maneira, mudança na percepção da arritmia, passando de regular a irregular, pode sugerir TPSV inicial, com posterior degeneração para fibrilação atrial, o que não é usual.

Pergunta 2: Quando indicar tratamento medicamentoso de manutenção para o paciente com TPSV?

O tratamento da TPSV vai depender de alguns fatores, como o tipo de arritmia, a periodicidade, a gravidade dos sintomas, o perfil individual de risco e o desejo do paciente. A maioria dos pacientes que procuram assistência após o primeiro episódio de TPSV, cuja crise foi acompanhada de sintomas leves e que não apresentam um perfil de risco aumentado, podem ser acompanhados conservadoramente, sem qualquer tipo de tratamento.[8]

No entanto, em pacientes que apresentam TPSV recorrente e sintomática, deve-se instituir tratamento. Também devem ser considerados para tratamento pacientes que possuem maior risco individual devido às atividades profissionais ou recreativas, como pilotos, motoristas profissionais e mergulhadores.[9]

Vale citar que, nos adultos com cardiopatias congênitas, a presença de TPSV esteve associada a risco aumentado de morte súbita, especialmente naqueles com lesões obstrutivas na via de saída do ventrículo sistêmico. Devido à anatomia complexa, à origem incomum da taquicardia e a cirurgias corretivas prévias, o diagnóstico e o tratamento das TPSV são mais complicados nesse cenário, de maneira que a presença de equipe experiente é fator determinante para o sucesso da conduta terapêutica a ser utilizada.[6]

Quando há indicação de tratamento definitivo, a ablação é preferível, na maioria dos pacientes, conforme ilustrado na Figura 7.1. O tratamento medicamentoso é empregado quando o paciente não pode ou não deseja ser submetido a procedimento invasivo ou quando há repetidas falhas do tratamento invasivo. Pacientes sintomáticos, enquanto aguardam ablação, também podem receber tratamento medicamentoso.

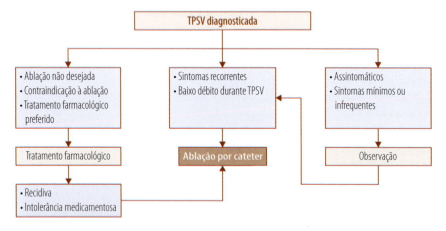

FIGURA 7.1. Tratamento da TPSV. TPSV: taquicardia paroxística supraventricular. Fonte: próprio autor.

A TPSV abrange diversas arritmias, sendo mais relevantes as abordadas a seguir:

A **taquicardia sinusal inapropriada** é definida por ritmo sinusal com frequência cardíaca maior que 100 bpm em repouso ou atividade mínima, sendo desproporcional ao esforço realizado, excluídas causas secundárias.[10] É uma arritmia benigna. O tratamento será indicado na presença de sintomas ou sinais de deterioração da função ventricular. O tratamento inicial é feito com medidas comportamentais, assegurando ingestão hídrica adequada e realização de exercício físico apropriado, além da recomendação para evitar estimulantes cardíacos.[10] Caso os sintomas persistam apesar dessas medidas, recomenda-se tratamento medicamentoso com betabloqueador e/ou ivabradina. Em algumas situações, especialmente na taquicardia sinusal reentrante, verapamil ou diltiazem podem ser utilizados. Para casos refratários, a ablação por cateter pode ser tentada, fazendo linha de bloqueio junto à porção alta da *crista terminalis* (perióstio de veia cava superior, até sua porção média) e objetivando redução de 20% na frequência sinusal.[10,11]

Na **síndrome postural ortostática taquicardizante (POTS)**, há incremento ≥ 30 bpm na FC após 30 segundos em ortostase, sem hipotensão postural associada.[11] O tratamento de escolha é não farmacológico, composto por aumento da oferta hídrica (2 L a 3 L por dia) e da ingestão de sal (10 g a 12 g por dia), realização de exercício físico, uso de meias de compressão e suspensão de medicamentos agravantes. A prática de atividades físicas é fundamental, sendo recomendados exercícios que não exponham o paciente à ortostase, como natação ou remo. Quando as medidas anteriormente mencionadas não forem suficientes para controle dos sintomas, midrodrina, beta-bloqueador ou ivabradina podem ser utilizados.[11]

Na **taquicardia por reentrada nodal**, o tratamento medicamentoso de primeira linha são os betabloqueadores, o verapamil ou o diltiazem. Propafenona e sotalol seriam opções alternativas. A ablação é indicada nos casos sintomáticos e recorrentes. Pacientes com sintomas leves e episódios infrequentes e de curta duração podem apenas ser acompanhados clinicamente, sem instituição de tratamento específico.[8]

Nos pacientes com **taquicardia reentrante atrioventricular (TRAV)**, a arritmia é mediada por via acessória e o tratamento medicamentoso vai depender da presença de sintomas e de pré-excitação ventricular ao eletrocardiograma basal. De acordo com essa avaliação, os pacientes podem ser classificados em síndrome de Wolff-Parkinson-White (WPW), pré-excitação ventricular assintomática ou via acessória oculta. O tratamento de escolha para pacientes com TRAV sintomáticos ou com fibrilação atrial (FA) pré-excitada é a ablação por cateter. Para outros pacientes, deve-se avaliar o risco-benefício da terapia. Quanto ao tratamento medicamentoso, pode-se usar propafenona ou sotalol. Em pacientes com WPW, drogas que alenteçam a condução atrioventricular, como betabloqueador e digital, devem ser evitadas.[3] Em pacientes sem pré-excitação, betabloqueador, diltiazem ou verapamil podem ser considerados. Os pacientes assintomáticos com pré-excitação ventricular devem ser avaliados em relação aos critérios de alto risco (baixo período refratário anterógrado da via anômala) para definição da melhor conduta. A pré-excitação intermitente ao ECG de repouso é um marcador imperfeito de baixo risco, visto que 1/5 desses pacientes possuem critérios de gravidade ao EEF.[12] Esse assunto, assim como aqueles relacionados a outras vias acessórias, será discutido no Capitulo 19.

Na **taquicardia atrial**, as drogas de primeira linha são betabloqueadores, diltiazem, verapamil ou propafenona. Amiodarona pode ser empregada em pacientes com cardiopatia estrutural não responsivos ou intolerantes aos betabloqueadores. Por fim, sotalol ou ivabradina associada a betabloqueador podem ser empregados caso as medidas anteriores falhem no controle dos sintomas.[12]

Para o tratamento do *flutter* atrial, deve-se pensar em três aspectos: o tratamento supressivo da arritmia, o controle da resposta ventricular durante a arritmia e a anticoagulação. A ablação deve ser considerada em pacientes sintomáticos ou com recidivas frequentes, tendo excelente resultado especialmente naqueles istmo-cavo-tricuspideo-dependentes.[13] Quando o objetivo é a manutenção do ritmo sinusal, as drogas de escolha são sotalol, amiodarona ou propafenona. Para controle da resposta ventricular, betabloqueadores e bloqueadores de canal de cálcio não di-hidropiridínicos são as drogas de escolha. Vale ressaltar que deve ser considerado o escore de CHA2DS2VASC para avaliar a indicação de anticoagulação nos pacientes com *flutter* atrial.[14]

A Figura 7.2 sumariza o tratamento medicamentoso crônico das TPSV.

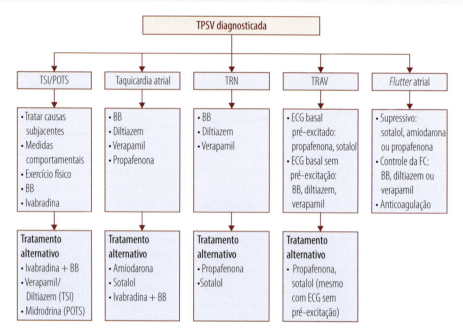

FIGURA 7.2. Manejo farmacológico crônico da TPSV. TPSV: taquicardia paroxística supraventricular, TSI: taquicardia sinusal inapropriada, POTS: síndrome postural ortostática taquicardizante, TRN: taquicardia por reentrada nodal, TRAV: taquicardia reentrante atrioventricular, BB: betabloqueador, FC: frequência cardíaca. Fonte: próprio autor.

Pergunta 3: Quando há indicação de ablação?

O tratamento de escolha para a maioria dos pacientes com TPSV é a ablação por cateter com RF. Houve significativa redução de hospitalizações relacionadas às arritmias[15] e melhora na qualidade de vida em pacientes sintomáticos submetidos à ablação.

A ablação tem alto índice de sucesso, com baixas taxas de recorrência, complicação e mortalidade nos pacientes com TPSV.[16] A ablação por RF é a mais usada. Contudo, em algumas situações, a crioablação pode ser utilizada.

As indicações de ablação por cateter estão esquematizadas na Figura 7.1.

Pergunta 4: Como reverter a TPSV em sua crise aguda?

A TPSV deve ser tratada idealmente em sala preparada para emergências cardiovasculares, com equipamento de ressuscitação cardíaca disponível. A realização do eletrocardiograma é imprescindível para o diagnóstico correto da arritmia, assim como para seu tratamento agudo correto e para o planejamento futuro, devendo ser negligenciada apenas frente à instabilidade hemodinâmica com indicação de reversão imediata. Mesmo nesses casos, ainda é desejável, desde que não prejudique a segurança do paciente.

Após a documentação da arritmia, ela deve ser classificada em taquicardia de QRS estreito (< 120 ms) ou largo (≥ 120 ms). Na presença de QRS largo, aplicam-se os algoritmos de diferenciação entre TPSV com aberrância e taquicardia ventricular, conforme abordado no Capítulo 6.

A etapa inicial do tratamento agudo de qualquer taquiarritmia requer sua imediata classificação, de acordo com a estabilidade hemodinâmica do paciente. Devemos avaliar a presença de hipotensão, de rebaixamento do nível de consciência e de confusão mental ou angina, que caracterizam instabilidade hemodinâmica e indicam que cardioversão elétrica deve ser realizada imediatamente.[12]

Nos pacientes com estabilidade hemodinâmica, a terapia de primeira linha consiste em aplicação de manobras vagais, que possuem efetividade de 19% a 54% na interrupção das TPSV.[17]

A manobra de Valsalva modificada – realizada com paciente recostado, que sopra uma seringa de 10 mL, deslocando seu êmbolo, sendo posteriormente deitado e tendo os membros inferiores erguidos – possui efetividade de 43% na reversão da TPSV, sendo de execução fácil e padronizada.[18]

Compressão do seio carotídeo é comumente empregada e deve ser evitada em pacientes com história de doença cerebrovascular ou presença de sopro carotídeo. A compressão deve ser realizada com paciente em decúbito dorsal, com a cabeça levemente estendida e virada contralateralmente ao seio carotídeo comprimido, sendo administrada compressão unilateralmente por 5 segundos. A manobra pode ser feita no seio carotídeo contralateral, caso não haja resposta.[4]

Outras manobras vagais, como tosse forçada, imersão da face em água gelada ou sua ingestão rápida, são raramente utilizadas atualmente em adultos. Isso vale, também, para a compressão de globo ocular, que, apesar de apresentar bons índices de reversão, expõe os pacientes a alguns riscos, como morbidade ocular.

Caso não ocorra reversão da arritmia com as manobras vagais, o próximo passo é a terapia farmacológica. A droga de escolha é a adenosina. A taxa de sucesso na interrupção de TPSV é superior a 90%,[19] sendo sua administração inadequada a principal causa de falha na cardioversão química. Antes da administração, o paciente deve ser avisado da sensação de desconforto (tipo "morte iminente"), que costumeiramente acompanha a infusão endovenosa da droga. Para resposta ótima, o paciente deve ter acesso venoso calibroso, sendo a droga administrada em bólus rápido, sem diluição, seguida de 15 mL a 20 mL de solução salina em bólus. A dose inicial é de 6 mg (uma ampola). Caso não haja resposta, pode-se aumentar a dose para 12 mg (duas ampolas) e, em seguida, para 18 mg (três ampolas).[12] O intervalo entre cada dose deve ser de, no mínimo, um minuto.

Dispneia transitória (ou hiperpneia) é o efeito colateral mais comum da adenosina, sendo rapidamente revertido. Fibrilação atrial é outra manifestação frequente após administração de adenosina, sendo normalmente autolimitada. Ocorre mais frequentemente em pacientes com TRAV do que naqueles com taquicardia por reentrada nodal. Pacientes com doença do nó sinusal podem apresentar depressão do nó sinusal com bradicardia transitória. Assistolia atrial ou períodos mais longos de BAVT são raros.[20] Embora broncoespasmo importante com adenosina seja raro, seu uso deve ser feito com cautela em pacientes com história de asma.

Na falha de reversão com adenosina, as drogas recomendadas são betabloqueadores ou bloqueadores de canal de cálcio não dihidropiridínicos. Metoprolol e esmolol são drogas seguras e frequentemente empregadas na TPSV.[21] O metoprolol deve ser administrado em bólus lento de 5 mg, podendo ser repetido a cada cinco minutos, até a dose total de 15 mg. Infusão contínua com esmolol é opção segura em pacientes com dúvidas quanto à tolerância ao betabloqueio, uma vez que a meia-vida curta do esmolol permite sua rápida eliminação em caso de efeitos indesejáveis, como broncoespasmo ou congestão pulmonar por depressão da função ventricular.

O verapamil ou o diltiazem endovenosos podem ser utilizados, pois possuem alta taxa de reversão (64% a 98%), mas apresentam risco de hipotensão.[19] A dose de verapamil é de 0,075 a 0,15 mg/kg/min (média de 5 mg a 10 mg) e a de diltiazem, de 0,25 mg/kg (média de 20 mg). Ambos devem ser infundidos lentamente, em dois minutos, e evitados em pacientes com disfunção ventricular, instabilidade hemodinâmica ou na presença de fibrilação atrial pré-excitada.

Quando essa sequência de tratamentos é ineficaz, o paciente com TPSV mantida deve ser submetido à cardioversão elétrica.[12] Em alguns casos, a amiodarona pode ser utilizada. As manobras vagais e os fármacos escolhidos atuam com objetivo terapêutico e diagnóstico da arritmia. A maneira de interrupção da arritmia e o bloqueio atrioventricular transitório podem evidenciar diagnósticos antes obscuros, que são importantes para o planejamento do tratamento definitivo do paciente. Dessa maneira, é recomendado que, ao administrar manobras ou drogas, se adquira sincronicamente um ECG, para documentar a interrupção da arritmia ou efeitos esclarecedores em seu diagnóstico.

Nos casos de fibrilação atrial pré-excitada, deve-se realizar cardioversão elétrica como primeira linha de tratamento.[12]

No *flutter* atrial, deve-se considerar o tempo de início (se menor ou maior que 48 horas), pensando no risco de formação de trombos, para determinar se a estratégia desejada será de controle de ritmo ou de frequência, à semelhança do manejo da fibrilação atrial. Uma vez optado pelo controle de ritmo, a cardioversão elétrica é o tratamento de escolha para reversão de *flutter* atrial. Em pacientes portadores de marcapasso ou desfibrilador, a estimulação atrial rápida pode ser utilizada para reversão de *flutter* atrial.[12]

A Figura 7.3 aborda o tratamento agudo da TPSV.

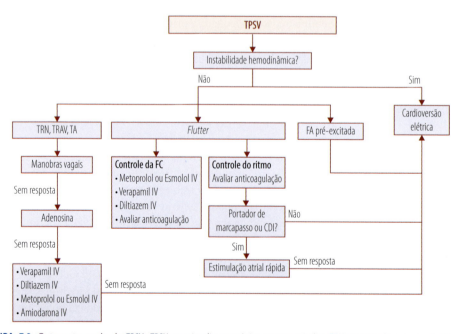

FIGURA 7.3. Tratamento agudo de TPSV. TPSV: taquicardia paroxística supraventricular; TRN: taquicardia por reentrada nodal; TRAV: taquicardia por reentrada atrioventricular; TA: taquicardia atrial; FA: fibrilação atrial; FC: frequência cardíaca; IV: intravenoso; CDI: cardiodesfibrilador implantável. Fonte: próprio autor.

Pergunta 5: Como conduzir a TPSV em situações especiais (gestantes)?

As alterações fisiológicas que ocorrem na gestação predispõem à TPSV mulheres que já tinham crises previamente e aquelas que possam vir a ter o primeiro episódio.[22] As arritmias são mais frequentes em gestantes com cardiopatias congênitas do que em gestantes sem cardiopatias. Nas mulheres que desejam engravidar e apresentam história de TPSV, deve-se considerar a ablação antes da gestação.[12]

Geralmente, a TPSV na gestação é benigna, bem tolerada e adequadamente responsiva ao tratamento.[23] Deve-se ter especial atenção ao binômio materno-fetal e considerar as alterações hemodinâmicas da arritmia e do tratamento na gestante e no feto, além de avaliar o momento da gestação e os possíveis efeitos no trabalho de parto e na amamentação.

A prevenção de TPSV tradicionalmente é feita com drogas antiarrítmicas. No entanto, em gestantes, deve-se reservar esse tratamento para casos sintomáticos ou com comprometimento hemodinâmico. Uma vez que se tenha optado por iniciar medicação, deve-se periodicamente reavaliar a dose e a necessidade de manter o tratamento, sempre individualizando as decisões e avaliando o risco-benefício.

Com relação ao uso de drogas antiarrítmicas em gestantes, deve-se estar atento ao risco de teratogenicidade, especialmente no primeiro trimestre, com crescimento e desenvolvimento fetal retardados e precipitação de contrações, além do risco pró-arrítmico. Durante o primeiro trimestre de gestação, todas as drogas antiarrítmicas devem ser evitadas, se possível.[12]

Em mulheres grávidas, betabloqueadores (exceto atenolol), verapamil e digoxina podem ser considerados para prevenção de TPSV em pacientes sem WPW.[24] No caso de grávidas com WPW, a propafenona e o sotalol devem ser considerados para prevenção de crises.[3] A amiodarona não é recomendada durante a gestação.[24]

Durante a crise de TPSV, pode ser feita manobra vagal e, em caso de insucesso, pode-se administrar adenosina durante todas as fases da gestação. A cardioversão elétrica pode ser feita. Ablação por cateter pode ser realizada em casos de refratariedade ou intolerância aos fármacos antiarrítmicos. Recomenda-se evitar ablação no primeiro trimestre e realizá-la sem uso de fluoroscopia, com auxílio de mapeamento eletroanatômico e em centros experientes.[25]

Pergunta 6: Cardioversão elétrica – Qual é a técnica adequada?

Em casos de cardioversão eletiva, o paciente deverá estar em jejum de 6 a 8 horas. Em situações de instabilidade hemodinâmica, a cardioversão passa a ser emergencial, dispensando-se o jejum. O paciente deve receber sedação e analgesia adequadas, de preferência com agentes que interfiram pouco nos parâmetros hemodinâmicos e na respiração, que tenham início de ação rápido e sejam de curta duração. São boas opções: propofol, etomidato e tiopental. Um opioide de ação rápida, como o fentanil, é comumente associado.[26] Midazolam e diazepam são alternativas, mas têm recuperação mais longa, podendo causar confusão mental e depressão respiratória.

Os agentes reversores, como flumazenil (para midazolam) e naloxona (para fentanil), devem estar acessíveis. O paciente deve estar monitorizado, com registro de frequência cardíaca, pressão arterial, saturação de oxigênio e derivação eletrocardiográfica. Deve ser oferecido suporte ventilatório, para assegurar uma boa saturação de oxigênio, e o material de intubação deve estar preparado.

É importante checar os níveis séricos dos eletrólitos (exceto nos casos emergenciais), principalmente potássio e magnésio, pois a hipocalemia e a hipomagnesemia, assim como a intoxicação digitálica, estão associadas ao aparecimento de arritmias ventriculares após o choque. Portanto, não deve ser feita a cardioversão eletiva nessas situações.[27]

A reversão da TPSV deve ser realizada de modo sincronizado, sempre confirmando se o aparelho reconheceu o QRS e se está fazendo a sincronização de modo adequado. Caso isso não esteja ocorrendo, uma opção é trocar a derivação de leitura do desfibrilador, para que ele sincronize corretamente.

O sucesso da cardioversão depende de alguns fatores: posição das pás, energia utilizada, onda de choque e impedância do tórax. As pás podem ser posicionadas em duas configurações: anterolateral ou anteroposterior. As placas adesivas são preferíveis, se possível. Na posição anterolateral, a pá anterior é colocada na região paraesternal direita, no terceiro espaço intercostal, e a pá lateral, na linha axilar média, no quarto ou quinto espaço intercostal esquerdo. Na posição anteroposterior, a pá (ou placa adesiva) anterior é posicionada à direita do esterno e a pá posterior, na região infraescapular esquerda. Para o sucesso da cardioversão, deve ser feita pressão adequada contra o tórax, além da correta utilização do gel condutor.[28]

Os desfibriladores podem utilizar ondas monofásicas ou bifásicas. As ondas bifásicas utilizam menor energia e são mais eficientes na reversão das arritmias. Portanto, devem ser preferidas. A maior impedância do tórax diminui a corrente elétrica que chega ao coração, tornando o choque menos eficaz em pacientes com enfisema e em pessoas obesas.

Caso o paciente seja portador de dispositivo cardíaco eletrônico implantável, como marcapasso, cardioversor-desfibrilador implantável ou ressincronizador cardíaco, não se devem posicionar as pás sobre a unidade geradora ou muito próximo a ela, preferindo-se a posição contralateral ou anteroposterior. A avaliação do dispositivo, se possível, deve ser feita antes e após a cardioversão.

No caso de gestantes, a cardioversão pode ser realizada em todas as fases da gestação, sendo segura e associada a baixo risco de arritmias fetais ou indução de trabalho de parto prematuro.[29] A carga recomendada é igual à da população geral e as pás devem estar afastadas do útero, de modo que a onda de choque se propague para longe do feto. Após a cardioversão, a frequência cardíaca fetal deve ser avaliada.

Referências Bibliográficas

1. Orejarena LA, Vidaillet H, DeStefano F, et al. Paroxysmal supraventricular tachycardia in the general population. J Am Coll Cardiol. 1998;31:150-7.
2. Chang S-H, Kuo C-F, Chou I-J, et al. Outcomes associated with paroxysmal supraventricular tachycardia during pregnancy. Circulation. 2017;135:616-618.
3. Page RL, Joglar JA, Caldwell MA, et al. 2015 ACC/AHA/HRS guideline for the management of adult patients with supraventricular tachycardia: executive summary: a report of the American College of Cardiology/American Heart Association Task Force on Clinical Practice Guidelines and the Heart Rhythm Society. J Am Coll Cardiol. 2016;67:1575-623.
4. Katritsis DG, Boriani G, Cosio FG, et al. European Heart Rhythm Association (EHRA) consensus document on the management of supraventricular arrhythmias, endorsed by Heart Rhythm Society (HRS), Asia-Pacific Heart Rhythm Society (APHRS), and Sociedad Latinoamericana de Estimulación Cardiaca y Electrofisiologia (SOLAECE). Eur Heart J. 2018;39:1442-5.

5. Skov MW, Rasmussen PV, Ghouse J, et al. Electrocardiographic preexcitation and risk of cardiovascular morbidity and mortality. Results from the Copenhagen ECG Study. Circ Arrhythm Electrophysiol. 2017;10:e004778.
6. Gallego P, Gonzalez AE, Sanchez-Recalde A, et al. Incidence and predictors of sudden cardiac arrest in adults with congenital heart defects repaired before adult life. Am J Cardiol. 2012;110:109-17.
7. Thavendiranathan P, Bagai A, Khoo C, Dorian P, Choudhry NK. Does this patient with palpitations have a cardiac arrhythmia? JAMA. 2009;302:2135-43.
8. D'Este D, Zoppo F, Bertaglia E, et al. Long-term outcome of patients with atrioventricular node reentrant tachycardia. Int J Cardiol. 2007;115:350-3.
9. Heidbüchel H, Panhuyzen-Goedkoop N, Corrado D, et al; Study Group on Sports Cardiology of the European Association for Cardiovascular Prevention and Rehabilitation. Recommendations for participation in leisure-time physical activity and competitive sports in patients with arrhythmias and potentially arrhythmogenic conditions Part I: supraventricular arrhythmias and pacemakers. Eur J Cardiovasc Prev Rehabil. 2006;13:475-84.
10. Olshansky B, Sullivan RM. Inappropriate sinus tachycardia. Europace. 2019;21:194-207.
11. Sheldon RS, Grubb BP, Olshansky B, et al. 2015 Heart Rhythm Society expert consensus statement on the diagnosis and treatment of postural tachycardia syndrome, inappropriate sinus tachycardia, and vasovagal syncope. Heart Rhythm 2015;12:e41-e63.
12. Brugada J, Katritsis DG, Arbelo E, et al, for the ESC Scientific Document Group. 2019 ESC Guidelines for the management of patients with supraventricular tachycardia. The Task Force for the management of patients with supraventricular tachycardia of the European Society of Cardiology (ESC). Eur Heart J. 2020;41:655-720.
13. Da Costa A, The´venin J, Roche F, et al. Results from the Loire-Ardèche-Drôme-Isère-Puy-de-Dôme (LADIP) trial on atrial flutter, a multicentric prospective randomized study comparing amiodarone and radiofrequency ablation after the first episode of symptomatic atrial flutter. Circulation. 2006;114:1676-81.
14. Chen YL, Lin YS, Wang HT, et al. Clinical outcomes of solitary atrial flutter patients using anticoagulation therapy: a national cohort study. Europace. 2019;21:313-21.
15. Katritsis DG, Zografos T, Katritsis GD, et al. Catheter ablation vs. antiarrhythmic drug therapy in patients with symptomatic atrioventricular nodal reentrant tachycardia: a randomized, controlled trial. Europace. 2017;19:602-6.
16. Holmqvist F, Kesek M, Englund A, et al. A decade of catheter ablation of cardiac arrhythmias in Sweden: ablation practices and outcomes. Eur Heart J. 2019;40:820-30.
17. Smith GD, Fry MM, Taylor D, et al. Effectiveness of the Valsalva Manoeuvre for reversion of supraventricular tachycardia. Cochrane Database Syst Rev. 2015;2:CD009502.
18. Appelboam A, Reuben A, Mann C, et al. Postural modification to the standard Valsalva manoeuvre for emergency treatment of supraventricular tachycardias (REVERT): a randomized controlled trial. Lancet. 2015;386:1747-53.
19. Delaney B, Loy J, Kelly A-M. The relative efficacy of adenosine versus verapamil for the treatment of stable paroxysmal supraventricular tachycardia in adults: a meta-analysis. Eur J Emerg Med. 2011;18:148-52.
20. Layland J, Carrick D, Lee M, Oldroyd K, Berry C. Adenosine: physiology, pharmacology,and clinical applications. JACC Cardiovasc Interv. 2014;7:581-91.
21. Brubaker S, Long B, Koyfman A. Alternative treatment options for atrioventricular-nodal-reentry tachycardia: an emergency medicine review. J Emerg Med. 2018;54:198-206.
22. Vaidya VR, Arora S, Patel N, et al. Burden of arrhythmia in pregnancy. Circulation 2017;135:619-21.
23. Silversides CK, Harris L, Haberer K, et al. Recurrence rates of arrhythmias during pregnancy in women with previous tachyarrhythmia and impact on fetal and neonatal outcomes. Am J Cardiol. 2006;97:1206-12.
24. Regitz-Zagrosek V, Roos-Hesselink JW, Bauersachs J, et al; ESC Scientific Document Group. 2018 ESC Guidelines for the management of cardiovascular diseases during pregnancy. Eur Heart J. 2018:39:3165-241.
25. Razminia M, Willoughby MC, Demo H, et al. Fluoroless catheter ablation of cardiac arrhythmias: a 5-year experience. Pacing Clin Electrophysiol. 2017;40:425-33.
26. Lewis SR, Nicholson A, Reed SS, et al. Anaesthetic and sedative agents used for electrical cardioversion. Cochrane Database Syst Rev. 2015:CD010824.
27. Gettes LS. Electrolyte abnormalities underlying lethal and ventricular arrhythmias. Circulation. 1992;85(1 Suppl):170-6.
28. Fumagalli, S, Boni, N, Padeletti, et al. Determinants of thoracic electrical impedance in external electrical cardioversion of atrial fibrillation. Am J Cardiol. 2006;98:82-7.
29. Moore JS, Teefey P, Rao K, et al. Maternal arrhythmia: a case report and review of the literature. Obstet Gynecol Surv. 2012;67:298-312.

ively # 8 Taquicardias ventriculares idiopáticas

Ricardo Ryoshim Kuniyoshi

Pontos relevantes

- São consideradas idiopáticas todas as arritmias ventriculares em paciente com coração estruturalmente normal. Geralmente são benignas e de bom prognóstico.
- As taquicardias ventriculares idiopáticas sustentadas são raras e geralmente se apresentam associadas a extrassístoles ventriculares de mesma morfologia, sendo essas bem mais frequentes e, consequentemente, mais relevantes na prática clínica.
- As arritmias ventriculares idiopáticas são geralmente de origem focal. Seus mecanismos arritmogênicos mais comuns são a atividade deflagrada e o automatismo anormal.
- A análise morfológica das arritmias ventriculares idiopáticas no eletrocardiograma de 12 derivações é essencial na identificação do foco arritmogênico. Os focos são mais comuns nas vias de saída dos ventrículos direito e esquerdo, nos fascículos e nos músculos papilares do ventrículo esquerdo, próximo aos anéis valvares mitral e tricúspide ou nos músculos papilares e na banda moderadora do ventrículo direito.
- Além da história clínica e do exame físico, o ECG de 12 derivações, o ecocardiograma transtorácico e o teste ergométrico geralmente são suficientes para se excluir cardiopatia estrutural e confirmar o diagnóstico das arritmias ventriculares idiopáticas. Exames para avaliação de isquemia miocárdica e ressonância magnética devem ser solicitados em casos selecionados.
- O *holter* de 24 horas tem papel preponderante na determinação da carga da arritmia, sendo a presença de mais de 10 mil extrassístoles em 24 horas associada a maior probabilidade de desenvolvimento de taquicardiomiopatia.
- Muito raramente, as extrassístoles ventriculares idiopáticas podem induzir fibrilação ventricular e morte súbita. A identificação desses pacientes ainda é um desafio na prática clínica, sendo a presença de síncope o grande sinal de alerta.
- O tratamento das arritmias ventriculares idiopáticas vai depender da manifestação clínica e do prognóstico do paciente, desde nenhum tratamento específico até sua inibição ou eliminação definitiva por meio de antiarrítmicos ou ablação por cateter.
- Os betabloqueadores e os bloqueadores dos canais de cálcio (verapamil e diltiazem) são os fármacos de primeira escolha. Antiarrítmicos das classes IC e III são menos utilizados, em virtude dos possíveis efeitos colaterais (principalmente o risco de pró-arritmia).
- Em pacientes que apresentam fibrilação ventricular, o tratamento de escolha é o implante do cardioversor-desfibrilador implantável seguido de ablação por cateter.

Introdução

Arritmias ventriculares que ocorrem em paciente com coração sem cardiopatia estrutural são tradicionalmente definidas como idiopáticas. Essencialmente, são arritmias originadas de tecido miocárdico sadio, cujo mecanismo não está relacionado a uma cicatriz miocárdica. Daí sua maior prevalência em corações estruturalmente normais. Contudo, podem estar presentes também em pacientes com cardiopatia estrutural.[1] Desse modo, os mecanismos arritmogênicos mais comuns dessas arritmias são a atividade deflagrada ou o automatismo anormal. A reentrada elétrica é pouco usual e é geralmente encontrada apenas nas taquicardias ventriculares fasciculares.[1]

As arritmias ventriculares idiopáticas podem se manifestar como extrassístoles ventriculares (EV), taquicardia ventricular não sustentada (TVNS) e taquicardia ventricular sustentada (TVS). Estudos prévios demonstram que a incidência mais comum desse tipo de arritmia são as EV isoladas com ou sem TVNS, sendo baixa a incidência de TVS.[1]

Em teoria, focos arritmogênicos podem ocorrer a partir de qualquer lugar do coração. Porém, estudos clínicos demonstram que são mais prevalentes nas vias de saída dos ventrículos direito e esquerdo, nos fascículos e nos músculos papilares do ventrículo esquerdo (VE), próximo aos anéis valvares mitral e tricúspide ou nos músculos papilares e na banda moderadora do ventrículo direito (VD).[1]

O uso de mapeamentos eletrofisiológicos mais sofisticados possibilita maior acurácia na localização e na eliminação dos focos arritmogênicos por meio da ablação por cateter. Também é possível estimar a localização anatômica da arritmia pela análise prévia do eletrocardiograma (ECG) de 12 derivações.[2] Dessa maneira, é possível planejar antecipadamente a melhor estratégia de abordagem para a ablação.

Tradicionalmente, as arritmias ventriculares idiopáticas são diagnosticadas por meio da exclusão de cardiopatias estruturais pelo ECG de 12 derivações, pelo ecocardiograma transtorácico (ECO) e pelo teste ergométrico (TE). Em casos selecionados, exames de imagens não invasivos (p. ex., cintilografia miocárdica e angiotomografia de coronárias) ou invasivos (p. ex., cineangiocoronariografia) são realizados para descartar a presença de doença arterial coronariana clinicamente relevante. Ressalta-se que alterações estruturais mais sutis podem permanecer ocultas na investigação diagnóstica tradicional. Nesse sentido, a inclusão da ressonância magnética (RM) cardiovascular no arsenal diagnóstico tem contribuído com maior capacidade na detecção de lesões miocárdicas. Desse modo, o diagnóstico das arritmias ventriculares idiopáticas tem sofrido uma redução significativa nos últimos anos.[3] O *holter* de 24 horas também tem papel importante na avaliação clínica das arritmias ventriculares, uma vez que é possível avaliar o número de focos arritmogênicos por meio da análise morfológica das EV, bem como a densidade das arritmias, em 24 horas. Essa é uma informação importante, pois, quanto maior a carga de arritmias, maior o risco no desenvolvimento de taquicardiomiopatia.

Essencialmente, a importância da distinção entre as arritmias ventriculares idiopáticas e aquelas com presença de cardiopatia estrutural baseia-se no fato de que a segunda se associa ao risco aumentado de morte súbita cardíaca (MSC). Portanto, é senso comum considerar que, para toda arritmia ventricular idiopática, por seguir um curso benigno, o tratamento se fundamenta apenas na remissão dos sintomas e melhora da qualidade de vida do paciente. Porém, em situações mais raras, é fato que as arritmias ventriculares idiopáticas podem evoluir mal, resultando em disfunção ventricular e insuficiência cardíaca (IC) ou sendo responsáveis pela indução de fibrilação ventricular (FV) e MSC. Com efeito, a identificação dos raros casos de pacientes com arritmias ventriculares idiopáticas que evoluirão com MSC é ainda um grande desafio ao cardiologista e ao eletrofisiologista.

Finalmente, o tratamento das arritmias ventriculares idiopáticas vai depender da manifestação clínica e do prognóstico do paciente, desde nenhum tratamento específico até inibição ou definitiva eliminação do foco arritmogênico por meio de antiarrítmicos ou ablação por cateter. O tratamento de pacientes que evoluem com taquicardiomiopatia ou FV idiopática é obrigatório, sendo a ablação por cateter a opção mais eficaz, associada ao cardioversor-desfibrilador implantável (CDI) nos casos de alto risco para MSC.

Pelo fato de as TV idiopáticas serem de baixa incidência na prática clínica, abordaremos também, neste capítulo, o manejo e tratamento de EV e TVNS.

Pergunta 1: Quais são os mecanismos das arritmias ventriculares idiopáticas?

O mecanismo arritmogênico mais provável das arritmias ventriculares de via de saída ventricular é a atividade deflagrada. Estudos prévios demonstram que o aumento da concentração do cálcio intracelular mediado pelo AMP cíclico resulta no desencadeamento da atividade deflagrada por pós-despolarização tardia. Desse modo, essas arritmias são induzidas por ação de catecolaminas e inibidas pela ação da adenosina, de betabloqueadores ou de bloqueadores dos canais de cálcio.[1,4]

Como dito anteriormente, o principal mecanismo da TV fascicular do VE, também chamada de verapamil sensível, é a reentrada. Postula-se que a reentrada ocorra por um circuito composto de uma condução anterógrada lenta, localizada no tecido da região septal ventricular esquerda, e de uma condução retrógrada rápida, pela rede de Purkinje. Já nos casos das EV fasciculares de VE, embora pouco estudadas, o mecanismo mais provável é automatismo anormal ou atividade deflagrada.[1,5]

Já as arritmias ventriculares dos músculos papilares são, em geral, sensíveis a catecolaminas e não induzíveis pela estimulação cardíaca programada. Nas taquicardias sustentadas, não é possível realizar seu encarrilhamento. Por esses motivos, as arritmias ventriculares dos músculos papilares são tipicamente de natureza focal, cujo provável mecanismo é a atividade deflagrada ou o automatismo anormal.[1]

Pergunta 2: Qual é a incidência das extrassístoles e da taquicardia ventricular em pacientes com coração normal?

Estima-se que cerca de 75% da população geral sadia apresente EV, sendo a grande maioria com menos de 100 EV em 24 horas. Dos pacientes que apresentam TV, cerca de 10% compõem o subgrupo de pacientes sem cardiopatia estrutural, sendo mais comuns as TV provenientes da via de saída ventricular, seguidas das fasciculares (10% a 20%) e, mais raramente, das originadas nos músculos papilares (5% a 12%).[1,6]

Pergunta 3: É possível identificar os diversos tipos de arritmias ventriculares idiopáticas pela simples análise eletrocardiográfica?

As arritmias ventriculares idiopáticas são classificadas de acordo com sua origem anatômica (Quadro 8.1) e, pelo fato de serem arritmias de corações sem doença estrutural, sua localização pode ser estimada com razoável acurácia por meio da análise do ECG 12 derivações.

Quadro 8.1	Classificação das arritmias ventriculares idiopáticas de acordo com a localização anatômica
Via de saída ventricular	
• VSVD • VSVE	
Fasciculares do VE	
• Fascicular posterior esquerda • Fascicular anterior esquerda • Fascicular septal	
Músculos papilares do VE	
• Músculo papilar posteromedial • Músculo papilar anterolateral	
Anel valvar	
• Anel mitral • Anel tricúspide	
Banda moderadora e músculos papilares do VD	
Crux cordis	

VSVD: via de saída do ventrículo direito; VSVE: via de saída do ventrículo esquerdo; VE: ventrículo esquerdo; VD: ventrículo direito. Fonte: próprio autor.

As arritmias ventriculares da via de saída dos ventrículos apresentam eixo frontal voltado para baixo, com ondas R amplas nas derivações inferiores. Aquelas com morfologia de bloqueio do ramo esquerdo (BRE) e transição precordial (primeira derivação com onda R predominante) ≥ V4 são provenientes da via de saída do ventrículo direito (VSVD), enquanto aquelas com morfologia de BRE e transição precordial em V1-V2 ou com morfologia de bloqueio de ramo direito (BRD) são da via de saída do ventrículo esquerdo (VSVE). Já as arritmias vindas da via de saída ventricular com morfologia de BRE e transição precordial em V3 indica serem provenientes da região septal, que pode ser tanto do ventrículo direito (VD) quanto do ventrículo esquerdo (VE). Um interessante padrão eletrocardiográfico denominado "padrão interrupto em V2" indica arritmias de uma região anatômica específica da via de saída ventricular. O padrão interrupto (*pattern break*) em V2 é definido como a perda abrupta da amplitude da onda R em V2 com relação às derivações V1 e V3. Esse fenômeno ocorre quando uma arritmia é oriunda de uma região anatômica próxima à derivação V2. Os casos de EV com morfologia de BRD sugerem focos vindos da região do *Summit* do VE (Figura 8.1). Por outro lado, nos casos de TV/EV com morfologia de BRE, o foco arritmogênico também pode vir da parede anterior da VSVD.[2,7]

Capítulo 8 – Taquicardias ventriculares idiopáticas

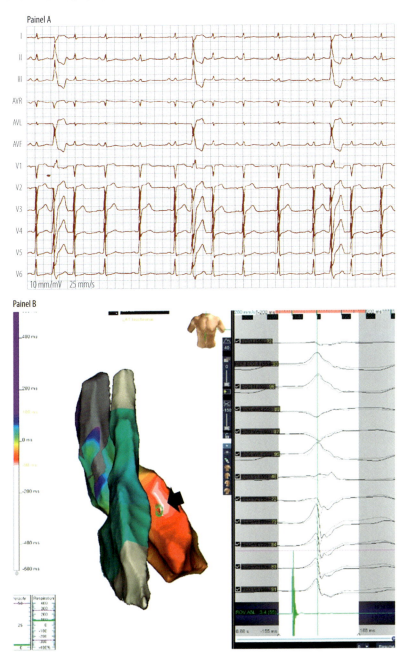

FIGURA 8.1. Paciente com extrassístole ventricular de via de saída ventricular **(A)** com padrão interrupto em V2 (abrupta perda da amplitude da onda R em V2 com relação às derivações V1 e V3). Esse padrão eletrocardiográfico sugeria foco arritmogênico na região do *summit* do ventrículo esquerdo (VE), uma vez que a morfologia em V1 é de bloqueio de ramo direito. Mapeamento eletroanatômico e local da eliminação da arritmia **(B)** durante ablação por radiofrequência (seta), confirmando a região do *summit* de VE. Utilizou-se cateter de ablação irrigado com sensor de contato via retroaórtica e com bainha longa para melhor estabilidade de contato com o tecido, o que demonstra maior complexidade do procedimento que foi previamente identificado pela simples análise do ECG. Fonte: próprio autor.

As arritmias com eixo frontal voltado para cima (QRS negativo em II e III) com morfologia de BRD são provenientes do VE, vindo do anel mitral inferior, nos casos em que há concordância predominantemente positiva nas derivações precordiais (R/S > 1 em V6), pois ocorrem na região da base do VE, e do fascículo posterior ou do músculo papilar posteromedial do VE, quando a transição precordial é mais precoce (R/S < V5), pois são focos provenientes de uma região intermediária entre a ponta e a base do VE. Nesse mesmo sentido, aquelas com padrão de BRE com eixo para cima sugerem focos arritmogênicos na banda moderadora do VD, nos casos de transição precordial tardia (≥ V4), ou na região da *crux cordis*, nos casos de transição precordial mais precoce. Já as arritmias com padrão de BRD com eixo para baixo podem ser provenientes do fascículo anterior ou do músculo papilar anterolateral do VE, nos casos de transição precordial mais precoce (R/S < 1 em V6), ou do anel mitral anterior ou anterolateral, nos casos de concordância predominantemente positiva nas derivações precordiais (R/S > 1 em V6). Ressalta-se que os focos arritmogênicos provenientes do anel tricúspide e da região para-hissiana (regiões abaixo das estruturas da via de saída) possuem características peculiares que podem ser analisadas na derivação aVL. Isso decorre do fato de a aVL, além de ser uma derivação esquerda, ser também uma derivação superior, que apresenta, assim, um padrão mais positivo nas arritmias das regiões para-hissianas e do anel tricúspide superior, uma vez que estão localizadas mais inferiormente e à direita da linha média do coração.[2,7]

Finalmente a discordância nas derivações II e III também denota focos em estruturas anatômicas logo abaixo da via de saída ventricular: quando positivo em II e negativo em III, sugere arritmia da região para-hissiana ou da banda moderadora; se negativo em II e positivo em III, pode ocorrer no músculo papilar anterolateral ou no anel mitral lateral.[2,7]

Como vimos, a análise minuciosa do ECG de 12 derivações traz importantes informações sobre as arritmias ventriculares idiopáticas e permite estimar com certa precisão a localização anatômica da arritmia. Nesse sentido, o posicionamento correto dos eletrodos é passo importante para a interpretação eletrocardiográfica. Isso é particularmente relevante nas derivações precordiais em que não é incomum o posicionamento incorreto dos eletrodos e, sobretudo no caso das arritmias ventriculares idiopáticas da via de saída ventricular, podendo interferir na localização correta do foco arritmogênico (Figura 8.2).[8]

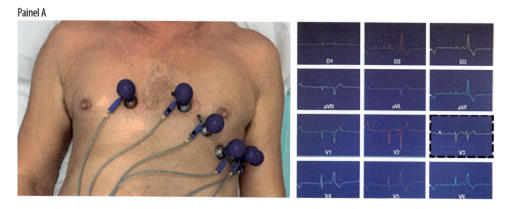

Painel A

FIGURA 8.2. Paciente de 67 anos com arritmia ventricular idiopática. posicionamento das derivações precordiais e ECG de 12 derivações mostrando extrassístole ventricular (EV) com eixo inferior e bloqueio de ramo esquerdo com transição precordial em V4 **(A)** sugerindo um foco arritmogênico vindo da via de saída do ventrículo direito (VSVD). (Continua)

Capítulo 8 – Taquicardias ventriculares idiopáticas

Painel B

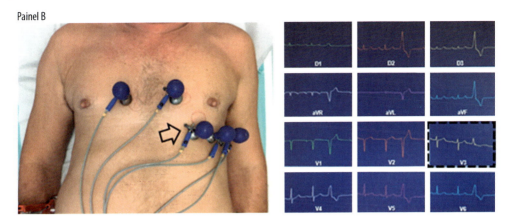

FIGURA 8.2. (Continuação) Posicionamento incorreto **(B)** de V3 (seta), com transição precordial agora em V3, o que poderia sugerir uma arritmia vinda da região septal do ventrículo esquerdo. Esse paciente foi submetido a ablação com mapeamento realizado apenas no ventrículo direito, onde as EV foram eliminadas na parede posterior da VSVD. Fonte: próprio autor.

Pergunta 4: Quais são as possíveis apresentações clínicas das arritmias ventriculares idiopáticas?

A TVS idiopática é usualmente desencadeada durante o esforço físico e raramente é assintomática (Figura 8.3). Como ocorre em coração estruturalmente normal, quase sempre é bem tolerada e tem como queixa principal é a palpitação taquicárdica.[9]

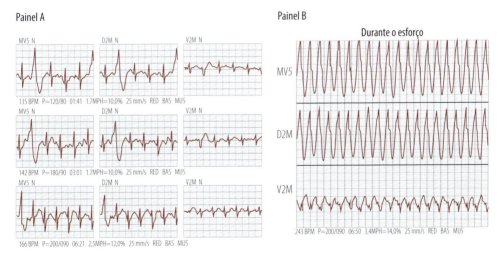

FIGURA 8.3. Exemplo clássico de taquicardia ventricular (TV) idiopática desencadeada pelo esforço físico. Paciente feminina, 39 anos de idade, com queixas de palpitações taquicárdicas. O ecocardiograma era normal. Extrassístoles ventriculares isoladas no início de teste ergométrico **(A)** e desencadeamento de TV sustentada **(B)**. O tratamento consistiu em ablação por cateter com eliminação definitiva da arritmia. Fonte: próprio autor.

De modo geral, as EV podem cursar assintomáticas ou apresentar sintomas leves, como palpitações extrassistólicas. Em alguns casos, os sintomas podem ser importantes, em função da pausa compensatória e do batimento hipercontrátil após extrassístoles. Isso ocorre porque a pausa após a extrassístole permite mais tempo para a captação de cálcio pela célula miocárdica, resultando no aumento da intensidade da contração ventricular do batimento sinusal pós-EV. Vertigem e sintomas pré-sincopais também podem ocorrer e geralmente se devem à abrupta redução da frequência de pulso, já que a EV pode produzir batimentos hemodinamicamente menos efetivos. A contração simultânea de átrios e ventrículos durante a EV também pode resultar em ondas A em canhão no pescoço.[9]

Quadro de IC pode ocorrer, em virtude da taquicardiomiopatia, e a presença de síncopes é um sinal de alerta, que requer imediata investigação, pois pode indicar FV idiopáticas induzidas por extrassístoles ventriculares.[9]

Pergunta 5: Como realizar o diagnóstico e a estratificação de risco das arritmias ventriculares idiopáticas?

O diagnóstico das arritmias ventriculares idiopáticas é definido pela exclusão da presença de cardiopatias estruturais. Isso é realizado por meio de avaliação clínica criteriosa, que inclui anamnese, exame físico e exames subsidiários: ECG de repouso, ECO, *holter* de 24 horas e TE.[9]

A história clínica pessoal e a história familiar são importantes na investigação para se descartar cardiopatia estrutural ou elétrica, sendo mais importantes a coronariopatia com ou sem infarto do miocárdio prévio, a cardiopatia chagásica, as valvopatias, a cardiomiopatia hipertrófica ou arritmogênica do VD e as canalopatias. Doenças em outros órgãos também devem ser investigadas, como endocrinopatias, sarcoidose e apneia do sono. Finalmente, o uso de estimulantes, bebidas energéticas e drogas ilícitas pode relacionar-se à piora das arritmias ventriculares.[9]

A correlação dos sintomas com a presença da arritmia ventricular pode ser avaliada durante a realização de ECG, *holter* e TE. Análise criteriosa de ECG e ECO, associada à história clínica e ao exame físico, em geral é suficiente para se descartar a presença de cardiopatias estruturais.[9] A RM permite maior acurácia na investigação e deve ser solicitada em casos específicos, quando há suspeita de cardiopatia estrutural observada na história clínica, no ECG de superfície ou pela presença de EV polimórficas e quando outros exames subsidiários não forem capazes de definir o diagnóstico.[3]

O prognóstico das arritmias ventriculares idiopáticas é bom na grande maioria dos casos. Porém, estudos populacionais demonstraram que a presença de EV é fator de risco independente para coronariopatia, acidente vascular cerebral e MSC. Não se sabe, entretanto, se essas arritmias são causadores diretos ou apenas marcadores de maior risco desses eventos. Em sentido inverso, duas situações distintas devem ser sempre consideradas na avaliação desses pacientes e são consequências diretas das arritmias ventriculares: taquicardiomiopatia e FV. A importância do correto reconhecimento dessas duas entidades clínicas reside no fato de que, apesar de pior prognóstico, o tratamento adequado das arritmias ventriculares pode reverter totalmente o curso da doença.

Taquicardiomiopatia

EV frequentes ou TV incessantes podem ocasionar remodelamento ventricular e cardiomiopatia dilatada, que pode ser reversível após a eliminação da arritmia. A fisiopatologia da taquicardiomiopatia ainda não está bem esclarecida. Inicialmente, foi descrita em pacientes com taquiarritmias supraventriculares sustentadas com frequência cardíaca elevada. No caso das EV, acredita-se que a dissincronia ventricular, ocasionada pelo batimento ectópico, e a irregularidade dos batimentos cardíacos, ocorrendo de maneira muito frequente ou até mesmo incessante, sejam os mecanismos principais.[10]

Um interessante estudo realizado por Wijnmaalen et al.[11] demonstrou que, por meio de *strain* cardíaco 2D radial, longitudinal e circunferencial, foi possível detectar a disfunção ventricular em fase inicial nos pacientes que apresentavam EV frequentes (densidade > 5%/24h) e avaliação ecocardiográfica normal. Ademais, essas alterações foram corrigidas após eliminação da arritmia pela ablação por cateter.

Felizmente, a maioria dos pacientes com arritmia ventricular idiopática não evolui para taquicardiomiopatia. A densidade das EV é fator preponderante no desenvolvimento da disfunção ventricular. De fato, quanto maior a quantidade de EV, maior a possibilidade do desenvolvimento de taquicardiomiopatia. Não existe, porém, uma definição clara quanto ao número mínimo de EV em que o paciente desenvolverá a taquicardiomiopatia. Acredita-se que pacientes que apresentam > 10.000 EV em 24 horas são mais propensos a desenvolver taquicardiomiopatia.[12]

Uma característica importante dessa entidade é que o tratamento com eliminação definitiva ou diminuição importante das arritmias ventriculares (80% de redução, que tem sido utilizado como critério de sucesso na ablação por cateter)[13] possibilita remodelamento reverso ventricular e recuperação parcial ou completa da cardiomiopatia. Nesse sentido, a ablação por cateter parece ser opção de primeira escolha, uma vez que se demonstrou superior ao tratamento farmacológico.[14]

Fibrilação ventricular induzida por extrassístoles ventriculares

A FV idiopática ou induzida por EV é entidade extremamente rara. Estima-se que seja responsável por 5% de todas as causas de MSC ressuscitada. Essencialmente, qualquer tipo de EV em pacientes sem cardiopatia estrutural pode desencadear FV. Porém, essas EV mais frequentemente se originam do sistema His-Purkinje. Também já foram relatadas EV provenientes da VSVD, da VSVE, dos músculos papilares e da banda moderadora desencadeando FV.[9,15]

O mecanismo dessa temível entidade clínica ainda é desconhecido. A identificação e a estratificação de risco dos pacientes permanecem um grande desafio ao cardiologista e ao eletrofisiologista. A presença de síncope nesses pacientes é o grande sinal de alerta.[16] Presença de EV com acoplamento curto também parece ser indicativo de maior probabilidade de malignidade,[17] embora experiência de nosso grupo tenha demonstrado paciente com EV da VSVD com intervalo de acoplamento longo induzindo taquicardia ventricular polimórfica e fibrilação ventricular (Figura 8.4).

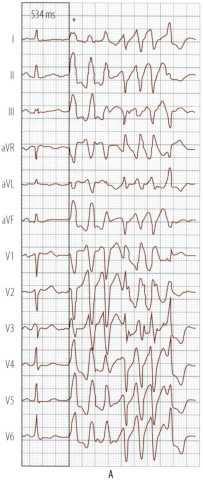

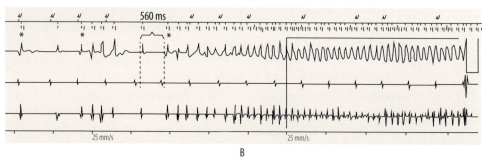

FIGURA 8.4. Paciente masculino, 56 anos de idade, com coração sem cardiopatia estrutural (ecocardiograma e ressonância magnética normais) e extrassístoles ventriculares da via de saída do ventrículo direito (asteriscos), o que induzia a taquicardia ventricular (TV) polimórfica **(A)** e fibrilação ventricular (FV) **(B)**. Note o longo intervalo de acoplamento da extrassístole ventricular. Esse paciente foi submetido a ablação por cateter e, desde então, não apresentou novos eventos de TV/FV. Fonte: próprio autor.

O tratamento de escolha é o implante do CDI, mesmo naqueles pacientes submetidos a ablação por cateter, uma vez que existe a possibilidade de recorrência da arritmia. De fato, estudo multicêntrico envolvendo 38 pacientes demonstrou 18% de recorrência das EV após ablação por cateter em 5 anos. A realização de uma nova ablação foi bem-sucedida na maioria desses casos.[17]

Pergunta 6: Como tratar as arritmias ventriculares idiopáticas?

Casos assintomáticos e de baixo risco não requerem terapêutica específica. Nos demais casos, pode-se optar pelo tratamento farmacológico ou pela ablação por cateter.

Tratamento farmacológico

Os antiarrítmicos de primeira escolha nas arritmias ventriculares idiopáticas são os betabloqueadores e os bloqueadores dos canais de cálcio (diltiazem ou verapamil).[9] Os betabloqueadores são inicialmente indicados para as arritmias da via de saída ventricular e dos músculos papilares, enquanto os bloqueadores dos canais de cálcio, particularmente o verapamil, são indicados para as arritmias fasciculares do VE. Apesar de serem preconizados como primeira linha no tratamento dessas arritmias, principalmente pelo baixo risco de efeitos colaterais e eventos adversos, esses fármacos costumam apresentar baixo índice de sucesso no controle clínico, seja na supressão dos sintomas, seja na redução da carga das arritmias.[9,12] Nesse sentido, outros fármacos antiarrítmicos das classes IC e III, como propafenona, sotalol e amiodarona, também podem ser indicados, muitas vezes com melhor eficácia na supressão das arritmias. Deve-se avaliar, porém, o benefício *versus* o risco clínico no uso a longo prazo de fármacos antiarrítmicos das classes I e III, sabidamente pró-arrítmicos, em pacientes que possuem coração estruturalmente normal e bom prognóstico. Desse modo, tem-se reservado a utilização desses fármacos nos casos de insucesso ou impossibilidade da ablação por cateter.[12]

Finalmente, ressalta-se que, nas arritmias ventriculares indutoras de FV, o tratamento de escolha é o implante do CDI, seguido da eliminação dos focos arritmogênicos por meio da ablação por cateter. O uso de antiarrítmicos, nesses casos, pode ser coadjuvante para pacientes com insucesso na ablação e para redução de terapias de choques pelo CDI.

Ablação por cateter

A ablação por cateter é uma opção atraente e, muitas vezes, é uma solução definitiva no tratamento das arritmias ventriculares idiopáticas. O fato de as EV/TV serem focais e ocorrerem, na maioria dos casos, em coração sem doença estrutural, associado aos recentes avanços nas técnicas de mapeamento eletrofisiológico e ao surgimento de cateteres mais eficazes para formação de lesão miocárdica terapêutica, permitiu maior eficácia e menor risco de complicações na eliminação definitiva dessas arritmias.[9,12]

Conforme dito anteriormente, após o implante do CDI, a ablação por cateter é o tratamento de escolha para as arritmias indutoras de FV, proporcionando redução significativa ou até eliminação da recorrência da FV, prevenindo naturalmente disparos de choques pelo CDI e garantindo melhora da qualidade de vida do paciente.[12,15-17]

Nas arritmias ventriculares de via de saída ventricular que estejam sintomáticas e sem controle farmacológico e/ou que evoluam com sinais de remodelamento ventricular, a ablação por cateter é boa opção de tratamento, pois tem alto índice de sucesso, com baixos riscos de complicações.[11,12] Ressalta-se que a via de saída ventricular é uma região complexa, com inúmeras estruturas anatômicas distintas intimamente relacionadas entre si.[7] Nesse sentido, a análise minuciosa prévia do ECG de 12 derivações, que permite estimar a localização do foco arritmogênico, é passo importante no preparo do paciente para ablação.[2,7,12] Exemplificando, paciente com foco arritmogênico na VSVD (Figura 8.5) necessitará de uma abordagem bem mais simples que outro com provável foco na região do *summit* do VE, em que se faz necessário o acesso arterial, o uso de cateter irrigado com sensor de contato e, às vezes, o uso de bainhas longas para sua melhor estabilização, além da eventual necessidade de realização de coronariografia para avaliar os riscos de danos colaterais durante a aplicação da radiofrequência (Figura 8.1). De fato, os focos arritmogênicos provenientes do *summit* do VE podem ser desafiadores, com menor índice de sucesso da ablação nesse subgrupo de pacientes, sendo muitas vezes necessária a realização de mais de 1 procedimento.[7,12]

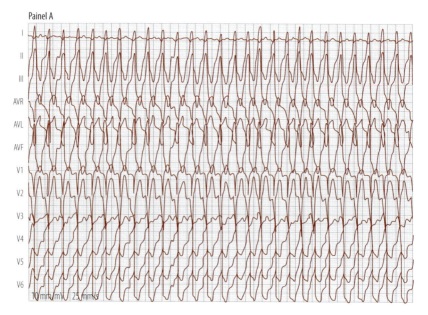

FIGURA 8.5. Paciente masculino, 40 anos de idade, com quadro de palpitações taquicárdicas ao esforço. Ecocardiograma e ressonância magnética cardiovascular normais, *holter* 24 horas com 22% de extrassístoles/taquicardias ventriculares. Encaminhado para ablação por cateter. A análise prévia do ECG durante a taquicardia **(A)** permitiu estimar que o foco arritmogênico se localizava na via de saída do ventrículo direito (VSVD) (eixo para baixo, morfologia de bloqueio do ramo esquerdo com transição precordial em V4). (Continua)

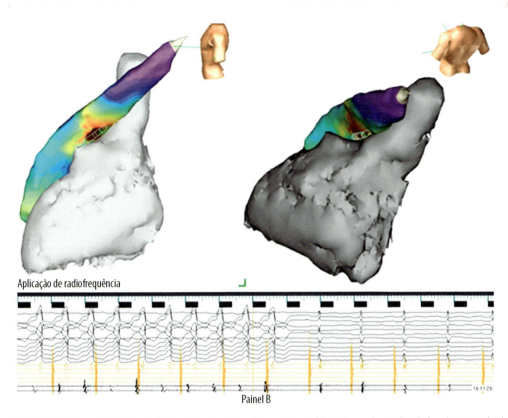

FIGURA 8.5. (Continuação). O cateter de ablação **(B)** está posicionado na região septal da VSVD e a aplicação de radiofrequência nesse local eliminou a arritmia. Fonte: próprio autor.

Outra situação com maior dificuldade técnica para ablação envolve as arritmias ventriculares com origem nos músculos papilares e na banda moderadora. Essas estruturas anatômicas são tridimensionais dentro da cavidade ventricular (alguns autores as denominam como estruturas de quarta dimensão).[18] O desafio técnico é posicionar e estabilizar a ponta do cateter sobre essa estrutura anatômica em constante movimento para uma aplicação de radiofrequência eficaz. A visibilização direta dessas estruturas durante o procedimento é essencial para maior índice de sucesso. Nesse sentido, o uso do ECO intracardíaco torna-se essencial durante o procedimento cujo alvo da ablação são os músculos papilares ou a banda moderadora, pois a visibilização direta dessas estruturas não é possível no mapeamento eletroanatômico e na fluoroscopia.[19,20] Finalmente, devido à complexidade técnica acima referida, Yamada et al. destacaram o alto índice de recorrência (58%) após a primeira ablação e a necessidade de realização de um segundo procedimento para o adequado controle dessas arritmias.[21]

Referências Bibliográficas

1. Yamada T. Idiopathic ventricular arrhythmias: Relevance to the anatomy, diagnosis and treatment. J Cardiol. 2016;68(6):463-71.
2. Enriquez A, Baranchuk A, Briceno D, Saenz L, Garcia F. How to use the 12-lead ECG to predict the site of origin of idiopathic ventricular arrhythmias. Heart Rhythm 2019;16:1538-44.
3. Muser D, Santangeli P, Selvanayagam JB, Nucifora G. Role of Cardiac Magnetic Resonance Imaging in Patients with Idiopathic Ventricular Arrhythmias. Current Cardiology Reviews. 2019;15:12-23.
4. Grinberg R, Nascimento TA, Fenelon G. Mecanismos eletrofisiológicos das arritmias. In: Hachul DT, Kuniyoshi RR, Darrieux FCD. Tratado de arritmias cardíacas: fisiopatologia, diagnóstico e tratamento. São Paulo: Atheneu; 2019:29-40.
5. Sung R, Scheinman M. Spectrum of Fascicular Arrhythmias. Card Electrophysiol Clin. 2016;8:567-80.
6. Yamada T, Doppalapudi H, McElderry HT, Okada T, Murakami Y, Inden Y, et al. Idiopathic ventricular arrhythmias originating from the papillary muscles in the left ventricle: prevalence, electrocardiographic and electrophysiological characteristics, and results of the radiofrequency catheter ablation. J Cardiovasc Electrophysiol. 2010;21(1):62-9.
7. Kuniyoshi RR. Técnicas de ablação de extrassístoles ventriculares/taquicardias ventriculares da via de saída de VD/VE. In: Hachul DT, Kuniyoshi RR, Darrieux FCD. Tratado de arritmias cardíacas: fisiopatologia, diagnóstico e tratamento. São Paulo: Atheneu; 2019: 721-30.
8. Anter E, Frankel DS, Marchlinski FE, Dixit S. Effect of electrocardiographic lead placement on localization of outflow tract tachycardias. Heart Rhythm. 2012;9(5):697-703.
9. Luebbert J, Auberson D, Marchlinski F. Premature Ventricular Complexes in Apparently Normal Hearts. Card Electrophysiol Clin. 2016;8:503-14.
10. Simantirakis EN, Koutalas EP, Vardas PE. Arrhythmia-induced cardiomyopathies: the riddle of the chicken and the egg still unanswered? Europace. 2012;14(4):466-73.
11. Wijnmaalen AP, Delgado V, Schalij MJ, et al. Beneficial effects of catheter ablation on left ventricular and right ventricular function in patients with frequent premature ventricular contractions and preserved ejection fraction. Heart. 2010;96(16):1275-80.
12. Dukkipati SR, Choudry S, Koruth JS, Miller MA, Whang W, Reddy VY. Catheter Ablation of Ventricular Tachycardia in Structurally Normal Hearts: Indications, Strategies, and Outcomes – Part I. J Am Coll Cardiol. 2017;70:2909-23.
13. Mountantonakis SE, Frankel DS, Gerstenfeld EP, Dixit S, Lin D, Hutchinson MD, et al. Reversal of outflow tract ventricular premature depolarization-induced cardiomyopathy with ablation: effect of residual arrhythmia burden and preexisting cardiomyopathy on outcome. Heart Rhythm. 2011;8(10):1608-14.
14. Ling Z, Liu Z, Su L, et al. Radiofrequency ablation versus antiarrhythmic medication for treatment of ventricular premature beats from the right ventricular outflow tract: prospective randomized study. Circ Arrhythm Electrophysiol. 2014;7(2):237-43.
15. Haïssaguerre M, Shah DC, Jaïs P, Shoda M, Kautzner J, Arentz T, et al. Role of Purkinje conducting system in triggering of idiopathic ventricular fibrillation. Lancet. 2002;359(9307):677-8.
16. Noda T, Shimizu W, Taguchi A, Aiba T, Satomi K, Suyama K, et al. Malignant Entity of Idiopathic Ventricular Fibrillation and Polymorphic Ventricular Tachycardia Initiated by Premature Extrasystoles Originating From the Right Ventricular Outflow Tract. J Am Coll Cardiol. 2005;46:1288-94.
17. Knecht S, Sacher F, Wright M, Hocini M, Nogami A, Arentz T, et al. Long-Term Follow-Up of Idiopathic Ventricular Fibrillation Ablation A Multicenter Study. Am Coll Cardiol. 2009;54:522-8.
18. Madhavan M, Asirvatham SJ. The Fourth Dimension. Endocavitary Ventricular Tachycardia. Circ Arrhythm Electrophysiol. 2010;3:302-4.
19. Enriquez A, Supple GE, Marchlinski FE, Garcia FC. How to map and ablate papillary muscle ventricular arrhythmias. Heart Rhythm. 2017;14:1721-8.
20. Eitel C, Tilz RR. Do we need intracardiac echo to guide ablation of ventricular arrhythmias from the papillary muscles? Europace. 2017;19:1073-4.
21. Yamada T, Doppalapudi H, McElderry T, Okada T, Murakami Y, Inden Y, et al. Electrocardiographic and Electrophysiological Characteristics in Idiopathic Ventricular Arrhythmias Originating From the Papillary Muscles in the Left Ventricle Relevance for Catheter Ablation. Circ Arrhythm Electrophysiol. 2010;3:324-31.

9 Taquicardias ventriculares com doença estrutural

Cristiano Faria Pisani • Rodrigo Melo Kulchetscki • Maurício Ibrahim Scanavacca

Pontos relevantes

- Taquicardia Ventricular (TV) é definida como a presença de três ou mais batimentos de origem ventricular, com frequência acima de 100 bpm. Devido à origem ventricular, os batimentos apresentam-se no eletrocardiograma com complexo QRS alargado (> 110 ms), podendo ser monomórficos, polimórficos ou bidirecionais, associados ou não a alterações na repolarização ventricular.

- As taquicardias ventriculares podem ocorrer em corações estruturalmente normais, sendo chamadas de TV idiopáticas (via de saída de VD, de VE e TV fascicular), ou estar relacionadas a cicatrizes ventriculares. O mecanismo mais comum de TV associada à doença cardíaca estrutural é a reentrada, devido às cicatrizes observadas em diversas cardiopatias, como isquêmica, chagásica, arritmogênica do VD e/ou do VE, hipertrófica, congênita, principalmente após correção cirúrgica, e outras cardiopatias estruturais.

- As taquicardias ventriculares manifestam-se por palpitações taquicárdicas, síncopes ou pré-síncopes, agravamento de insuficiência cardíaca, ou por terapias de CDI nos pacientes com diagnóstico estabelecido. O exame físico revela frequência cardíaca elevada e o registro eletrocardiográfico, taquicardia com QRS alargado.

- O registro de eletrocardiograma de 12 derivações é fundamental para diagnóstico diferencial com relação às taquicardias supraventriculares com aberrância de condução e para programação do tratamento ideal. A investigação etiológica inclui realização de ecocardiograma para avaliar a presença e o tipo de cardiopatia estrutural, cineangiocoronariografia ou angiotomografia de coronárias para avaliar doença coronária e ressonância magnética do coração, com a técnica de realce tardio, para refinar o diagnóstico e estratificar o risco.

- O tratamento na sala de emergência baseia-se na reversão da arritmia. Pacientes com taquicardias hemodinamicamente instáveis, manifestadas por alterações no nível de consciência, síncope, hipotensão ou dor anginosa, devem ser rapidamente tratados com cardioversão elétrica ou desfibrilação. Se a arritmia for bem tolerada, deve-se primeiramente realizar eletrocardiograma de 12 derivações e, logo em seguida, buscar a reversão com infusão endovenosa de amiodarona (300 mg em bólus de 30 minutos) ou de lidocaína, ou considerar cardioversão elétrica inicial, pois os pacientes, muitas vezes, apresentam rápida deterioração hemodinâmica.

- Após reversão, deve-se realizar investigação etiológica, avaliando a presença de sinais de descompensação cardíaca, distúrbios hidreletrolíticos e isquemia miocárdica. Podem-se utilizar antiarrítmicos orais, como amiodarona, para prevenção de novos eventos arrítmicos, principalmente nos pacientes com cardiopatia estrutural, e realizar estratificação de risco de morte súbita nos pacientes que ainda não possuem cardiodesfibrilador implantável (CDI). Nos pacientes em uso de amiodarona, a realização de nova impregnação e/ou o aumento de dose podem ser úteis, mas, nesses casos, deve-se considerar a realização de ablação por cateter da taquicardia ventricular. Em pacientes com

CDI e taquicardias com FC inferior ao nível de detecção, o dispositivo pode ser reprogramado para permitir a reversão da taquicardia pelo próprio aparelho.

- Pacientes com queixas de disparos do CDI devem ter o dispositivo investigado, para verificar a ocorrência de choque ou de terapias antitaquicardia e, em caso afirmativo, se a terapia foi apropriada ou não.

Introdução

A apresentação clínica da taquicardia ventricular sustentada (TVS) é bastante variável e depende do estado hemodinâmico do paciente durante a taquicardia. Naqueles com quadro hemodinamicamente estável, o principal sintoma é palpitação na região precordial ou percepção de frequência cardíaca aumentada. Entretanto, alguns pacientes podem não apresentar sintomas.[1] Os pacientes com taquicardia ventricular menos rápida (FC < 120 bpm) e de longa duração podem procurar pronto-socorro com queixas de dispneia e descompensação cardíaca.[2] Já os pacientes com taquicardias ventriculares hemodinamicamente instáveis podem apresentar tontura, pré-síncope ou síncope acompanhadas ou não de palpitações e evoluir rapidamente para parada cardíaca ou morte súbita, podendo esta ser a manifestação inicial da taquicardia ventricular.[1] Nos portadores de cardiodesfibriladores implantáveis (CDI), as taquicardias ventriculares podem ser interrompidas pelo programa antitaquicardia com estimulação ventricular rápida, minimizando esses sintomas. Contudo, quando o modo cardioversão é ativado, os pacientes podem experimentar situações desconfortáveis, particularmente quando múltiplos choques são deflagrados devido a TVS recidivantes ou incessantes.

Fisiopatologia da taquicardia ventricular

A fisiopatologia da TV nos pacientes com cardiopatia estrutural consiste na substituição do tecido miocárdico normal por tecido fibroso ou cicatricial. Essa heterogeneidade na estrutura das fibras miocárdicas leva à condução ventricular não uniforme no tecido sobrevivente, alterando suas características eletrofisiológicas e criando áreas de ativação regional lenta, com bloqueios anatômicos e funcionais que promovem a reentrada.[3,4]

As fibras sobreviventes podem estar localizadas no subendocárdio, especialmente em pacientes com cardiopatia isquêmica, no subepicárdio ou na região intramiocárdica. Os circuitos de reentrada contêm um istmo protegido e a despolarização dessas células não é detectada no ECG de superfície, sendo os eletrogramas ali registrados considerados "atividades diastólicas". Ao encontrar a "saída" desse istmo, a frente de onda se propaga através do ventrículo, originando o complexo QRS. Para retornar à entrada do canal, a frente de onda se move através da borda ou da cicatriz. Esses circuitos podem ser endocárdicos, epicárdicos ou intramiocárdicos, bem como podem estar relacionados a barreiras anatômicas naturais (anel mitral). As cicatrizes, por não serem homogêneas, podem originar vários caminhos para reentrada, gerando múltiplas morfologias de TV em um mesmo paciente.

A causa mais comum de TV relacionada à cicatriz é o infarto prévio do miocárdio. Entretanto, outras doenças, como cardiopatia chagásica crônica, displasia arritmogênica do ventrículo direito, miocardite viral prévia, sarcoidose, miocardiopatia dilatada idiopática e sequelas da cirurgia para correção de cardiopatia congênita (especialmente Tetralogia de Fallot) ou cirurgia valvar, também estão frequentemente associadas ao aparecimento de TVS monomórfica. Em nosso meio, a TVS relacionada à doença de Chagas é a etiologia mais comum, sendo encontrada em até 50% dos casos. As principais causas de TV estão descritas no Quadro 9.1.

Capítulo 9 – Taquicardias ventriculares com doença estrutural

Quadro 9.1. Etiologia das taquicardias ventriculares

Etiologia	Mecanismo	Classificação
Coração Normal – Idiopáticas		
	Reentrada utilizando os fascículos do ramo E	Fascicular/Idiopática do VE – verapamil sensível
	Atividade deflagrada	Via de saída do VD – adenosina sensível
Secundárias		
Isquemia Miocárdica (Isquemia aguda)		TV Polimórfica
Hipocalemia	Atividade Deflagrada	TV Polimórfica
Infarto do Miocárdio (cicatriz preexistente)	Reentrada relacionada à cicatriz de IAM antigo	TV sustentada monomórfica
Miocardiopatia chagásica	Reentrada relacionada à cicatriz de doença de Chagas	TV sustentada monomórfica
Displasia arritmogênica do VD	Reentrada relacionada à cicatriz no VD	TV sustentada monomórfica
Distúrbios no sistema de condução (bloqueio de ramos)	Reentrada utilizando os ramos direito e esquerdo	TV por reentrada ramo a ramo
Cicatriz cirúrgica prévia (Ex.: pós--operatório de correção de Fallot)	Reentrada em área de cicatriz cirúrgica prévia	TV sustentada monomórfica
QT longo	Atividade deflagrada	*Torsade de pointes*
Síndrome de Brugada	Reentrada (?)	TV polimórfica
TV Catecolaminérgica	Automatismo por acúmulo de cálcio intracelular	TV bidirecional ou TV polimórfica

Fonte: próprio autor.

Pergunta 1: O que fazer diante de um paciente com taquicardia com intervalo QRS largo no ECG (Figura 9.1)?

Das taquicardias com intervalo QRS largo, a maioria corresponde a taquicardias ventriculares (80%) e a minoria se compõe de taquicardias supraventriculares com aberrância de condução (20%). Ainda mais raros são as taquicardias pré-excitadas ou os ritmos aberrantes em contexto de distúrbios eletrolíticos, acidobásicos ou associados a intoxicações medicamentosas. A probabilidade de TV é ainda maior (até 95%) em casos de infarto do miocárdio prévio ou em presença de disfunção ventricular.[5]

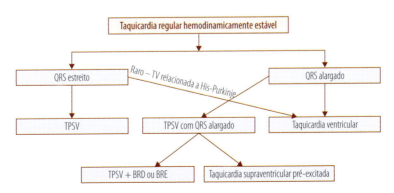

FIGURA 9.1. Diagnóstico das taquicardias paroxísticas com QRS estreito e alargado. TPSV: taquicardia paroxística supraventricular; BRD: bloqueio do ramo direito; BRE: bloqueio do ramo esquerdo. Fonte: próprio autor.

O método padrão-ouro para diagnóstico diferencial das taquicardias com QRS alargado é o estudo eletrofisiológico, mas alguns achados no eletrocardiograma convencional podem ser úteis. Intervalos QRS muito largos (> 140 ms para complexos com padrão de bloqueio de ramo direito ou > 160 ms para complexos com padrão de bloqueio de ramo esquerdo), ativação inicial lenta do complexo QRS, presença de dissociação atrioventricular, eixo elétrico muito desviado com relação ao ritmo sinusal e ausência de transição precordial do complexo QRS, entre outros, são sugestivos de TV.

A utilização de algoritmos para diagnóstico diferencial[6-9] pode ser útil, mas os algoritmos possuem sensibilidade e especificidade variáveis, além de muitos deles não terem sido validados em populações específicas (cardiopatias congênitas, taquicardias pré-excitadas e doença de Chagas) (Figuras 9.2 e 9.3). Em caso de dúvida, deve-se registrar ECG de 12 derivações para avaliação posterior por especialista e tratar o paciente como se a taquicardia com QRS largo fosse uma taquicardia ventricular, que é bem mais frequente.

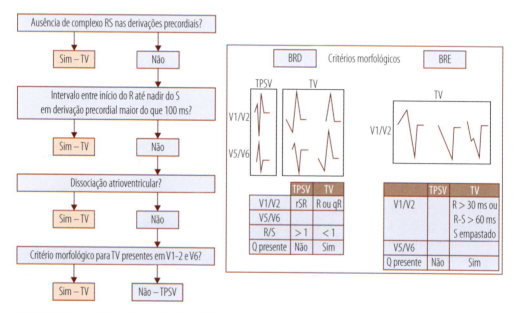

FIGURA 9.2. Algoritmo de Brugada para diagnóstico diferencial da taquicardia com QRS largo. TV: taquicardia ventricular; TPSV: taquicardia paroxística supraventricular; BRD: bloqueio do ramo direito; BRE: bloqueio do ramo esquerdo. Adaptada de: Brugada P, et al. Circulation. 1991;83(5):1649-59.

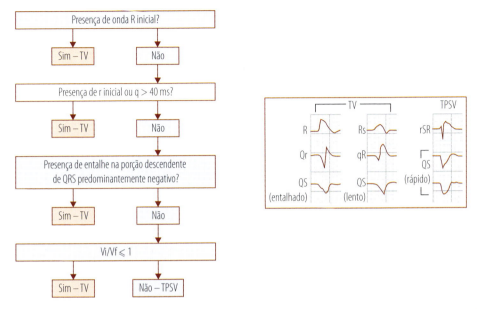

FIGURA 9.3. Algoritmo baseado na derivação aVR para diagnóstico diferencial da taquicardia com QRS largo. TV: taquicardia ventricular; TPSV: taquicardia supraventricular; Vi/Vf: variação de voltagem no traçado de ECG durante os 40 ms iniciais (Vi) e os 40 ms terminais (Vf) do mesmo complexo QRS. Fonte: Vereckei A., et al. New algorithm using only lead aVR for differential diagnosis of wide QRS complex tachycardia Heart Rhythm, 5 (2008), pp. 89-98.

Pergunta 2: Todo paciente atendido no pronto-socorro com taquicardia de QRS largo deve ser imediatamente submetido à cardioversão elétrica?

A opção pela cardioversão elétrica imediata deve ser guiada pelo quadro clínico do paciente, considerando seus sinais e seus sintomas.[10] Nos casos de instabilidade hemodinâmica, caracterizada por alteração do nível de consciência, hipotensão, síncope, ou dor precordial intensa, a taquicardia deve ser revertida o mais rapidamente possível, por meio de cardioversão elétrica. Entretanto, mesmo nessa situação, sempre que possível, enquanto o desfibrilador é preparado, deve-se realizar eletrocardiograma de 12 derivações, que será fundamental no diagnóstico diferencial após reversão da arritmia. Vale ressaltar que a presença de tolerância ou intolerância hemodinâmica não é útil para identificar o tipo de taquicardia, se ventricular ou supraventricular com aberrância, apenas define que, em vigência de instabilidade, o tratamento deve ser a cardioversão imediata. Nos casos de estabilidade hemodinâmica, deve-se optar pelo tratamento farmacológico. Amiodarona e lidocaína são as drogas disponíveis em nosso meio (Quadro 9.2) O diagnóstico adequado da arritmia é importante para o manejo subsequente do paciente, a fim de oferecer a terapia mais adequada: implante de CDI em casos de TV com alto risco de morte súbita ou tratamento medicamentoso ou ablativo, principalmente em casos de taquicardias supraventriculares, nas quais a ablação tem efeito curativo.

Quadro 9.2	Tratamento agudo da TV sustentada		
Droga	Dose de ataque	Observações	Efeitos adversos
Amiodarona	300 mg EV em 30 minutos (ampola = 150 mg)	Taxa de reversão entre 30% e 50%	Hipotensão arterial, bradicardia sinusal e *torsade de pointes* (raro)
Lidocaína (2%)	1 mg/kg IV – infusão rápida	Taxa de reversão é baixa (20% a 30%), mas é útil por seu efeito ser rápido e por não provocar distúrbio hemodinâmico	Neuropatia
Cardioversão elétrica	Choque 200 J a 360 J (monofásico) ou 100 J a 200 J (bifásico) sincronizado após sedação	Alto índice de reversão	Requer sedação e jejum

EV: endovenoso; IV: intravenoso. Fonte: próprio autor.

Pergunta 3: Qual é o passo seguinte, após reversão da taquicardia ventricular no pronto-socorro?

Após reversão da taquicardia ventricular, é necessário pesquisar se algum fator específico desencadeou o evento. A realização de ECG de 12 derivações, a coleta de exames laboratoriais – incluindo todos os eletrólitos, os marcadores de necrose miocárdica e a avaliação de função tireoidiana – e a investigação sumária de algum quadro infeccioso, conforme a história, estão habitualmente indicadas. Se for identificado algum fator causal agudo, deve ser corrigido o mais rapidamente possível.

Após a estabilização do quadro, o paciente deve ser internado em unidade com disponibilidade de monitorização do ritmo cardíaco, pois a recorrência de arritmias ventriculares durante internação é comum. Em seguida, o que norteia a investigação é a busca por doença cardíaca estrutural, que é o grande divisor de águas nas taquicardias ventriculares e, em teoria, diferencia aqueles pacientes que apresentam maior risco de morte súbita.

Uma vez realizada a estratificação de risco do paciente, o próximo passo é escolher a estratégia ideal para prevenir novos eventos arrítmicos. Drogas antiarrítmicas, principalmente amiodarona e betabloqueadores, podem ser usadas em pacientes com disfunção ventricular. Nos casos de tempestade elétrica ou crises recorrentes a despeito dessas medicações, pode-se associar lidocaína IV. Se o paciente apresenta episódios de TV em vigência de medicações antiarrítmicas, deve-se considerar a ablação por cateter.[11]

Pergunta 4: Como investigar o paciente com taquicardia ventricular (Figura 9.4)?

A investigação adicional de pacientes com arritmias ventriculares visa determinar a presença ou a ausência de doença cardíaca estrutural. Para esse fim, é necessária a realização de, pelo menos: 1) anamnese direcionada, indagando sobre antecedentes patológicos e história familiar de eventos arrítmicos ou morte súbita; 2) eletrocardiograma de repouso de 12 derivações, às vezes incluindo derivações especiais; 3) ecocardiograma transtorácico; e 4) *holter* de 24 horas.

Conforme os achados na investigação sumária, outros exames mais especializados podem ser necessários, como ressonância magnética cardíaca com técnica de realce tardio, cateterismo cardíaco invasivo (se ainda não foi realizado na admissão hospitalar e se a suspeita de doença arterial coronária persistir), tomografia por emissão de pósitrons (PET-CT), entre outros.

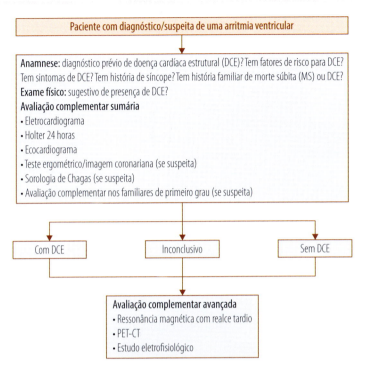

FIGURA 9.4. Avaliação de paciente com diagnóstico ou suspeita de arritmia ventricular. PET-CT: tomografia computadorizada por emissão de pósitrons; DCE: doença cardíaca estrutural; MS: morte súbita. Adaptada de: Pedersen CT, et al. Heart Rhythm. 2014;11(10):e166-96.

De modo geral, se alguma doença cardíaca estrutural for detectada, a discussão inicial inclui a necessidade de implante de cardiodesfibrilador implantável (CDI) e/ou de outras terapias para tentar evitar recorrência da arritmia (ablação por cateter, antiarrítmicos, denervação simpática etc.).

Na ausência de doença cardíaca estrutural, o paciente faz parte do grupo de arritmias ventriculares idiopáticas, entre as quais o risco de morte súbita é mínimo e a ablação por cateter passa a ser a principal indicação de tratamento definitivo (pacientes sintomáticos ou risco de taquicardiomiopatia). Deve-se fazer uma ressalva com relação ao subgrupo de pacientes que apresentam cardiopatias arritmogênicas genéticas (síndrome de Brugada, QT longo congênito, taquicardia ventricular polimórfica catecolaminérgica, repolarização precoce maligna, FV idiopática, entre outras), cuja suspeita baseia-se em presença de arritmias ventriculares polimórficas, história familiar positiva ou alterações no eletrocardiograma de base e que merecem investigação direcionada.

Pergunta 5: Sempre devo fazer cateterismo cardíaco nos pacientes com taquicardia ventricular?

A etiologia isquêmica é a mais comum nos pacientes com TV e cardiopatia estrutural. Quando a TV é monomórfica, geralmente o substrato é uma cicatriz causada por infarto do miocárdio antigo que, após muitos anos, às vezes até mais de uma década, gerou circuitos de reentrada responsáveis pela ocorrência de taquicardia ventricular.[3,12] Se o paciente apresenta angina associada à taquicardia ou ao esforço, pode-se realizar estratificação invasiva com eventual angioplastia em presença de lesões graves. Entretanto, na maioria das vezes, a intervenção percutânea não modificará o substrato, tornando o paciente ainda passível de ocorrência de TV.

As taquicardias ventriculares associadas a quadros isquêmicos agudos apresentam-se, geralmente, como taquicardias polimórficas não sustentadas ou sustentadas, incluindo a fibrilação ventricular. Quando a anatomia coronariana já é conhecida, principalmente nos pacientes com diagnóstico estabelecido de miocardiopatia não isquêmica, estratificação invasiva adicional é dispensável. Em pacientes com anatomia coronária desconhecida, mas com baixa probabilidade de se encontrar lesões coronárias graves, a angiotomografia de coronária é o método mais indicado para descartar doença obstrutiva, também podendo fornecer informações importantes relacionadas ao substrato da arritmia, como a presença de aneurismas e áreas de afilamento da parede miocárdica, ou relacionadas ao tratamento, como presença de trombos ventriculares, localização e extensão dos músculos papilares e localização dos óstios coronários. É extremamente útil nos pacientes com indicação de ablação, podendo ter sua imagem integrada ao sistema de mapeamento eletroanatômico.

Pergunta 6: Quando indicar cardiodesfibrilador implantável (CDI) a pacientes com taquicardia ventricular?

As recomendações para implante de CDI em pacientes que já apresentaram taquicardia ventricular documentada foram bem estudadas na literatura médica e são consensuais entre as diferentes diretrizes nacionais e internacionais.[12-14] Pacientes com cardiomiopatia isquêmica ou não isquêmica que apresentaram taquicardia ventricular monomórfica sustentada, síncope de etiologia desconhecida e indução de taquicardia ventricular monomórfica sustentada no estudo eletrofisiológico ou que sejam sobreviventes de parada cardíaca e possuam disfunção ventricular esquerda com fração de ejeção menor que 35% (não passíveis de revascularização do miocárdio) têm indicação formal de CDI (Figura 9.5). Em pacientes com função ventricular mais preservada, o implante de CDI está geralmente indicado quando a TV é mal tolerada. Já nos pacientes com TV bem tolerada, evidências a favor de CDI são menos robustas e as decisões devem ser individualizadas, conforme desejo do paciente, disponibilidade de tratamento e experiência do serviço. Pacientes com função ventricular esquerda preservada, embora não estejam livres de recorrências de TV, apresentam mortalidade baixa com uso de amiodarona,[15] o que também ocorre nos pacientes com TV bem tolerada e função razoavelmente preservada que tenham sido submetidos a ablação por cateter com sucesso.[16,17]

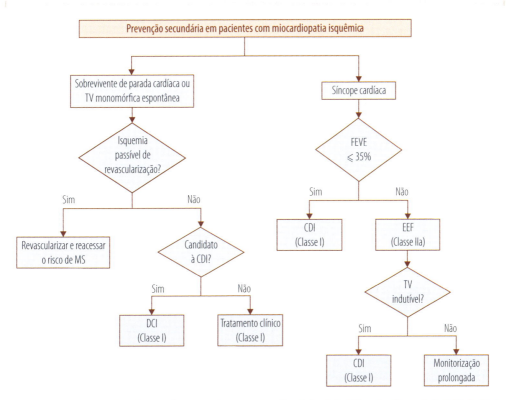

FIGURA 9.5. Prevenção secundária de morte súbita em paciente com miocardiopatia isquêmica. TV: taquicardia ventricular; FEVE: fração de ejeção do ventrículo esquerdo; CDI: cardiodesfibrilador implantável; EEF: estudo eletrofisiológico. Adaptada de: Al-Khatib SM, et al. Circulation. 2018;138(13):e272-e391.

Pergunta 7: Quais são os tipos de tratamento disponíveis para pacientes com taquicardia ventricular recorrente?

Além do implante de CDI, que tem papel importante na prevenção da morte súbita, o tratamento da TV baseia-se no uso de medicações antiarrítmicas e na ablação por cateter. As drogas antiarrítmicas mais utilizadas são amiodarona e betabloqueadores. O estudo *OPTIC* demonstrou que pacientes com cardiopatia isquêmica portadores de CDI que receberam amiodarona mais betabloqueador apresentaram taxa anual de choques apropriados de 6,7%, em comparação à taxa de 22% naqueles que receberam apenas betabloqueador. Essa associação também reduziu o número de choques inapropriados. O uso de sotalol apresentou efeito intermediário.[18]

A ablação por cateter está usualmente indicada para pacientes cardiopatas que apresentam TV recorrente em vigência de uso de amiodarona, sendo essa estratégia preferencial ao aumento de dose de amiodarona. Essa evidência foi constatada no estudo *VANISH*,[19] que demonstrou redução significativa na recorrência de TV nos pacientes submetidos à ablação, em comparação ao aumento de dose de amiodarona (HR: 0,55; P = 0,001). Entretanto, nos pacientes que não usavam amiodarona, introdução do fármaco e ablação por cateter apresentaram resultados semelhantes.

Pergunta 8: Quando indicar ablação por cateter na taquicardia ventricular?

A ablação por cateter faz parte habitualmente de tratamento híbrido, associado ao uso de drogas antiarrítmicas, com objetivo de prevenir recorrências da taquicardia ventricular. Pacientes com TVS monomórfica recorrente, incluindo TV interrompidas por choque do CDI que recorrem apesar de terapia antiarrítmica e casos de tempestade elétrica que não são controlados com drogas antiarrítmicas, têm indicação classe I para ablação nas diretrizes internacionais. A ablação pode também ser indicada após episódio inicial de TVS, principalmente nos pacientes que serão submetidos a implante do CDI, com o objetivo de reduzir eventuais choques e evitar possível dano miocárdico, causado por múltiplos choques.[20] A seleção de candidatos para ablação por cateter de TV deve considerar riscos e benefícios do procedimento, que são determinados pelas características dos pacientes, pelas condições técnicas disponíveis e pela experiência dos operadores em determinado laboratório de eletrofisiologia. De modo geral, os pacientes que mais se beneficiam da ablação por cateter são aqueles que já fazem uso de tratamento antiarrítmico otimizado e continuam apresentando recorrências de TVS.[19]

Pergunta 9: É possível fazer ablação de pacientes com TVS muito rápidas e sincopais?

O objetivo da ablação é destruir o tecido miocárdico viável dentro da cicatriz, responsável pela manutenção do circuito de reentrada da taquicardia. O cenário ideal para ablação é quando a TVS é induzida, reprodutível, sustentada e bem tolerada. O mapeamento durante taquicardia procura identificar áreas com atividade elétrica na cicatriz, podendo utilizar manobras para demonstrar a participação dessas áreas no circuito da taquicardia (manobra de encarrilhamento). Uma vez posicionado o cateter nessa região, conhecida como istmo protegido da taquicardia (que, em geral, apresenta atividade elétrica contínua ou isolada mesodiastólica), a aplicação de radiofrequência provoca interrupção imediata do circuito arritmogênico, tornando a TV geralmente não mais indutível. Frequentemente é necessário fazer extensão das lesões em áreas próximas ou com caraterísticas favoráveis para sustentação de outros circuitos.

Entretanto, em muitas situações, essas bandas musculares não são identificadas (mapeáveis) durante a TVS, seja por instabilidade hemodinâmica após sua indução, seja pela não indutibilidade, seja pela não sustentação da taquicardia. Quando a TV não é mapeável devido à instabilidade hemodinâmica, podem-se utilizar drogas vasoativas para obter uma condição mais estável. Como alternativa, existem os dispositivos de assistência circulatória que têm uso limitado, devido ao alto custo e à eventual maior morbidade.[21] A estratégia alternativa é realizar ablação em ritmo sinusal ou mantido pelo marcapasso. O objetivo é identificar as bandas musculares das cicatrizes possivelmente envolvidas nos circuitos das taquicardias clínicas. Esse mapeamento de substrato é facilitado pelos sistemas eletroanatômicos e pelas técnicas de *pace-mapping*, que procuram reproduzir a morfologia da TVS clínica durante estimulação de áreas de cicatrizes provavelmente envolvidas no mecanismo de TVS.

A técnica de mapeamento de substrato consiste na identificação da cicatriz ventricular e baseia-se na voltagem do eletrograma bipolar obtido no mapa eletroanatômico do ventrículo de interesse. São definidas como "cicatrizes densas" as áreas onde o eletrograma apresenta voltagem muito baixa (< 0,5 mV). São designadas como "zona da borda da cicatriz" as áreas onde o eletrograma apresenta voltagem intermediária (entre 0,5 mV e 1,5 mV). Geralmente, a cicatriz envolve uma área extensa da parede ventricular. Para limitar a extensão da ablação, são utilizadas técnicas de *pace-mapping* associadas ou não aos sistemas de mapeamento eletroanatômico.

O *pace-mapping* identifica o local de saída do circuito, pelo padrão de QRS semelhante à morfologia do QRS da TVS registrada previamente. O mapeamento eletrofisiológico também permite identificar possíveis istmos do circuito da taquicardia. A análise de eletrogramas bipolares durante ritmo sinusal ou estimulação ventricular pode identificar áreas com atividade elétrica tardia em relação à atividade ventricular. Em geral, esses eletrogramas apresentam potenciais diastólicos isolados ou duplos potenciais. Essas áreas, quando próximas à cicatriz, podem indicar a presença de canais de condução lenta (os chamados LAVA), que são necessários para manter o circuito de reentrada responsável pela taquicardia, tornando-se alvo importante para ablação.[22]

A identificação de áreas de desaceleração da condução elétrica ventricular junto às cicatrizes constitui técnica recente de localização de substrato anormal, a qual é realizada por meio de análise de mapas isocronais (análise da velocidade de condução em determinado segmento da parede ventricular), com anotação da porção mais tardia do eletrograma local (chamada de ILAM, do inglês *isocronal late activation mapping*) em ritmo sinusal.[23]

Um ponto importante nas ablações de TVS relacionadas a cicatrizes é o conhecimento preciso das características do substrato arritmogênico. A presença de aneurismas nos exames de imagem do ventrículo em questão, assim como a demonstração de cicatrizes epicárdicas, endocárdicas ou intramiocárdicas em ressonância magnética com realce tardio, facilita o planejamento do procedimento e determina a abordagem mais adequada para cada caso. A utilização de sistemas de processamento de imagem da RM permite integração com sistemas de mapeamento eletroanatômicos, guiando a ablação e reduzindo as taxas de recorrência de TVS, com menor duração do procedimento.[24]

Em pacientes com cardiopatia isquêmica, a abordagem endocárdica geralmente é suficiente para atingir os circuitos de TVS, pois, na maioria das vezes, eles são subendocárdicos. Geralmente, o acesso é aórtico retrógrado ou via transeptal. Entretanto, em pacientes com miocardiopatia não isquêmica, especialmente doença de Chagas e displasia arritmogênica de ventrículo direito, nos quais circuitos epicárdicos são muito prevalentes, a abordagem epicárdica frequentemente é necessária. Nesses casos, o acesso é obtido pela punção percutânea subxifoide do saco pericárdico.[25]

Pergunta 10: O que é tempestade elétrica? O que fazer nesses casos?

A definição mais aceita de tempestade elétrica (TE) é a presença de três ou mais episódios espontâneos de TVS ou de terapias apropriadas do CDI (choque ou ATP) em período de 24 horas.[12] Até 30% dos portadores de CDI apresentarão TE, que é considerada uma emergência médica e um marcador de elevada morbimortalidade intra-hospitalar e extra-hospitalar. O manejo terapêutico dessa condição pode ser desafiador.

A primeira etapa no manejo da TE consiste na avaliação eletrônica do CDI para confirmar se as terapias foram realmente apropriadas e modificar a programação do dispositivo, priorizando terapias de TV em faixas de frequência mais alta, aumentando o número e a agressividade dos ATP (minimizando choques) e otimizando os critérios de detecção das arritmias ventriculares.

A abordagem terapêutica nesses casos envolve diferenciação inicial entre dois tipos de TE: 1) por TV monomórfica recorrente, que é o tipo mais comum, cujo mecanismo principal é a reentrada causada por cicatriz miocárdica; e 2) por TV polimórfica e FV, em que habitualmente existe um fator deflagrador (prolongamento do intervalo QT secundário a síndrome do QT longo congênito ou adquirido, isquemia miocárdica, síndrome de Brugada, taquicardia ventricular polimórfica catecolaminérgica, entre outros). Às vezes, os dois tipos de tempestade elétrica podem ser encontrados no mesmo paciente, sugerindo soma de mecanismos fisiopatológicos.

O tratamento de ambos os tipos de tempestade elétrica é semelhante (com algumas ressalvas), conforme se indica a seguir.

Controle de fator deflagrador/exacerbador

- **Isquemia miocárdica aguda:** altera a permeabilidade transmembrana do cardiomiócito, causando lesão ou morte celular e gerando barreiras funcionais que facilitam reentrada. A isquemia aguda pode também deflagrar extrassístoles ventriculares, que funcionam como gatilho para TVS. Eventualmente, IAM pode evoluir com tempestade elétrica e, nesses casos, cateterismo cardíaco e angioplastia são o tratamento de escolha.
- **Distúrbios eletrolíticos:** os distúrbios de potássio, magnésio ou cálcio e os distúrbios de equilíbrio acidobásico alteram as propriedades eletrofisiológicas do cardiomiócito, propiciando automatismo anormal e modificando períodos refratários críticos, que podem facilitar a ocorrência de TVS. A correção imediata desses distúrbios é importante, inclusive objetivando atingir níveis mais próximos do limite superior da normalidade.
- **Bradiarritmias:** bradicardias extremas prolongam o intervalo QT e causam dispersão da repolarização ventricular, propiciando aparecimento de arritmias ventriculares por mais de um mecanismo. O aumento da frequência cardíaca com drogas cronotrópicas positivas ou o implante de marcapasso transvenoso podem ser necessários nos pacientes sem CDI.
- **Efeito pró-arrítmico de medicações:** algumas medicações, especialmente antiarrítmicos, podem paradoxalmente gerar um efeito pró-arrítmico. A amiodarona, por exemplo, pode prolongar o QT e gerar TV polimórfica. Antiarrítmicos do grupo IC (propafenona, flecainida), quando administrados a pacientes com miocardiopatia isquêmica, causaram maior mortalidade por efeito pró-arrítmico.
- **Controle de ansiedade:** frequentemente os pacientes estão ansiosos, estressados e temorosos frente à possibilidade de receber novos choques do CDI. O controle do estresse emocional, por meio do uso de sedativos leves, faz parte da estratégia de controle da descarga simpática, juntamente com o uso de betabloqueadores e com a denervação simpática (vide a seguir), e pode auxiliar no controle das arritmias ventriculares.[26]

Antiarrítmicos

Cerca de 90% das TE ocorrem sem fator causal claramente identificável. Portanto, o tratamento definitivo habitualmente envolve outras terapias, sendo o uso de medicações antiarrítmicas um dos pilares do tratamento. As opções terapêuticas incluem betabloqueadores, amiodarona e lidocaína. Um estudo de Chatzidou et al. envolvendo 60 pacientes que apresentaram TE dentro de 24 horas da admissão avaliou o uso de 160 mg/dia de propranolol *versus* 200 mg/dia de metoprolol, ambos associados à amiodarona EV por 48 horas, quanto à taxa de eficácia e ao momento de reversão da TE. Os resultados foram favoráveis ao grupo tratado com propranolol, que teve uma mediana de 3 horas (IC 95%: 1 a 8 horas) contra 18 horas (IC 95%: 8 a 37 horas) para reversão do quadro, com uma taxa bem menor de descargas do dispositivo. Ao final das primeiras 24 horas de tratamento, 90% dos pacientes do grupo propranolol estavam livres de eventos arrítmicos *versus* 53,3% dos pacientes do grupo metoprolol (p = 0,03).[27] O esmolol endovenoso é outra opção, principalmente nos casos em que o uso oral não parece apropriado ou não é possível.

A amiodarona, apesar de ser um dos poucos fármacos antiarrítmicos disponíveis em nosso meio para tratamento de pacientes com disfunção ventricular, apresenta eficácia considerável no controle de arritmias ventriculares, especialmente em combinação com os betabloqueadores.[18]

A lidocaína, por sua vez, é antiarrítmico do grupo IB da classificação de Vaugham-Williams, que inibe os canais rápidos de sódio, de modo uso-dependente. Tem eficácia mais bem estabelecida em pacientes com isquemia aguda, mas pode servir como opção terapêutica nos casos de TE, geralmente após uso da combinação de amiodarona e betabloqueador. Estudo retrospectivo com 42 pacientes identificou eficácia da lidocaína no controle de arritmias ventriculares em 62% dos casos. A lidocaína, no entanto, apresenta efeitos colaterais não infrequentes, especialmente toxicidade do sistema nervoso central, mais comum em pacientes com insuficiência cardíaca.[28]

Sedação profunda

Pacientes com TE por TV instável podem necessitar de choques recorrentes e o estresse adrenérgico associado às terapias apropriadas pode gerar ciclo vicioso pró-arrítmico. A sedação profunda e a intubação orotraqueal com ventilação mecânica podem ser necessárias para melhor controle do quadro.

Ablação por cateter

Quando a TE é refratária às medidas clínicas habituais, avaliação pela equipe de eletrofisiologia é necessária e ablação por cateter de radiofrequência é opção terapêutica eficaz, principalmente nos casos de TV monomórfica recorrente.

Em estudo com 267 pacientes com miocardiopatia isquêmica e não isquêmica, submetidos à ablação por cateter devido à TE, a taxa de sucesso agudo do procedimento foi de 73% e a taxa de recorrência de TE de apenas 5% em seguimento de 45 meses.[29]

Deve-se considerar que, devido à gravidade desses casos, pode ser necessário suporte hemodinâmico cardiovascular durante o procedimento.

Denervação simpática

Em pacientes não candidatos ou refratários à ablação por cateter, a denervação simpática cirúrgica por videotoracoscopia com secção de gânglios simpáticos torácicos altos (metade inferior do gânglio estrelado e gânglios T1-T4) bilateralmente tem se mostrado eficaz no controle de arritmias ventriculares, especialmente na população com síndrome de QT longo congênito. Bradfield et al., em estudo retrospectivo multicêntrico envolvendo pacientes com doença cardíaca estrutural submetidos à simpatectomia bilateral, em tempo médio de seguimento de 1,5 ± 1,4 anos, encontrou sobrevida livre de choques do CDI de 49%.[30] Ainda faltam, no entanto, estudos randomizados sobre o assunto. A denervação simpática por meio de ablação dentro da artéria renal é alternativa recente em pacientes com tempestade elétrica.[31]

Outras terapias

Especialmente nos casos de pacientes com cardiopatias arritmogênicas genéticas (destaque para a síndrome do QT longo congênito), nas quais a TE se dá por TV polimórfica ou FV, *overdrive pacing* com marcapasso transvenoso provisório pode auxiliar no manejo de casos refratários. Do ponto de vista fisiológico, com *overdrive pacing*, temos:

- Supressão de extrassístoles ventriculares e de TV não sustentada que podem servir de gatilhos para arritmias ventriculares sustentadas; e
- Estabilização da repolarização ventricular, especialmente útil nos casos em que existe intervalo QT longo ou isquemia aguda (após IAM). O papel do *overdrive pacing* na TE ainda precisa de maior validação.

Tal como o *overdrive pacing*, nos casos de arritmias polimórficas, especialmente quando existe bradicardia associada ou nas síndromes genéticas, o aumento de frequência cardíaca, juntamente com efeitos simpaticomiméticos, pode auxiliar no controle de arritmias ventriculares. O isoproterenol é um agonista não seletivo de receptores beta-adrenérgicos e tem como efeito principal o aumento de frequência cardíaca. A utilidade dessa medicação já foi descrita no controle de TE em casos de síndrome de Brugada, QT longo, QT curto, entre outros.

Referências Bibliográficas

1. Zipes DP, Camm AJ, Borggrefe M, Buxton AE, Chaitman B, Fromer M, et al. ACC/AHA/ESC 2006 Guidelines for Management of Patients With Ventricular Arrhythmias and the Prevention of Sudden Cardiac Death: a report of the American College of Cardiology/American Heart Association Task Force and the European Society of Cardiology Committee for Practice Guidelines (writing committee to develop Guidelines for Management of Patients With Ventricular Arrhythmias and the Prevention of Sudden Cardiac Death): developed in collaboration with the European Heart Rhythm Association and the Heart Rhythm Society. Circulation. 2006;114(10):e385-484.
2. Leitz N, Khawaja Z, Been M. Slow ventricular tachycardia. BMJ. 2008;337:a424.
3. Natale A, Raviele A, Al-Ahmad A, Alfieri O, Aliot E, Almendral J, et al. Venice Chart International Consensus document on ventricular tachycardia/ventricular fibrillation ablation. J Cardiovasc Electrophysiol. 2010;21(3):339-79.
4. de Bakker JM, van Capelle FJ, Janse MJ, Tasseron S, Vermeulen JT, de Jonge N, et al. Slow conduction in the infarcted human heart. 'Zigzag' course of activation. Circulation. 1993;88(3):915-26.
5. Baerman JM, Morady F, DiCarlo LA, Jr., de Buitleir M. Differentiation of ventricular tachycardia from supraventricular tachycardia with aberration: value of the clinical history. Ann Emerg Med. 1987;16(1):40-3.
6. Brugada P, Brugada J, Mont L, Smeets J, Andries EW. A new approach to the differential diagnosis of a regular tachycardia with a wide QRS complex. Circulation. 1991;83(5):1649-59.
7. Vereckei A, Duray G, Szenasi G, Altemose GT, Miller JM. New algorithm using only lead aVR for differential diagnosis of wide QRS complex tachycardia. Heart Rhythm. 2008;5(1):89-98.
8. Pava LF, Perafan P, Badiel M, Arango JJ, Mont L, Morillo CA, et al. R-wave peak time at DII: a new criterion for differentiating between wide complex QRS tachycardias. Heart Rhythm. 2010;7(7):922-6.
9. Santos Neto F, Pisani CF, Darrieux F, Cirino CMF, Hachul DT, Santos AM, et al. Validation of a Simple Electrocardiographic Algorithm for Detection of Ventricular Tachycardia. Arq Bras Cardiol. 2021;116(3):454-63.
10. Bernoche C, Timerman S, Polastri TF, Giannetti NS, Siqueira A, Piscopo A, et al. Atualização da Diretriz de Ressuscitação Cardiopulmonar e Cuidados Cardiovasculares de Emergência da Sociedade Brasileira de Cardiologia. Arq Bras Cardiol. 2019;113(3):449-663.
11. Cronin EM, Bogun FM, Maury P, Peichl P, Chen M, Namboodiri N, et al. 2019 HRS/EHRA/APHRS/LAHRS expert consensus statement on catheter ablation of ventricular arrhythmias: Executive summary. Heart Rhythm. 2020;17(1):e155-e205.
12. Al-Khatib SM, Stevenson WG, Ackerman MJ, Bryant WJ, Callans DJ, Curtis AB, et al. 2017 AHA/ACC/HRS Guideline for Management of Patients With Ventricular Arrhythmias and the Prevention of Sudden Cardiac Death:

A Report of the American College of Cardiology/American Heart Association Task Force on Clinical Practice Guidelines and the Heart Rhythm Society. J Am Coll Cardiol. 2018;72(14):e91-e220.
13. Filho MM, Zimerman LI, Lorga AM, Vasconcelos JTMd, RassiJr A. Diretrizes Brasileiras de Dispositivos Cardíacos Eletrônicos Implantáveis (DCEI). Arq Bras Cardiol. 2007;89(6):e210-e38.
14. Kusumoto FM, Schoenfeld MH, Wilkoff BL, Berul CI, Birgersdotter-Green UM, Carrillo R, et al. 2017 HRS expert consensus statement on cardiovascular implantable electronic device lead management and extraction. Heart Rhythm. 2017;14(12):e503-e51.
15. Scanavacca MI, Sosa EA, Lee JH, Bellotti G, Pileggi F. Empiric therapy with amiodarone in patients with chronic Chagas cardiomyopathy and sustained ventricular tachycardia. Arq Bras Cardiol. 1990;54(6):367-71.
16. Maury P, Baratto F, Zeppenfeld K, Klein G, Delacretaz E, Sacher F, et al. Radio-frequency ablation as primary management of well-tolerated sustained monomorphic ventricular tachycardia in patients with structural heart disease and left ventricular ejection fraction over 30%. Eur Heart J. 2014;35(22):1479-85.
17. Gandjbakhch E, Laredo M, Berruezo A, Gourraud JB, Sellal JM, Martins R, et al. Outcomes after catheter ablation of ventricular tachycardia without implantable cardioverter-defibrillator in selected patients with arrhythmogenic right ventricular cardiomyopathy. Europace. 2021;23(9):1428-1436.
18. Connolly SJ, Dorian P, Roberts RS, Gent M, Bailin S, Fain ES, et al. Comparison of beta-blockers, amiodarone plus beta-blockers, or sotalol for prevention of shocks from implantable cardioverter defibrillators: the OPTIC Study: a randomized trial. JAMA. 2006;295(2):165-71.
19. Sapp JL, Wells GA, Parkash R, Stevenson WG, Blier L, Sarrazin JF, et al. Ventricular Tachycardia Ablation versus Escalation of Antiarrhythmic Drugs. N Engl J Med. 2016;375(2):111-21.
20. Reddy VY, Reynolds MR, Neuzil P, Richardson AW, Taborsky M, Jongnarangsin K, et al. Prophylactic catheter ablation for the prevention of defibrillator therapy. N Engl J Med. 2007;357(26):2657-65.
21. Anderson RD, Lee G, Virk S, Bennett RG, Hayward CS, Muthiah K, et al. Catheter Ablation of Ventricular Tachycardia in Patients With a Ventricular Assist Device: A Systematic Review of Procedural Characteristics and Outcomes. JACC Clin Electrophysiol. 2019;5(1):39-51.
22. Jais P, Maury P, Khairy P, Sacher F, Nault I, Komatsu Y, et al. Elimination of local abnormal ventricular activities: a new end point for substrate modification in patients with scar-related ventricular tachycardia. Circulation. 2012;125(18):2184-96.
23. Aziz Z, Shatz D, Raiman M, Upadhyay GA, Beaser AD, Besser SA, et al. Targeted Ablation of Ventricular Tachycardia Guided by Wavefront Discontinuities During Sinus Rhythm: A New Functional Substrate Mapping Strategy. Circulation. 2019;140(17):1383-97.
24. Soto-Iglesias D, Penela D, Jauregui B, Acosta J, Fernandez-Armenta J, Linhart M, et al. Cardiac Magnetic Resonance-Guided Ventricular Tachycardia Substrate Ablation. JACC Clin Electrophysiol. 2020;6(4):436-47.
25. Pisani CF, Romero J, Lara S, Hardy C, Chokr M, Sacilotto L, et al. Efficacy and safety of combined endocardial/epicardial catheter ablation for ventricular tachycardia in Chagas disease: A randomized controlled study. Heart Rhythm. 2020;17(9):1510-8.
26. Ponikowski P, Voors AA, Anker SD, Bueno H, Cleland JGF, Coats AJS, et al. 2016 ESC Guidelines for the diagnosis and treatment of acute and chronic heart failure: The Task Force for the diagnosis and treatment of acute and chronic heart failure of the European Society of Cardiology (ESC). Developed with the special contribution of the Heart Failure Association (HFA) of the ESC. Eur Heart J. 2016;37(27):2129-200.
27. Chatzidou S, Kontogiannis C, Tsilimigras DI, Georgiopoulos G, Kosmopoulos M, Papadopoulou E, et al. Propranolol Versus Metoprolol for Treatment of Electrical Storm in Patients With Implantable Cardioverter-Defibrillator. J Am Coll Cardiol. 2018;71(17):1897-906.
28. Yoshie K, Tomita T, Takeuchi T, Okada A, Miura T, Motoki H, et al. Renewed impact of lidocaine on refractory ventricular arrhythmias in the amiodarone era. Int J Cardiol. 2014;176(3):936-40.
29. Muser D, Liang JJ, Pathak RK, Magnani S, Castro SA, Hayashi T, et al. Long-Term Outcomes of Catheter Ablation of Electrical Storm in Nonischemic Dilated Cardiomyopathy Compared With Ischemic Cardiomyopathy. JACC Clin Electrophysiol. 2017;3(7):767-78.
30. Bradfield JS, Ajijola OA, Vaseghi M, Shivkumar K. Mechanisms and management of refractory ventricular arrhythmias in the age of autonomic modulation. Heart Rhythm. 2018;15(8):1252-60.
31. Staico R, Armaganijan L, Moreira D, Medeiros P, Melo J, Lopes R, et al. Renal sympathetic denervation and ventricular arrhythmias: a case of electrical storm with multiple renal arteries. EuroIntervention. 2014;10(1):166.

10 Taquicardias ventriculares polimórficas

Luciana Sacilotto • Francisco Carlos da Costa Darrieux

Pontos relevantes

- Na abordagem das taquicardias ventriculares polimórficas é fundamental a exclusão de cardiopatias estruturais, em especial a doença isquêmica cardíaca e cicatrizes, como sequelas de miocardite.
- Na ausência de cardiopatia estrutural, deve-se proceder à investigação de causas genéticas, em especial as taquicardias ventriculares polimórficas catecolaminérgicas (TVPC), síndromes do QT longo (SQTL) ou curto, síndrome de Brugada ou decorrentes de intervalo de acoplamento ultracurto.
- O tratamento é variável, contemplando desde medicações específicas (p. ex., nadolol ou propranolol na TVPC e SQTL) até a indicação de cardiodesfibrilador implantável (CDI).
- Testes genéticos podem ser auxiliares em alguns casos, tanto na confirmação do diagnóstico etiológico, como no rastreamento de familiares, com impacto na prevenção de eventos inesperados.

Introdução

A taquicardia ventricular (TV) polimórfica é caracterizada por frequência cardíaca elevada (acima de 100 bpm), complexos QRS alargados, mas com diferentes morfologias, podendo ser de aspecto bizarro e até bidirecionais. Há três tipos de TV polimórfica, que definem conduta terapêutica específica (Figura 10.1):[1]

- ***Torsades de pointes* (TdP):** protótipo da síndrome do QT longo congênito ou adquirido (SQTL), caracterizado por uma amplitude do complexo QRS crescente e decrescente, pausa-dependente e, algumas vezes, deflagrada por uma sequência de batimentos com intervalos curto-longo. Na ausência do prolongamento do intervalo QT, o TdP pode ser idiopático e deflagrado por extrassístoles de acoplamento ultracurto (AUC-TdP).[2]
- **TV bidirecional:** pela alternância do eixo no plano frontal, é frequentemente observada no contexto de intoxicação digitálica ou TV polimórfica catecolaminérgica (TVPC).[3]
- **TV polimórfica:** não apresenta as características anteriores e pode ocorrer em quadros isquêmicos agudos por doença arterial coronária, vasospasmo ou em quadros relacionados a cicatrizes de doenças miocárdicas primárias ou secundárias (p. ex., sequela de miocardite). Quando ocorre na ausência de cardiopatia estrutural, canalopatias de origem genética (síndromes do QT longo, do QT curto, de Brugada, da repolarização precoce e TVPC) devem sempre ser afastadas. Na ausência das causas descritas, a TV polimórfica pode ser considerada idiopática.[4]

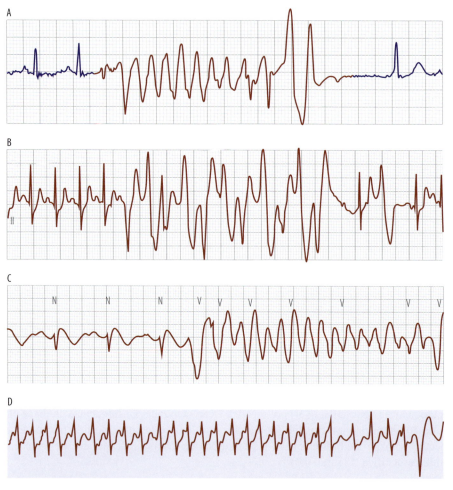

FIGURA 10.1. Diferentes taquicardias ventriculares polimórficas e diagnóstico diferencial com FA pré-excitada: TV polimórfica não sustentada, tipo *torsades de pointes* **(A)**, TV polimórfica não sustentada, tipo bidirecional **(B)**, TV polimórfica não sustentada na síndrome de Brugada **(C)** e fibrilação atrial pré-excitada **(D)**. Fonte: InCor/HCFMUSP.

O diagnóstico diferencial que requer conhecimento específico é a fibrilação atrial pré-excitada, em que também se observam intervalos RR e complexos QRS irregulares em decorrência de diferentes graus de pré-excitação ventricular durante a fibrilação atrial.[5] Trata-se de um evento potencialmente fatal se não tratado precocemente, preferencialmente com cardioversão elétrica, mas curável e com curso benigno com a ablação por cateter da via acessória.

Pergunta 1: Quais cuidados são necessários com antiarrítmicos em pacientes atendidos em caráter de urgência com TV polimórfica?

A amiodarona não deve ser utilizada em pacientes com Síndrome de Brugada, síndrome do QT longo e TVPC. Em situação de emergência, para pacientes que desconhecem o diagnóstico etiológico, é prudente evitar amiodarona quando observamos aspecto de TdP ou TV bidirecional e, ainda, quando o quadro clínico é sugestivo de canalopatias.[1]

O tratamento da TV polimórfica nesses casos depende da causa ou da canalopatia de base:

- Sulfato de magnésio, lidocaína e supressão de extrassístoles pelo aumento da frequência cardíaca na SQTL e em quadros isquêmicos agudos.[6]
- Betabloqueadores (propranolol oral ou esmolol endovenoso) para pacientes com TVPC ou TV polimórfica deflagrada por isquemia aguda.[7]
- Verapamil oral ou endovenoso em pacientes com AUC-TdP.[8]
- Isoproterenol ou quinidina na síndrome de Brugada.[9]

Pergunta 2: Qual sequência de investigação etiológica deve ser feita em pacientes que apresentam TV polimórfica (Figura 10.2)?

O primeiro passo na investigação da TV polimórfica é a realização do ECG seriado, e não apenas o ECG imediato à ocorrência da TV, quando a repolarização pode sofrer alterações inespecíficas e autolimitadas pós-taquicardia ou após uma eventual parada cardíaca (como prolongamento da repolarização e supradesnivelamento do segmento ST). As medidas seriadas do intervalo QT e o ECG com derivações superiores (V1 e V2 no segundo/terceiro espaços intercostais) para investigação de síndrome de Brugada são fundamentais em jovens com quadro clínico mais sugestivo das canalopatias. No entanto, o contexto agudo requer avaliação de isquemia, com angiografia para pacientes com maior probabilidade de doença arterial coronária ou angiotomografia em pacientes de menor risco ou com suspeita de coronárias anômalas.[1]

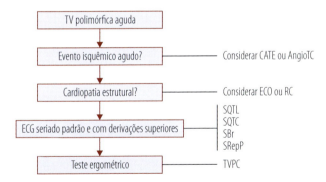

FIGURA 10.2. Fluxograma de investigação nas taquicardias ventriculares polimórficas. CATE: cateterismo coronariano; AngioTC: angiotomografia coronariana; ECO: ecocardiograma transtorácico com *doppler* colorido; RC: ressonância magnética cardíaca; ECG: eletrocardiograma; SQTL: síndrome do QT longo; SQTC: síndrome do QT curto; SBr: síndrome de Brugada; SRepP: síndrome da repolarização precoce; TVPC: taquicardia ventricular polimórfica catecolaminérgica. Fonte: próprio autor.

O ecocardiograma transtorácico nas primeiras horas pode levantar a suspeita de síndrome de Takotsubo, de isquemia ou de arritmias decorrentes de cardiopatias adquiridas ou herdadas.[10] Em geral, a TV ligada à cicatriz se manifesta mais como TV monomórfica. No entanto, devido à sua maior prevalência, o detalhamento de cardiopatias estruturais deve ser cuidadosamente avaliado, podendo incluir ressonância magnética cardíaca e pesquisa de realce tardio com gadolíneo.

Nos últimos anos, a TV polimórfica foi identificada também em pacientes com síndrome do prolapso mitral, mais frequente em mulheres jovens, com degeneração mixomatosa de ambas as cúspides, com realce tardio nos músculos papilares, em sua base ou, ainda, na presença da disjunção no anel mitral.[11]

O teste ergométrico é um exame sabidamente negligenciado em pacientes com TV. Entretanto, é indispensável no contexto da TV polimórfica sem etiologia definida ou após parada cardíaca, por ser o exame complementar padrão no diagnóstico da TVPC.[12] A característica dessa doença é acometer jovens, com síncope ou síndromes convulsivas deflagradas por exercício ou emoção, na ausência de coronariopatia ou cardiopatias estruturais. Na fase de repouso ou recuperação, não se observam arritmias; com o incremento do esforço físico, há o surgimento de extrassístoles monomórficas, com transformação para TV não sustentada polimórfica, às vezes adquirindo aspecto bidirecional (não obrigatório) e podendo degenerar para TV sustentada ou fibrilação ventricular.[3] Alguns pacientes podem reproduzir a TV polimórfica no *holter* 24 horas ou em monitorizações prolongadas com *loop recorder* ou dispositivos vestíveis (*wearables*, como relógios, pulseiras ou eletrogramas bipolares de derivação única).

Pergunta 3: Qual tratamento está indicado a pacientes com TVPC?

O tratamento de escolha na TVPC são os betabloqueadores nadolol e propranolol, por serem lipossolúveis (atravessarem a barreira hematoencefálica) e por exercerem importante bloqueio das aferências e eferências centrais, fundamental nesse perfil de pacientes com TVPC geneticamente determinada. Os pacientes devem realizar teste ergométrico como teste terapêutico em ambientes seguros, preferencialmente hospitalares, e com equipe treinada para realização de reanimação cardiopulmonar. Uma opção ainda mais segura pode ser a realização do exame em bicicleta ergométrica. O objetivo do tratamento é resolver os sintomas (síncopes e palpitações), bem como abolir a ocorrência de TV não sustentada ao esforço. Pode ser necessário individualizar a dose de propranolol (2 a 4 mg/kg/dia) ou nadolol (0,5 a 2 mg/kg/dia), sem dose máxima definida, ou acrescentar flecainida (medicação indisponível no Brasil).[3] Ainda sem comprovação científica, podemos utilizar a propafenona em substituição. Existem algumas evidências experimentais que apontam o benefício do acréscimo de carvedilol, por ser um agente com demonstração para suprimir a *Store Overload Induced Calcium Release* (SOICR) em modelo de célula HEK293, bloqueando diretamente o gene RYR2.[13]

Os pacientes recuperados de parada cardíaca devem receber o cardiodesfibrilador implantável (CDI), com terapia medicamentosa otimizada. A TVPC apresenta uma característica peculiar, que é a possibilidade de morte por tempestade elétrica, mesmo em portadores de CDI. Em pacientes com terapêutica otimizada, que permanecem com síncope ou terapia apropriada pelo CDI, a simpatectomia esquerda ou bilateral pode ser coadjuvante no efeito antiadrenérgico.[1]

Pergunta 4: O estudo eletrofisiológico (EEF) pode ser indicado a pacientes com TV polimórfica?

O EEF não é recomendado para estratificação de risco na maioria dos pacientes com TV polimórfica relacionada às canalopatias (síndromes do QT longo, QT curto, repolarização precoce e TVPC).[14] A presença da TV polimórfica nesses pacientes já é indicativa de alto risco, sendo o EEF reservado a situações terapêuticas específicas, como ablação das extrassístoles monomórficas que podem ser deflagradoras da TV polimórfica.[15]

Pergunta 5: Quando o teste genético está indicado a pacientes com TV polimórfica?

Quando o diagnóstico etiológico da TV polimórfica está bem definido (nas síndromes do QT longo, QT curto, Brugada e na TVPV), os testes moleculares fenótipo-específicos, guiados por aconselhamento genético, são fundamentais para rastreamento de familiares. Na SQTL, o teste genético tem papel diagnóstico e prognóstico, além de fornecer tratamento gene-específico (conforme Capítulo 18).[16]

Referências Bibliográficas

1. Al-Khatib SM, Stevenson WG, Ackerman MJ, Bryant WJ, Callans DJ, Curtis AB, et al. 2017 AHA/ACC/HRS guideline for management of patients with ventricular arrhythmias and the prevention of sudden cardiac death: Executive summary: A Report of the American College of Cardiology/American Heart Association Task Force on Clinical Practice Guidelines and the Heart Rhythm Society. Heart Rhythm. 2018;15(10):e190-e252.
2. Leenhardt A, Glaser E, Burguera M, Nürnberg M, Maison-Blanche P, Coumel P. Short-coupled variant of torsade de pointes. A new electrocardiographic entity in the spectrum of idiopathic ventricular tachyarrhythmias. Circulation. 1994;89(1):206-15.
3. Pflaumer A, Wilde AAM, Charafeddine F, Davis AM. 50 Years of Catecholaminergic Polymorphic Ventricular Tachycardia (CPVT) - Time to Explore the Dark Side of the Moon. Heart Lung Circ. 2020;29(4):520-8.
4. Choudhuri I, Pinninti M, Marwali MR, Sra J, Akhtar M. Polymorphic ventricular tachycardia-part I: structural heart disease and acquired causes. Curr Probl Cardiol. 2013;38(11):463-96.
5. Jebberi Z, Marazzato J, De Ponti R, Bagliani G, Leonelli FM, Boveda S. Polymorphic Wide QRS Complex Tachycardia: Differential Diagnosis. Card Electrophysiol Clin. 2019;11(2):333-44.
6. Thomas SH, Behr ER. Pharmacological treatment of acquired QT prolongation and torsades de pointes. Br J Clin Pharmacol. 2016;81(3):420-7.
7. van der Werf C, Zwinderman AH, Wilde AA. Therapeutic approach for patients with catecholaminergic polymorphic ventricular tachycardia: state of the art and future developments. Europace. 2012;14(2):175-83.
8. Chokr MO, Darrieux FC, Hardy CA, Hachul DT, Britto AV, Melo SL, et al. Short-coupled variant of "torsades de pointes" and polymorphic ventricular tachycardia. Arq Bras Cardiol. 2014;102(6):e60-4.
9. Watanabe A, Fukushima Kusano K, Morita H, Miura D, Sumida W, Hiramatsu S, et al. Low-dose isoproterenol for repetitive ventricular arrhythmia in patients with Brugada syndrome. Eur Heart J. 2006;27(13):1579-83.
10. Stiermaier T, Rommel KP, Eitel C, Möller C, Graf T, Desch S, et al. Management of arrhythmias in patients with Takotsubo cardiomyopathy: Is the implantation of permanent devices necessary? Heart Rhythm. 2016;13(10):1979-86.
11. Basso C, Iliceto S, Thiene G, Perazzolo Marra M. Mitral Valve Prolapse, Ventricular Arrhythmias, and Sudden Death. Circulation. 2019;140(11):952-64.
12. Giudicessi JR, Ackerman MJ. Exercise testing oversights underlie missed and delayed diagnosis of catecholaminergic polymorphic ventricular tachycardia in young sudden cardiac arrest survivors. Heart Rhythm. 2019;16(8):1232-9.
13. Zhou Q, Xiao J, Jiang D, Wang R, Vembaiyan K, Wang A, et al. Carvedilol and its new analogs suppress arrhythmogenic store overload-induced Ca2+ release. Nat Med. 2011;17(8):1003-9.
14. Wang XT, Liu DW, Zhang HM, Long Y, Guan XD, Qiu HB, et al. Experts consensus on the management of the right heart function in critically ill patients. Zhonghua Nei Ke Za Zhi. 2017;56(12):962-73.
15. Haïssaguerre M, Duchateau J, Dubois R, Hocini M, Cheniti G, Sacher F, et al. Idiopathic Ventricular Fibrillation: Role of Purkinje System and Microstructural Myocardial Abnormalities. JACC Clin Electrophysiol. 2020;6(6):591-608.
16. Ackerman MJ, Priori SG, Willems S, Berul C, Brugada R, Calkins H, et al. HRS/EHRA expert consensus statement on the state of genetic testing for the channelopathies and cardiomyopathies: this document was developed as a partnership between the Heart Rhythm Society (HRS) and the European Heart Rhythm Association (EHRA). Europace. 2011;13(8):1077-109.

11 Fibrilação ventricular e *flutter* ventricular

Alexsandro Alves Fagundes

Pontos relevantes

- Fibrilação ventricular e *fluttter* ventricular são as principais apresentações de ritmo cardíaco em vítimas de morte súbita.
- A fibrilação ventricular (FV) é caracterizada por ondas fibrilatórias desorganizadas e de alta frequência, que substituem os complexos QRS, na ausência de qualquer atividade elétrica organizada.
- O *flutter* ventricular (FLV) é uma taquicardia ventricular muito rápida (acima de 250 bpm), com QRS de aspecto sinusoidal, que impossibilita a avaliação morfológica. Essa apresentação está intimamente ligada à fibrilação ventricular. Pacientes com taquicardia ventricular podem degenerar para *flutter* ventricular e fibrilação ventricular.
- A maioria dos casos de FV está relacionada à presença de cardiopatia estrutural. Doença arterial coronária (DAC), cardiopatia chagásica e miocardiopatias são condições clínicas associadas ao risco de morte subita por FV. Fatores precipitantes, como hipocalemia, isquemia aguda e intoxicação exógena, contribuem para a deflagração de FV em pacientes suscetíveis. Pacientes sem defeito cardiaco estrutural aparente podem apresentar mutações genéticas dos canais iônicos responsáveis pela manutenção do potencial de ação das células miocárdicas. FV idopática também pode ocorrer.
- A apresentação clínica de FLV/FV é de colapso circulatório. A morte é o desfecho inexorável na ausência de desfibrilação imediata e/ou de manobras de ressuscitação cardiopulmonar. Pacientes com FLV podem se apresentar ainda conscientes. Manifestações clinicas de isquemia, como dor torácica, náusea, dispneia, tontura ou alteração do nível de consciência, refletem baixo débito cardíaco e são sinais de instabilidade hemodinâmica que requerem tratamento imediato.
- Pacientes recuperados de FV necessitam de estratificação de risco na busca de causa reversível e possiblidade de recorrência.
- Causas reversíveis incluem isquemia aguda, síndrome de Wolf-Parkinson-White e intoxicações exógenas. Pacientes sem causa reversível de FLV/FV são candidatos a implante de cardiodesfibrilador implantável (CDI).

Introdução

Fibrilação ventricular e *fluttter* ventricular representam a principal causa de morte súbita cardíaca.[1] A fibrilação ventricular (FV) é caracterizada por ondas fibrilatórias desorganizadas e de alta frequência, que substituem os complexos QRS, na ausência de qualquer atividade elétrica organizada. Não é possível identificar qualquer onda específica em um ritmo de FV (Figura 11.1). Eventualmente, as ondas fibrilatórias podem ser de difícil detecção em algumas derivações (fibrilação fina) e o ritmo pode ser equivocadamente identificado como assistolia. Deve-se ter o cuidado de modificar a derivação analisada, para que não se perca a oportunidade de tratar esses casos, que devem ser abordados com desfibrilação.[2]

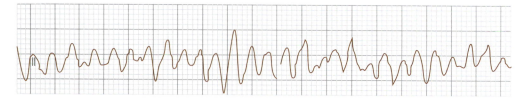

FIGURA 11.1. Fibrilação ventricular. Fonte: próprio autor.

O *flutter* ventricular (FLV) é uma taquicardia ventricular muito rápida (acima de 250 bpm), com QRS de aspecto sinusoidal que impossibilita a avaliação morfológica. Frequentemente, o FLV é a evolução de uma taquicardia ventricular, que vai degenerar em FV[3] (Figura 11.2). A apresentação clínica e o tratamento devem ser semelhantes aos da própria FV, embora alguns pacientes possam se apresentar conscientes e com pressão arterial ainda mantida.[4]

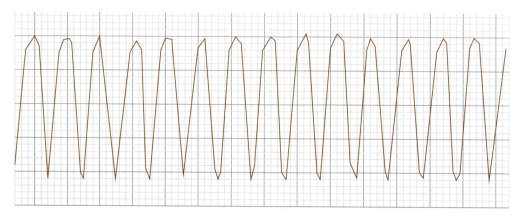

FIGURA 11.2. *Flutter* ventricular. Fonte: próprio autor.

A maioria dos casos de FV está relacionada à presença de cardiopatia estrutural. Doença arterial coronária (DAC), cardiopatia chagásica e miocardiopatias são condições clínicas associadas ao risco de morte súbita por FV. Fatores precipitantes, como hipocalemia, isquemia aguda e intoxicação exógena, contribuem para a deflagração de FV em pacientes suscetíveis.[2,5]

Pergunta 1: Quais são as principais causas de FV?

A maioria dos pacientes com risco para FV apresenta cardiopatia estrutural e, desse modo, causa irreversível. Existem pacientes, entretanto, que apresentam condições potencialmente reversíveis e que devem ser alvo de tratamento e prevenção.

Causas estruturais

DAC, doença de Chagas, cardiomiopatia hipertrófica, cardiopatia arritmogênica do ventrículo direito e cardiopatias congênitas cianóticas são exemplos de cardiopatias associadas à desorganização estrutural decorrente de fibrose, dilatação e isquemia, que promovem o surgimento de substrato para ocorrência de mecanismo de reentrada, envolvido na gênese e na manutenção da FV. Estima-se que mais de 70% dos casos de parada cardíaca ocorram em ritmo de FV. A maioria das ocorrências está relacionada à DAC.[6] Em pacientes jovens, especialmente atletas com menos de 35 anos, defeitos estruturais relacionados a cardiopatias hereditárias são mais comuns, como a cardiomiopatia hipertrófica, a cardiopatia arritmogênica do ventrículo direito e a miocardiopatia dilatada.[2,6,7]

A investigação da presença de causa estrutural relacionada à FV inclui avaliação adequada de exame de imagem. A triagem com ECG de repouso pode fornecer pistas de eventuais cardiopatias de base, como sinais de sobrecarga ventricular, alterações do segmento ST e sinais de isquemia aguda, presença de área eletricamente inativa, onda *épsilon* ou sinais de alteração da repolarização nas precordiais direitas, como encontramos na cardiopatia arritmogênica do VD (CAVD).[8] O ecocardiograma (ECO) é capaz de identificar a maioria dos casos de FV associada à cardiopatia estrutural. Contudo, casos suspeitos sem evidências ao ECO ou com resultados duvidosos devem ser pesquisados com outros métodos, como a ressonância magnética, que pode identificar alterações não percebidas (p. ex., miocárdio não compactado, tipos localizados de cardiomiopatia hipertrófica, CAVD etc.), assim como áreas de substrato para reentrada com presença de realce tardio à injeção de gadolínio.[9,10]

Defeitos elétricos primários

Em uma pequena parcela de pacientes que apresentam FV, pode não haver qualquer cardiopatia estrutural detectável. Esses pacientes podem ter defeitos hereditários de genes responsáveis por canais iônicos envolvidos na manutenção do potencial de ação da célula miocárdica.[11] Existem centenas de mutações responsáveis por diversas doenças, como a síndrome do QT longo, a síndrome de Brugada, a taquicardia ventricular polimórfica catecolaminérgica, a síndrome do QT curto e as apresentações primárias de arritmia ventricular sem defeito aparente.[12]

Situações reversíveis que podem predispor a FV incluem situações agudas de hipocalemia, septicemia com acidose metabólica, intoxicações exógenas e trauma. Pacientes sem defeito cardíaco estrutural podem ter arritmias primárias passíveis de tratamento curativo por método de ablação por cateter, como é o caso da síndrome de Wolf-Parkinson-White, na qual a eliminação da via anômala pode corrigir a causa da arritmia.[13]

Pergunta 2: Quais são os mecanismos envolvidos na FV?

O ritmo caótico encontrado na FV é decorrente de vários mecanismos passíveis de serem tratados:[14]

- **Início:** ectopias ventriculares monomórficas ou polimórficas, assim como episódios de TV não sustentada funcionam como gatilhos para a deflagração de arritmia ventricular complexa.
- **Transição:** a modulação da duração do potencial de ação das células vizinhas aos tecidos excitados por ectopias ventriculares facilita a propagação de reentrada mediante estimu-

lação de regiões que poderiam estar refratárias à despolarização. O aumento do tônus adrenérgico propicia esse mecanismo na gênese da FV.

- **Manutenção:** rotores, definidos como zonas de reentrada funcional em volta de um centro excitável, estão presentes em algumas regiões da superfície epicárdica ventricular. Técnicas de mapeamento eletroanatômico são capazes de localizar áreas críticas, para serem alvo de tratamento.
- **Evolução:** ao contrário de outras arritmias, a FV promove lesão celular e isquemia miocárdica, que participam da perpetuação do ritmo caótico e da evolução da FV.

Pergunta 3: Como abordar o paciente com FV?

O paciente com ritmo de FV ou de FLV é um paciente instável. Alguns pacientes com FLV podem se apresentar lúcidos e conscientes. Sintomas sugestivos de isquemia, além de palpitações, podem estar presentes. Alguns pacientes podem referir dor precordial típica, dispneia, escurecimento visual, tontura ou confusão mental. Esses são sinais característicos de instabilidade hemodinâmica, sendo imperioso que o tratamento seja feito de maneira rápida e efetiva. Pacientes em FV ou qualquer arritmia sem pulso apresentarão lesão cerebral irreversível, caso a circulação não seja restabelecida em um período menor que 4 a 5 minutos. Para isso, é necessário que seja feita a desfibrilação imediata. Enquanto não se procede à desfibrilação com regularização da atividade elétrica do coração e recuperação hemodinâmica, a perfusão cerebral deve ser mantida por meio de manobras de reanimação cardiopulmonar ininterruptas. É importante lembrar que essas medidas devem ser adotadas em casos de ritmo caótico, sem capacidade de geração de onda de pulso mecânico, mesmo nos casos de FLV, como se vê frequentemente.[15]

A desfibrilação envolve a passagem de uma corrente elétrica através do miocárdio, para que possa despolarizar as células de maneira generalizada e permitir a restauração do potencial de ação organizado. Atualmente, dispõe-se de equipamentos de desfibrilação externos (manuais ou automáticos), que são capazes de entregar a energia de desfibrilação pelas pás externas com diferentes configurações de onda: bifásica ou monofásica. Os aparelhos de desfibrilação externos automáticos (DEA) requerem o acionamento pelo socorrista, para que a energia de desfibrilação seja liberada de maneira automática. Deve-se utilizar a energia máxima de desfibrilação, que pode variar de 120 J a 360 J, dependendo do fabricante do desfibrilador.[16]

O uso de fármacos antiarrítmicos pode ser necessário durante as manobras de reanimação e desfibrilação. Alguns pacientes podem ser refratários aos primeiros choques de desfibrilação. Além disso, pode haver recorrência de FV ou TV, caracterizando a tempestade elétrica. Esses pacientes podem se beneficiar de antiarrítmicos para aumentar a chance de reversão ou diminuição de recorrências.[17] A amiodarona pode ser utilizada nesse contexto, na dose de 150 mg a 300 mg, diluída em 20 mL a 30 mL, a ser administrada por via intravenosa (IV). A dose de 150 mg pode ser repetida após 3 a 5 minutos. Alternativamente, pode-se utilizar a lidocaína na dose de 1 a 1,5 mg/kg IV em bólus. Pode-se repetir metade da dose após 5 minutos e uma dose de manutenção pode ser instalada com infusão de 1 a 4 mg/min.

Pergunta 4: Quem são os candidatos a implante de CDI?

Nos últimos 20 anos, vimos os resultados de diversos estudos controlados que demonstraram a eficácia do CDI na redução de mortalidade em pacientes de risco para FV. No cenário de prevenção secundária, o implante de CDI foi capaz de reduzir em cerca de 30% o risco de morte em pacientes que já apresentaram eventos de FV ou TV com repercussão hemodinâmica, quando comparado à amiodarona, que é o antiarrítmico mais eficaz disponível até hoje.[18] Considerando-se a necessidade de estratificação de risco para escolha da melhor terapia, os pacientes que foram recuperados de um episódio de FV devem ser avaliados quanto a dois aspectos importantes:

- **Existência de causa reversível para o episódio apresentado:** pacientes com episódio de FV nas primeiras 24 horas de um infarto agudo do miocárdio ou logo após terapia de revascularização e que evoluem sem recorrência da arritmia e sem disfunção ventricular esquerda não devem ter risco aumentado de recorrência de FV em seguimento de longo prazo (episódio nitidamente agudo em paciente que evolui sem sequela importante).[12] Isso também se aplica à FV que acontece no contexto de uma intercorrência aguda de hipocalemia ou decorrente de condição tratável, como na síndrome de Wolf-Parkinson-White, mas não se aplica ao paciente recuperado de FV, após reanimação bem-sucedida, fora do contexto de síndrome coronariana aguda e com fração de ejeção do ventrículo esquerdo reduzida. Nesse caso, existe substrato permanente, sem tratamento alternativo capaz de dispensar a intervenção do implante de um CDI.

- **Prognóstico do paciente: a** morte súbita pode não ser o pior desfecho, dependendo do contexto em que se insere a condição do paciente. O CDI é capaz de intervir no mecanismo de morte arrítmica, aumentando a sobrevida de pacientes com prognóstico sem limitações de causas não arrítmicas. Pacientes com expectativa de vida menor que 1 ano, em decorrência de comorbidades limitantes ou severa fragilidade, de maneira geral, não são candidatos a implante de CDI. A incapacidade de aumentar a sobrevida, devido à baixa expectativa, a maior incidência de complicações, os choques inapropriados e a baixa relação custo-benefício são elementos contra a decisão de implante de CDI nessas situações.[19]

Referências Bibliográficas

1. Buxton AE, Calkins H, Callans DJ, DiMarco JP, Fisher JD, Greene HL, et al. ACC/AHA/HRS 2006 key data elements and definitions for electrophysiological studies and procedures: a report of the American College of Cardiology/American Heart Association Task Force on Clinical Data Standards (ACC/AHA/HRS Writing Committee to Develop Data Standards on Electrophysiology). Circulation. 2006;114(23):2534-70.
2. Adabag AS, Luepker RV, Roger VL, Gersh BJ. Sudden cardiac death: epidemiology and risk factors. Nat Rev Cardiol. 2010;7(4):216-25.
3. Viskin S, Ish-Shalom M, Koifman E, Rozovski U, Zeltser D, Glick A, et al. Ventricular flutter induced during electrophysiologic studies in patients with old myocardial infarction: clinical and electrophysiologic predictors, and prognostic significance. J Cardiovasc Electrophysiol. 2003;14(9):913-9.
4. Marty J, Renner R, Bouvet B, Rispe R. Flutter ventriculaire bénin [Benign ventricular flutter]. Arch Mal Coeur Vaiss. 1955;48(7):703-5.
5. Berdowski J, Berg RA, Tijssen JG, Koster RW. Global incidences of out-of-hospital cardiac arrest and survival rates: Systematic review of 67 prospective studies. Resuscitation. 2010;81(11):1479-87.
6. Emery MS, Kovacs RJ. Sudden Cardiac Death in Athletes. JACC Heart Fail. 2018;6(1):30-40.
7. Al-Khatib SM, Stevenson WG, Ackerman MJ, Bryant WJ, Callans DJ, Curtis AB, et al. 2017 AHA/ACC/HRS Guideline for Management of Patients With Ventricular Arrhythmias and the Prevention of Sudden Cardiac Death: Executive Summary: A Report of the American College of Cardiology/American Heart Association Task Force on Clinical Practice Guidelines and the Heart Rhythm Society. J Am Coll Cardiol. 2018;72(14):1677-749.

8. Eranti A, Aro AL, Kenttä T, Holkeri A, Tikkanen JT, Junttila MJ, et al. 12-Lead electrocardiogram as a predictor of sudden cardiac death: from epidemiology to clinical practice. Scand Cardiovasc J. 2016;50(5-6):253-9.
9. Di Marco A, Anguera I, Schmitt M, Klem I, Neilan TG, White JA, et al. Late Gadolinium Enhancement and the Risk for Ventricular Arrhythmias or Sudden Death in Dilated Cardiomyopathy: Systematic Review and Meta-Analysis. JACC Heart Fail. 2017;5(1):28-38.
10. Weng Z, Yao J, Chan RH, He J, Yang X, Zhou Y, et al. Prognostic Value of LGE-CMR in HCM: A Meta-Analysis. JACC Cardiovasc Imaging. 2016;9(12):1392-402.
11. Skinner JR, Winbo A, Abrams D, Vohra J, Wilde AA. Channelopathies That Lead to Sudden Cardiac Death: Clinical and Genetic Aspects. Heart Lung Circ. 2019;28(1):22-30.
12. Al-Khatib SM, Stevenson WG, Ackerman MJ, Bryant WJ, Callans DJ, Curtis AB, et al. 2017 AHA/ACC/HRS Guideline for Management of Patients With Ventricular Arrhythmias and the Prevention of Sudden Cardiac Death: A Report of the American College of Cardiology/American Heart Association Task Force on Clinical Practice Guidelines and the Heart Rhythm Society. J Am Coll Cardiol. 2018;72(14):e91-e220.
13. Etheridge SP, Escudero CA, Blaufox AD, Law IH, Dechert-Crooks BE, Stephenson EA, et al. Life-Threatening Event Risk in Children With Wolff-Parkinson-White Syndrome: A Multicenter International Study. JACC Clin Electrophysiol. 2018;4(4):433-4.
14. Krummen DE, Ho G, Villongco CT, Hayase J, Schricker AA. Ventricular fibrillation: triggers, mechanisms and therapies. Future Cardiol. 2016 May;12(3):373-90.
15. Ewy GA, Bobrow BJ. Cardiocerebral Resuscitation: An Approach to Improving Survival of Patients With Primary Cardiac Arrest. J Intensive Care Med. 2016;31(1):24-33.
16. Nichol G, Sayre MR, Guerra F, Poole J. Defibrillation for Ventricular Fibrillation: A Shocking Update. J Am Coll Cardiol. 2017;70(12):1496-509.
17. Panchal AR, Bartos JA, Cabañas JG, Donnino MW, Drennan IR, Hirsch KG, et al. Adult Basic and Advanced Life Support Writing Group. Part 3: Adult Basic and Advanced Life Support: 2020 American Heart Association Guidelines for Cardiopulmonary Resuscitation and Emergency Cardiovascular Care. Circulation. 2020;142(16_suppl_2):S366-S468.
18. Connolly SJ, Hallstrom AP, Cappato R, Schron EB, Kuck KH, Zipes DP, et al. Meta-analysis of the implantable cardioverter defibrillator secondary prevention trials. AVID, CASH and CIDS studies. Antiarrhythmics vs Implantable Defibrillator study. Cardiac Arrest Study Hamburg. Canadian Implantable Defibrillator Study. Eur Heart J. 2000;21(24):2071-8.
19. Chen MY, Orkaby AR, Rosenberg MA, Driver JA. Frailty, Implantable Cardioverter Defibrillators, and Mortality: a Systematic Review. J Gen Intern Med. 2019;34(10):2224-31.

12 Tempestade elétrica

Carlos Antonio Abunader Kalil • Henrique César de Almeida Maia • Anibal Pires Borges

Pontos relevantes

- Tempestade elétrica é definida pela ocorrência de três ou mais episódios de taquicardia/fibrilação ventricular ou de terapias apropriadas do CDI em 24 horas.
- Trata-se de situação clínica de alta morbimortalidade, tendo relação direta com choque cardiogênico e podendo ocorrer tanto na síndrome coronariana aguda quanto na cardiopatia crônica.
- O controle do ritmo é o principal objetivo, seja por meio de terapia elétrica externa, seja pelo CDI.
- Deve-se investigar a presença de fatores clínicos associados e de fatores predisponentes.
- O manejo complementar vai desde a administração de fármacos antiarrítmicos até medidas invasivas (sedoanalgesia/intubação, ablação por cateter), com possibilidade de tratamentos mais avançados, caso não haja controle da arritmia (dispositivo de assistência circulatória, modulação autonômica, transplante cardíaco).

Introdução

A tempestade elétrica é uma condição clínica caracterizada por arritmia ventricular recorrente em curto período, sendo mais aceita a definição que considera a ocorrência de três ou mais episódios de taquicardia ventricular (TV), fibrilação ventricular (FV) ou terapias apropriadas do cardiodesfibrilador (CDI) em um período de 24 horas. Trata-se de situação de morbidade significativa, associada a aumento da mortalidade.[1] É considerada uma emergência médica e pode ter diversas apresentações, como choques recorrentes do CDI, síncope (em pacientes sem CDI), sintomas de insuficiência cardíaca (IC) ou estados de baixo débito e parada cardiorrespiratória (PCR).[2]

Em estudos de prevenção primária de morte súbita, a incidência de tempestade elétrica atinge aproximadamente 4%. Em estudos de prevenção secundária, varia entre 10% e 40%,[3] sendo semelhante em pacientes com cardiopatia isquêmica ou não isquêmica.

A tempestade elétrica está associada à ocorrência de choque cardiogênico. As arritmias participam como causa e consequência do choque, havendo papel importante dos eventos arrítmicos na piora da IC.[3,4] Uma análise da carga de arritmias no contexto do choque cardiogênico peri-infarto agudo do miocárdio, com mais de 420 mil pacientes, mostrou alta prevalência de eventos arrítmicos, com 35% do grupo apresentando TV e 30%, FV.[5] Em outra avaliação, com 4.363 pacientes admitidos exclusivamente por síndrome coronariana aguda com supra-ST, os seguintes fatores foram preditores do desenvolvimento de arritmias ventriculares complexas: choque na admissão (HR 3,4), fibrilação atrial (FA) nova (HR 2,12), revascularização incompleta (HR 1,69), IAM prévio (HR 1,60) e tempo maior do que 3 horas entre o início dos sintomas e a abertura da coronária (HR 1,31).[6]

A tempestade elétrica ocorre também em pacientes com cardiopatia crônica. Em estudo unicêntrico com 101 pacientes admitidos por tempestade elétrica, composto predominantemente de pacientes com IC crônica [fração de ejeção do ventrículo esquerdo (FEVE) média de 26%], aqueles com classes funcionais mais avançadas (III e IV da NYHA) na admissão apresentaram mortalidade 8 vezes maior, em tempo de seguimento de 12 meses. Somente 4% foram admitidos com SCA e apenas 10% não eram portadores de CDI.[3] Nesse grupo, 56% foram submetidos à coronariografia e 21%, à angioplastia coronária percutânea, percentual semelhante ao de pacientes encaminhados à ablação de TV (19%). A revascularização auxilia no controle da arritmia principalmente quando ocorre TV polimórfica ou FV em pacientes com doença coronária. Nos indivíduos com cardiopatia crônica, cuja manifestação usual é TV monomórfica, a revascularização pode não ser efetiva.

Pergunta 1: Qual é a etiologia da tempestade elétrica?

A tempestade elétrica geralmente ocorre em pacientes com doença cardíaca estrutural subjacente, seja isquêmica, seja não isquêmica. Pode ocorrer também em pacientes com síndromes genéticas (síndrome do QT longo, síndrome de Brugada e TV polimórfica catecolinérgica, por exemplo).[2] Há necessidade de vulnerabilidades estrutural, eletrofisiológica e autonômica associadas a desencadeadores (gatilhos).[7] Fatores como isquemia, distúrbios eletrolíticos ou estados pró-arrítmicos associados ao uso de fármacos antiarrítmicos, antimicrobianos, antidepressivos e antipsicóticos podem ocorrer simultaneamente em indivíduos com doença cardíaca estrutural ou predisposição genética.

Pergunta 2: Como devem ser feitos a avaliação e o tratamento da tempestade elétrica?

O manejo da tempestade elétrica envolve diversas etapas. O Quadro 12.1 relaciona 10 itens que devem ser considerados no atendimento aos pacientes.[8]

Quadro 12.1 *Checklist* para manejo da tempestade elétrica

1) Admissão em leito monitorizado – realização de ECG de 12 derivações
2) Avaliação e controle do ritmo – CVE, se instabilidade hemodinâmica
3) Interrogação e reprogramação do CDI
4) Manejo de fatores precipitantes/causas reversíveis (isquemia, distúrbio eletrolítico, efeito pró-arritmogênico de drogas)
5) Tratamento farmacológico: betabloqueador (se tolerância hemodinâmica), terapia antiarrítmica (amiodarona e/ou lidocaína)
6) Sedoanalgesia, intubação orotraqueal
7) Ablação por cateter
8) Suporte circulatório mecânico
9) Modulação autonômica
10) Transplante cardíaco

Adaptado de: Maury P, et al. Arch Cardiovasc Dis. 2019;112(12):781-91.

Monitorização cardíaca e realização de ECG de 12 derivações

A avaliação se inicia com a monitorização do paciente em ambiente seguro, com leito monitorizado, preferencialmente na emergência ou em unidade de terapia intensiva. A realização de ECG de 12 derivações é essencial, tanto para o diagnóstico diferencial entre arritmia ventricular e arritmia supraventricular quanto para guiar a localização do foco arrítmico em caso de TV. Além disso, mesmo que a arritmia tenha cessado, o ECG é importante para avaliar a etiologia da tempestade elétrica (isquemia, cardiopatia estrutural, canalopatias, morfologia de batimentos prematuros etc.).

Avaliação e controle do ritmo

A estabilização clínica deve ser realizada concomitantemente com a avaliação morfológica da arritmia. O controle do ritmo é o objetivo principal. Se houver instabilidade hemodinâmica, a reversão elétrica deve ser realizada imediatamente.

Interrogação e reprogramação do CDI

Os pacientes com IC crônica que se apresentam em tempestade elétrica geralmente já são portadores de CDI. A interrogação do dispositivo é essencial em todos casos de choques recorrentes. Os objetivos são avaliar o ritmo de base, analisar a eficácia das terapias aplicadas e fazer a reprogramação adequada. Em alguns casos, o próprio CDI pode ser um fator complicador em pacientes com tempestade elétrica. Um efeito pró-arrítmico desse dispositivo está relacionado à programação de baixas frequências de detecção de FV, à ocorrência de arritmia de curta duração e à falta de programação de terapias antitaquicardia (ATP) durante a carga do capacitador. Nessas situações, tem sido documentado o desenvolvimento de arritmias ventriculares recorrentes.[9]

Está bem documentado na literatura que a recorrência frequente de choques do CDI, apropriados ou não, está associada ao aumento da morbidade e da mortalidade.[10] O CDI deve ser reprogramado para reduzir a carga de choques, no sentido de eliminar as programações que resultem em choques ineficazes ou desnecessários e de introduzir intervenções de ATP para interrupção das arritmias ventriculares. Frequentemente, durante a tempestade elétrica, podem ocorrer episódios de TV não sustentada que, embora de pouco impacto clínico imediato, podem originar choques desnecessários. Nesse caso, o aumento na duração da detecção e no limiar de detecção da frequência cardíaca pode reduzir os choques do CDI e diminuir a mortalidade, sem aumentar a incidência de síncope.[10-12]

Mediante a recorrência de choques por TV hemodinamicamente bem tolerada, a ideia de desativar temporariamente as terapias de choque do dispositivo até que o tratamento mais apropriado para cada caso seja adotado é inadequada e temerosa. O paciente pode apresentar arritmias ventriculares de alta frequência, instáveis, intercaladas com episódios de TV hemodinamicamente bem tolerados que não serão tratados. As condutas mais apropriadas são a programação de ATP, adequando-o à frequência e ao tempo de duração da arritmia com instabilidade hemodinâmica, e a reprogramação da zona TV/FV para frequências mais elevadas, além do aumento no tempo de detecção da taquicardia antes da entrega de choques. Essas condutas são capazes de evitar choques desnecessários, sem deixar o paciente desprovido da ação do CDI, até que se institua terapêutica mais adequada para controle dos eventos arrítmicos.[11]

Dentre os ATP, a preferência é pela terapia com *burst* (em vez de rampa), visando minimizar o risco de aceleração da arritmia. A programação de frequências atriais elevadas (na faixa de 90 bpm a 110 bpm) é eficaz na redução de gatilhos nos pacientes com TV secundária à bradicardia (QT longo e/ou batimentos ventriculares prematuros).

Efeito pró-arrítmico também pode ser visto com a terapia de ressincronização cardíaca (TRC), quando o eletrodo ventricular esquerdo provoca contrações ventriculares prematuras ou estimula zonas da borda de cicatrizes, facilitando a condução lenta do estímulo e criando a reentrada, mecanismo responsável pela arritmia ventricular. Para esses pacientes, está indicada a descontinuação temporária da estimulação do ventrículo esquerdo, com o intuito de interromper a indução das crises. Essa medida causa o desaparecimento das extrassístoles induzidas tanto pelo estímulo ventricular, como pela presença do eletrodo. Essa programação deve ser mantida até que terapêuticas definitivas, como a realocação do eletrodo ou a ablação da região de condução lenta, sejam tomadas. Uma vez que o eletrodo ventricular esquerdo se encontre dentro do seio coronariano e, portanto, mais próximo ao epicárdio, a ablação epicárdica é altamente eficaz na abordagem da cicatriz nas proximidades do eletrodo.[13]

Manejo de fatores precipitantes

Faz-se necessário investigar e tratar isquemia miocárdica quando apropriado, bem como realizar detalhada investigação de doença estrutural (avaliação da função ventricular e áreas de cicatriz). Procedimentos diagnósticos invasivos (como coronariografia ou estudo eletrofisiológico) ou terapêuticos (angioplastia coronária, cirurgia de revascularização ou ablação) devem ocorrer em paralelo, não de maneira competitiva. A existência de potenciais causas reversíveis de tempestade elétrica não exclui isquemia coexistente gerada pela progressão da doença aterosclerótica.[3] Quanto à morfologia da arritmia, a TV polimórfica está mais associada à descompensação isquêmica, enquanto a TV monomórfica se associa a cardiopatias crônicas (áreas de cicatriz).

O controle de distúrbios eletrolíticos é importante na avaliação de fatores precipitantes. São preconizados um nível sérico de potássio entre 4,5 e 5,5 mmol/L e um nível normal a alto de magnésio, para reduzir a chance de alterações da repolarização ventricular secundárias principalmente à hipocalemia, já que muitos fármacos antiarrítmicos podem ter efeito pró-arrítmico pelo prolongamento do intervalo QT. A TV polimórfica que é gerada por atividade deflagrada pós-despolarização precoce nos casos de QT longo é chamada de *torsade de pointes*.

Tratamento farmacológico

No tratamento farmacológico da tempestade elétrica, a redução do tônus adrenérgico é necessária, sendo preconizado o uso de betabloqueadores, se toleráveis hemodinamicamente.[14] Betabloqueadores não seletivos, como o propranolol, podem ter certa vantagem nesse contexto, por proporcionarem uma quebra do tônus adrenérgico, devido à sua eficácia central. Um estudo randomizou 60 pacientes portadores de CDI admitidos por tempestade elétrica para os braços propranolol ou metoprolol, administrados por via oral durante 48 horas. A FEVE média dos grupos propranolol e metoprolol foi de 25% e 26%, respectivamente. Ambos os grupos faziam uso de amiodarona endovenosa. Os pacientes que receberam propranolol tiveram redução significativa de eventos (menos 2,67 vezes) com relação àqueles que receberam metoprolol. Os autores concluíram que a combinação de amiodarona endovenosa e propranolol via oral é segura, eficaz e superior à combinação de amiodarona e metoprolol.[15] Por outro lado, nos casos de comprometimento hemodinâmico, betabloqueadores de ação muito curta, como o esmolol, são preferidos, pela maior facilidade de titulação de dose.

O segundo fármaco de escolha usualmente é a amiodarona, um antiarrítmico da classe III de Vaughan-Williams, que pode ser utilizado em diversos cenários. A combinação entre betabloqueador e amiodarona é claramente mais eficaz do que o uso isolado de betabloqueador.[14] Pode-se utilizar, inclusive, infusão endovenosa de amiodarona nos pacientes que já fazem uso oral da medicação. Os efeitos adversos a longo prazo (disfunção hepática, disfunção tireoidiana, fibrose pulmonar, alteração ocular etc.) não são importantes na fase aguda. A lidocaína, representante dos antagonistas dos canais rápidos de sódio (antiarrítmicos da classe IB), pode ser utilizada quando a arritmia ventricular não for controlada com a infusão de amiodarona ou quando a amiodarona for contraindicada (hipertireoidismo ou QT longo). No caso de a amiodarona não ser efetiva, a lidocaína pode ser utilizada em associação.

Outros fármacos antiarrítmicos disponíveis no mercado brasileiro também fazem parte do arsenal terapêutico para controle da tempestade elétrica. A propafenona (antiarrítmico da classe IC) pode ser utilizada em pacientes com TV monomórfica na ausência de cardiopatia estrutural. Por aumentar a mortalidade quando administrada a longo prazo em pacientes com doença estrutural cardíaca, especificamente nesse grupo, a propafenona entraria somente como uma estratégia de resgate, em indivíduos selecionados, preferencialmente portadores de CDI. O bloqueador dos canais de cálcio verapamil (antiarrítmico da classe IV) pode ser utilizado em TV idiopáticas, particularmente na TV fascicular, que se manifesta como tempestade elétrica.

O agonista adrenérgico isoproterenol pode ser utilizado na supressão da tempestade elétrica e da FV nas síndromes de Brugada, do QT longo e da repolarização precoce. Seu efeito se deve particularmente à supressão de batimentos ventriculares prematuros com o aumento da frequência cardíaca (aumento da corrente de entrada de cálcio, eliminando o gradiente transmural).[14] Infelizmente, outros antiarrítmicos com ações específicas nos substratos que podem gerar tempestade elétrica, como mexiletine, flecainida e quinidina, não estão disponíveis no mercado brasileiro.

Nos casos em que a tempestade elétrica gera comprometimento hemodinâmico, a noradrenalina é o vasopressor de preferência. Dopamina está associada a maior risco de arritmias.[16] Os agentes inotrópicos apresentam efeito pró-arrítmico, não sendo ideais no cenário da tempestade elétrica. Quanto à escolha do inotrópico nos casos de choque cardiogênico, não há diferença entre o uso de dobutamina ou milrinone quanto à ocorrência de arritmia que necessite de intervenção médica, conforme publicação recente de ensaio clínico randomizado unicêntrico com 192 pacientes.[17]

Sedoanalgesia

Caso a arritmia ainda persista, os próximos passos são a sedoanalgesia e intubação, visando reduzir o estímulo adrenérgico central. Uma opção de fármaco seria o propofol, pois tem atuação direta no sistema nervoso autônomo, gerando bloqueio simpático transitório. Além disso, apresenta efeito mínimo na condução atrioventricular.[18] O maior problema relacionado ao propofol é a baixa tolerância hemodinâmica, que pode ser superada pela melhora do padrão hemodinâmico caso o paciente permaneça sem arritmia ventricular.

Ablação

A ablação por cateter está indicada nos casos de refratariedade aos fármacos antiarrítmicos. Segundo diretrizes do ESC de 2015, a ablação de urgência da TV monomórfica sustentada relacionada à cicatriz tem indicação classe I, nível de evidência B, se o paciente apresentar TV incessante ou tempestade elétrica. A recomendação também é classe I, nível de evidência B, em caso de doença isquêmica cardíaca e choques recorrentes do CDI.[19]

O uso de ablação como complemento à terapia farmacológica no tratamento de arritmia ventricular tem demonstrado superioridade em comparação à terapia farmacológica isolada.[20,21] A análise de dados do estudo *VANISH* (ablação de taquicardia ventricular *versus* terapia antiarrítmica escalonada em doença cardíaca isquêmica) demonstrou que, em pacientes com CDI e episódios frequentes de taquicardia ventricular apesar do uso de fármacos antiarrítmicos, a adição de ablação por cateter foi capaz de reduzir significativamente o risco do desfecho combinado de óbito, tempestade elétrica ou choques apropriados.[20]

Em metanálise com base em estudos de pacientes com tempestade elétrica que receberam tratamento invasivo (ablação por cateter, ablação transcoronária com etanol ou ablação transcirúrgica), a supressão da arritmia clínica foi de 92%, com índice de sobrevivência de 93% em 60 meses e taxa de complicações de 2%.[22]

A ablação por cateter em pacientes com tempestade elétrica é desafiadora, tanto do ponto de vista técnico, quanto de sua associação com risco aumentado de morbimortalidade durante o procedimento. Apesar disso, a ablação deve ser considerada em todos os pacientes com tempestade elétrica que não respondem à terapia medicamentosa, pois seu emprego precoce demonstrou melhorar os desfechos clínicos dos pacientes.[7]

Santangeli et al. publicaram o escore *Patients Risk Profile and Mortality* (PAINESD) para avaliação de risco de descompensação hemodinâmica em pacientes submetidos à ablação de arritmia ventricular, que também pode ser aplicado a pacientes com tempestade elétrica. Nessa avaliação (Tabela 12.1), escore acumulado abaixo de 10 pontos traduz risco próximo a 2%, que sobe para cerca de 7% com escore entre 10 e 16, e atinge cerca de 25% com escore acima de 16, necessitando geralmente de suporte hemodinâmico primário para o procedimento[23].

Tabela 12.1 Escore PEINESD: avaliação para descompensação hemodinâmica em pacientes submetidos à ablação de TV

PAINESD Escore de Risco	
Variável	Pontuação
Doença pulmonar	5
Idade > 60 anos	3
Anestesia geral	4
Doença coronariana	6
NYHA III ou IV	6
Fração de ejeção < 25%	3
Tempestade elétrica	5
Diabetes melito	3

Do ponto de vista técnico, várias alternativas à aplicação clássica de radiofrequência têm sido utilizadas, como a aplicação simultânea unipolar e bipolar, o uso de solução salina a 0,45%, a ablação por agulha, o uso de fontes alternativas de energia (crioablação, por exemplo), a abordagem transcoronariana ou transvenosa com etanol, entre outras. Todas essas variações técnicas têm por objetivo produzir lesões miocárdicas maiores, envolvendo o endocárdio, para abranger maior área do substrato anatômico da arritmia.[24-26]

Uma situação particular relacionada à tempestade elétrica, do ponto de vista da ablação por radiofrequência, é a de pacientes sem doença cardíaca estrutural. Algumas condições que podem resultar dela requerem procedimentos específicos, como: 1) síndrome de Brugada, 2) repolarização precoce associada à fibrilação ventricular recorrente e 3) extrassístole de acoplamento ultracurto ou desencadeadora de taquicardia ventricular.

No caso da síndrome de Brugada, a ablação epicárdica da via de saída do ventrículo direito, visando erradicar áreas de cicatriz de baixa voltagem e/ou áreas de condução lenta, mostrou-se altamente eficaz.[27] No caso da repolarização precoce, o fator desencadeador da arritmia é uma extrassístole, que normalmente tem origem na parede inferior do ventrículo esquerdo.[28] A abordagem dessa extrassístole, bem como daquelas de acoplamento curto (cuja origem pode ser qualquer local do ventrículo), tem resultado bastante satisfatório com ablação, reduzindo substancialmente as taquicardias ventriculares ou eliminando-as, apesar da alta incidência de recorrência (30%).[29]

Suporte mecânico

O uso de suporte mecânico pode ser necessário, principalmente nos casos de arritmia ventricular que cursam com instabilidade hemodinâmica. Em análise de 64 pacientes (62% com tempestade elétrica, 23% em choque), a manutenção de oxigenação por membrana extracorpórea (ECMO) por pelo menos 24 horas após a ablação permitiu a estabilização do ritmo com baixa mortalidade peri-procedimento. Nos casos em que não se conseguiu o controle da arritmia, a ECMO serviu de ponte para dispositivos de assistência permanente (LVAD) ou transplante cardíaco.[30] Em outra análise de 21 pacientes em suporte mecânico (ECMO, balão intra-aórtico ou Impella) submetidos à ablação de resgate por choque cardiogênico e TV refratária, aqueles com melhor FEVE de base e os que estavam há menos tempo em choque apresentaram melhor sobrevida.[31] Contudo, não ficou claro, nesse estudo, se as mortes se relacionaram a tempos mais longos em choque e se intervenções mais precoces resultariam em melhores desfechos.

Modulação autonômica

Existe forte ligação entre atividade simpática cardíaca e arritmogênese ventricular. Em modelos animais, é possível demonstrar que o bloqueio do gânglio estrelado esquerdo resulta em aumento da duração do potencial de ação, do período refratário, do limiar de fibrilação e da heterogeneidade da repolarização transmural, mecanismos sabidamente relacionados à arritmogênese.[32-34] Por sua vez, o aumento do tônus simpático resulta no aumento da heterogeneidade da repolarização,[35] do risco de potenciais tardios[36] e da indutibilidade da arritmia.[37] Esses efeitos explicam, em parte, a ação benéfica e a eficácia do antagonismo do receptor beta-adrenérgico em pacientes com arritmia ventricular.[38]

A maior parte do fluxo simpático eferente para o coração ocorre através do gânglio estrelado. As fibras responsáveis pela neurotransmissão simpática cardíaca encontram-se dentro do gânglio estrelado e dos gânglios adjacentes da cadeia simpática. Além disso, as fibras pós-ganglionares de outros gânglios também passam pelo gânglio estrelado e daí vão para os gânglios cervicais médios e para os nervos cardíacos.[39] Por outro lado, existe um componente humoral simpático que atua no coração, proveniente da ação adrenérgica decorrente da estimulação neural da glândula suprarrenal. Essa estimulação ocorre pelas fibras oriundas dos nervos esplâncnicos toracolombares (T10-L1). As fibras dirigem-se diretamente às células cromafins da medula suprarrenal em percurso adjacente às artérias renais.[40]

É possível obter bloqueio adrenérgico com o uso de fármacos. No entanto, nem sempre esse bloqueio é efetivo em controlar as crises de arritmia ventricular recorrente.[41] Além do bloqueio farmacológico, outras terapias têm sido utilizadas para bloquear o sistema autonômico[42], como anestesia peridural torácica, bloqueio anestésico do gânglio estrelado, bloqueio cirúrgico do gânglio estrelado e denervação renal.

Abordagens experimentais para o bloqueio neuroaxial incluem a estimulação do nervo vago, a corrente alternada de frequência na faixa de kHz, o bloqueio por corrente alternada balanceada e o bloqueio transtraqueal do plexo cardíaco.[7] Embora a anestesia peridural torácica e o bloqueio do gânglio estrelado reduzam significativamente a carga de arritmias ventriculares, eles não representam solução a longo prazo para a supressão da arritmia e geralmente são usados como ponte para a denervação cirúrgica.[43-44]

Denervação cirúrgica do gânglio estrelado

Uma maneira permanente de bloqueio neuroaxial que afeta as inervações aferente e eferente do coração é conseguida por meio de denervação cirúrgica do gânglio estrelado. A denervação simpática cardíaca cirúrgica remove a metade inferior dos gânglios estrelados esquerdos ou bilaterais e os gânglios torácicos T2-T4.[43]

Vários estudos demonstraram que esse procedimento diminuiu significativamente a carga de choques do desfibrilador em pacientes com TV refratária, de 19% para 2% pós-procedimento, com 90% dos pacientes experimentando uma redução nos choques de CDI.[45] Embora a denervação ganglionar esquerda gere benefícios significativos, a abordagem bilateral é mais eficaz, aumentando a sobrevida livre de choque do CDI em 48% *versus* 30% no procedimento à esquerda. Apesar de os dados ainda serem escassos, a morbidade significativa e as opções limitadas nos pacientes refratários ao tratamento convencional tornam essa opção razoável.[1]

O procedimento, porém, causa efeitos colaterais de monta, que chegam a atingir 95% dos pacientes, incluindo 66% com anidrose à esquerda, 59% com rubor facial unilateral, 55% com hiperidrose contralateral, 39% com temperatura diferencial nas mãos, 11% com ptose palpebral permanente, além de várias outras complicações menos frequentes (inferiores a 10%).[46]

Essas complicações e o fato de a maior parte dos ensaios clínicos envolver pequena quantidade de pacientes ou ser retrospectivo[45] indicam a necessidade de estudos de maior poder estatístico para recomendação do procedimento como rotina clínica.

Denervação renal

A denervação simpática renal é realizada por meio de aplicações de radiofrequência nas artérias renais, objetivando as desconexões simpáticas eferente e aferente da suprarrenal. Embora existam variações, o procedimento geralmente envolve a inserção de cateteres por via transcutânea nas artérias renais. São realizadas lesões circunferenciais em forma de espiral, usando ablação por radiofrequência ponto a ponto, tipicamente 5 a 6 lesões em cada artéria renal.[47,48]

A revisão sistemática (Quadro 12.2) dos estudos de denervação renal mostra redução estatisticamente significativa na carga de arritmia ventricular, bem como uma redução do número de terapias de CDI administradas, com uma diferença média padronizada de -3,11 ($p < 0,001$).[42]

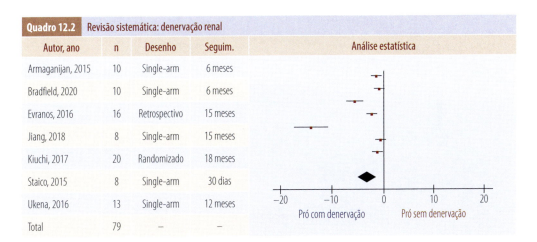

Diferentemente da abordagem cirúrgica do gânglio estrelado, a denervação renal apresenta baixos índices de complicação, sendo estimados em 1,7%. Na revisão da literatura, a única complicação importante foi um caso de bradicardia intraprocedimento, que necessitou de administração de adrenalina, sem complicações a longo prazo.[42] Os ensaios clínicos de denervação renal também incluíram pequeno número de pacientes necessitando de estudos adicionais para melhor avaliação de seus resultados.

Transplante cardíaco

Nos casos de arritmias ventriculares refratárias ao tratamento farmacológico, a dispositivos elétricos e a procedimentos de ablação, a alternativa que resta é a realização do transplante cardíaco, com indicação classe I, nível de evidência C nesse cenário, conforme as diretrizes brasileiras de transplante cardíaco.[49]

O fluxograma de atendimento da tempestade elétrica está representado na Figura 12.1.

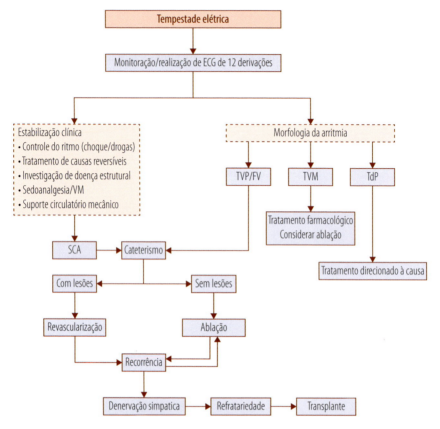

FIGURA 12.1. Fluxograma para o tratamento da tempestade elétrica. ECG: eletrocardiograma, TVP: taquicardia ventricular polimórfica; TVM: taquicardia ventricular monomórfica; TdP: *torsade de pointes*; VM: ventilação mecânica; SCA: síndrome coronariana aguda. Fonte: próprio autor.

Referências Bibliográficas

1. Al-Khatib SM, Stevenson WG, Ackerman MJ, Bryant WJ, Callans DJ, et al. 2017 AHA/ACC/HRS Guideline for management of patients with ventricular arrhythmias and the prevention of sudden cardiac death. J Am Coll Cardiol. 2018;72(14):e91-e220.
2. Elsokkari I, Sapp JL. Electrical storm: prognosis and management. Prog Cardiovasc Dis. 2021;66:70-9.
3. Gadula-Gacek E, Tajstra M, Niedziela J, Pyka L, Gasior M. Characteristics and outcomes in patients with electrical storm. Am J Cardiol. 2019;123:1637-42.
4. Tehrani BN, Truesdell AG, Psotka MA, Rosner C, Singh R, et al. A standardized and comprehensive approach to the management of cardiogenic shock. JACC Heart Fail. 2020;8(11):879-91.
5. Vallabhajosyula S, Patlolla SH, Verghese D, Ya'Qoub, Kumar V, et al. Burden of arrhytmias in acute myocardial infarction complicated by cardiogenic shock. Am J Cardiol. 2020;125:1774-81.
6. Podolecki TS, Lenarczik R, Kowalczyk JP, Jedrzejczyk-Patej EK, Chodor PK, et al. Risk stratification for complex ventricular arrhytmia complicating ST-segment elevation myocardial infarction. Cor Art Disease. 2018;29(8):681-6.
7. Geraghty L, Santangeli P, Tedrow UB, Shivkumar K, Kumar S. Comtemporary mamgement of electrical storm. Heart Lung Circ. 2019;28:123-33.

8. Maury P, Mansourati J, Fuchier L, Waintraub X, Boveda S, et al. Management of sustained arrhythmias for patients with cardiogenic shock in intensive cardiac care units. Arch Cardiovasc Dis. 2019;112(12):781-91.
9. Guerra F, Palmisano P, Dell'Era G, Ziacchi M, Ammendola E, et al. Implantable cardioverter-defibrillator programming and electrical storm: Results of the OBSERVational registry On long-term outcome of ICD patients (OBSERVO-ICD). Heart rhythm. 2016;13(10):1987-92.
10. Moss AJ, Schuger C, Beck CA, Brown MW, Cannom DS, et al. Reduction in inappropriate therapy and mortality through ICD programming. N Engl J Med. 2012;367(24):2275-83.
11. Wilkoff BL, Williamson BD, Stern RS, Moore SL, Lu F, et al. Strategic programming of detection and therapy parameters in implantable cardioverter-defibrillators reduces shocks in primary prevention patients: results from the PREPARE (Primary Prevention Parameters Evaluation) study. J Am Coll Cardiol. 2008;52(7):541-50.
12. Auricchio A, Schloss EJ, Kurita T, Meijer A, Gerritse B, et al. Low inappropriate shock rates in patients with single- and dual/triple-chamber implantable cardioverter-defibrillators using a novel suite of detection algorithms: PainFree SST trial primary results. Heart rhythm. 2015;12(5):926-36.
13. Roque C, Trevisi N, Silberbauer J, Oloriz T, Mizuno H, et al. Electrical storm induced by cardiac resynchronization therapy is determined by pacing on epicardial scar and can be successfully managed by catheter ablation. Circ Arrhythm Electrophysiol. 2014;7(6):1064-9.
14. Martinek M, Manniger M, Schönbauer R, Scherr D, Schokro C, et al. Expert consensus on acute management of ventricular arrhythmias – VT network Austria. Int J Cardiol Heart Vasc. 2021;34:100760.
15. Chatzidou S, Kontogioannis C, Tsilimigras D, Georgiopoulos G, Kosmopoulos M, et al. Propranolol versus metoprolol for treatment of electrical storm in patients with implantable cardioverter-defibrillator. J Am Coll Cardiol. 2018;71(17):1897-906.
16. Diepen S, Katz JN, Albert NM, Henry TD, Jacobs AK, et al. Contemporary management of cardiogenic shock: a Scientific Statement form the American Heart Association. Circulation. 2017;136(16):e232-e268.
17. Mathew R, Di Santo P, Jung RG, Marbach AJ, Hutson J, et al. Milrinone as compared with dobutamina in the treatment of cardiogenic shock. N Engl J Med. 2021;385:516-25.
18. Borjorjee J, Miln B. Propofol for electrical storm; a case report of cardioversion and supression of ventricular tachycardia by propofol. Can J Anesth. 2002;49(9):973-7.
19. Priori SG, Blomström-Lundqvist C, Mazzanti A, Blow N, Borggrefe M, et al. 2015 ESC Guidelines for the management of patients with ventricular arrhythmias and the prevention of sudden cardiac death. Eur Heart J. 2015;36(41):2793-867.
20. Sapp JL, Wells GA, Parkash R, Stevenson WG, Blier L, et al. Ventricular tachycardia ablation versus escalation of antiarrhythmic drugs. N Engl J Med. 2016;375(2):111-21.
21. Santangeli P, Muser D, Maeda S, Filtz A, Zado ES, et al. Comparative effectiveness of antiarrhythmic drugs and catheter ablation for the prevention of recurrent ventricular tachycardia in patients with implantable cardioverter-defibrillators: a systematic review and meta-analysis of randomized controlled trials. Heart rhythm. 2016;13(7):1552-9.
22. Nayyar S, Ganesan AN, Brooks AG, Sullivan T, Roberts-Thomson KC, et al. Venturing into ventricular arrhythmia storm: a systematic review and meta-analysis. Eur Heart J. 2013;34(8):560-71.
23. Santangeli P, Muser D, Zado ES, Magnani S, Khetpal S, et al. Acute hemodynamic decompensation during catheter ablation of scar-related ventricular tachycardia: incidence, predictors, and impact on mortality. Circ Arrhythm Electrophysiol. 2015;8(1):68-75.
24. Kumar S, Barbhaiya CR, Sobieszczyk P, Eisenhauer AC, Couper GS, et al. Role of alternative interventional procedures when endo- and epicardial catheter ablation attempts for ventricular arrhythmias fail. Circ Arrhythm Electrophysiol. 2015;8(3):606-15.
25. Liang JJ, Betensky BP, Muser D, Zado ES, Anter E, et al. Long-term outcome of surgical cryoablation for refractory ventricular tachycardia in patients with non-ischemic cardiomyopathy. Europace. 2018;20(3):e30-e41.
26. Kreidieh B, Rodriguez-Manero M, Schurmann P, Ibarra-Cortez SH, Dave AS, et al. Retrograde coronary venous ethanol infusion for ablation of refractory ventricular tachycardia. Circ Arrhythm Electrophysiol. 2016;9(7):101161.
27. Pappone C, Brugada J, Vicedomini G, Ciconte G, Manguso F, et al. Electrical substrate elimination in 135 consecutive patients with Brugada syndrome. Circ Arrhythm Electrophysiol. 2017;10(5):e005053.
28. Haissaguerre M, Derval N, Sacher F, Jesel L, Deisenhofer I, et al. Sudden cardiac arrest associated with early repolarization. N Engl J Med. 2008;358(19):2016-23.
29. Ozaydin M, Moazzami K, Kalantarian S, Lee H, Mansour M, et al. Long-term outcome of patients with idiopathic ventricular fibrillation: a meta-analysis. J Cardiovasc Electrophysiol. 2015;26(10):1095-104.
30. Baratto F, Pappalardo F, Oloriz T, Bisceglia C, Vergara P, et al. Extracorporeal membrane oxygenation for hemodynamic support of ventricular tachycardia ablation. Circ Arrhythm Eletrophysiol. 2016;9:e004492.

31. Ballout JA, Wazni OM, Tarakji KG, Saliba WI, Kang M, et al. Catheter ablation in patients with cardiogenic shock and refractory ventricular tachycardia. Circ Arrhythm Electrophysiol. 2020;13:e007669.
32. Ardell JL, Andresen MC, Armour JA, Billman GE, Chen PS, et al. Translational neurocardiology: preclinical models and cardioneural integrative aspects. J Physiol. 2016;594(14):3877-909.
33. Gu Y, Wang L, Wang X, Tang Y, Cao F, et al. Assessment of ventricular electrophysiological characteristics at periinfarct zone of postmyocardial infarction in rabbits following stellate ganglion block. J Cardiovasc Electrophysiol. 2012;23 Suppl 1:S29-35.
34. Ajijola OA, Lellouche N, Bourke T, Tung R, Ahn S, Mahajan A, et al. Bilateral cardiac sympathetic denervation for the management of electrical storm. J Am Coll Cardiol. 2012;59(1):91-2.
35. Yagishita D, Chui RW, Yamakawa K, Rajendran PS, Ajijola OA, et al. Sympathetic nerve stimulation, not circulating norepinephrine, modulates T-peak to T-end interval by increasing global dispersion of repolarization. Circ Arrhythm Electrophysiol. 2015;8(1):174-85.
36. Priori SG, Mantica M, Schwartz PJ. Delayed afterdepolarizations elicited in vivo by left stellate ganglion stimulation. Circulation. 1988;78(1):178-85.
37. Irie T, Yamakawa K, Hamon D, Nakamura K, Shivkumar K, et al. Cardiac sympathetic innervation via middle cervical and stellate ganglia and antiarrhythmic mechanism of bilateral stellectomy. Am J Physiol Heart Circ Physiol. 2017;312(3):H392-H405.
38. Yancy CW, Jessup M, Bozkurt B, Butler J, Casey DE, et al. 2016 ACC/AHA/HFSA Focused Update on New Pharmacological Therapy for Heart Failure: An Update of the 2013 ACCF/AHA Guideline for the Management of Heart Failure: A Report of the American College of Cardiology/American Heart Association Task Force on Clinical Practice Guidelines and the Heart Failure Society of America. J Am Coll Cardiol. 2016;68(13):1476-88.
39. Janes RD, Brandys JC, Hopkins DA, Johnstone DE, Murphy DA, et al. Anatomy of human extrinsic cardiac nerves and ganglia. Am J Cardiol. 1986;57(4):299-309.
40. Meng L, Tseng CH, Shivkumar K, Ajijola O. Efficacy of stellate ganglion blockade in managing electrical storm: a systematic review. JACC Clinical Electrophysiol. 2017;3(9):942-9.
41. Moss AJ, Zareba W, Hall WJ, Klein H, Wilber DJ, et al. Prophylactic implantation of a defibrillator in patients with myocardial infarction and reduced ejection fraction. N Engl J Med. 2002;346(12):877-83.
42. Hawson J, Harmer JA, Cowan M, Virk S, Campbell T, et al. Renal denervation for the management of refractory ventricular arrhythmias: a systematic review. JACC Clinical Electrophysiol. 2021;7(1):100-8.
43. Bourke T, Vaseghi M, Michowitz Y, Sankhla V, Shah M, et al. Neuraxial modulation for refractory ventricular arrhythmias: value of thoracic epidural anesthesia and surgical left cardiac sympathetic denervation. Circulation. 2010;121(21):2255-62.
44. Fudim M, Boortz-Marx R, Ganesh A, Waldron NH, Qadri YJ, et al. Stellate ganglion blockade for the treatment of refractory ventricular arrhythmias: a systematic review and meta-analysis. J Cardiovasc Electrophysiol. 2017;28(12):1460-7.
45. Vaseghi M, Gima J, Kanaan C, Ajijola OA, Marmureanu A, et al. Cardiac sympathetic denervation in patients with refractory ventricular arrhythmias or electrical storm: intermediate and long-term follow-up. Heart rhythm. 2014;11(3):360-6.
46. Webster G, Monge MC. Left cardiac sympathetic denervation: should we sweat the side effects? Circ Arrhythm Electrophysiol. 2015;8(5):1007-9.
47. Ukena C, Mahfoud F, Ewen S, Bollmann A, Hindricks G, et al. Renal denervation for treatment of ventricular arrhythmias: data from an International Multicenter Registry. Clin Res Cardiol. 2016;105(10):873-9.
48. Singh RR, Denton KM. Renal denervation. Hypertension. 2018;72(3):528-36.
49. Bacal F, Marcondes-Braga FG, Rohde LE, Xavier Jr JL, Brito FS, et al. 3ª diretriz brasileira de transplante cardíaco. Arq Bras Cardiol. 2018;111(2):230-89.

13 Cardioversão elétrica e farmacológica da fibrilação atrial – abordagem atual

Anis Rassi Junior • Fábio Mahamed Rassi

Pontos relevantes

- A cardioversão da fibrilação atrial (FA) está geralmente indicada nos casos de instabilidade hemodinâmica, primeiro episódio de FA, FA persistente sintomática e FA de causa potencialmente reversível, após correção da condição precipitante com persistência da FA.
- A cardioversão da FA deve geralmente ser evitada em pacientes assintomáticos, com múltiplas comorbidades, idade avançada, com baixa probabilidade de sucesso à cardioversão, em pacientes não anticoagulados adequadamente e em pacientes com trombo atrial ou em apêndice auricular.
- Pacientes com FA de duração > 48 horas ou de duração não conhecida podem ser cardiovertidos de maneira convencional, com o uso de anticoagulação adequada por 3 semanas antes e 4 semanas depois da cardioversão, ou por meio de estratégia guiada pelo ecocardiograma transesofágico, a qual abrevia o uso de anticoagulação prévia à cardioversão para algumas horas ou dias, na ausência de trombose atrial, mantendo-se a anticoagulação por mais 4 semanas após a cardioversão ou indefinidamente.
- A anticoagulação terapêutica pode ser realizada com a varfarina, mantendo-se a razão normalizada internacional (RNI) entre 2 e 3, ou com os anticoagulantes orais mais recentes (dabigatrana, rivaroxabana, apixabana ou edoxabana). Quando se utiliza o eco transesofágico, além do emprego dos novos anticoagulantes orais, a anticoagulação abreviada pré-cardioversão pode também ser feita com uso de heparina não fracionada ou heparina de baixo peso molecular, associadas à varfarina e mantidas até o RNI entrar na faixa terapêutica.
- O uso crônico de anticoagulante oral pós-cardioversão depende do escore de risco CHA_2DS_2-VASc. Pacientes com CHA_2DS_2-VASc > 0 em homens e > 1 em mulheres devem receber anticoagulação de forma permanente, independentemente do sucesso da cardioversão. Já para pacientes de baixo risco tromboembólico (CHA_2DS_2-VASc 0 em homens e 1 em mulheres), anticoagulação por apenas 4 semanas pós-cardioversão é suficiente, devendo ser suspensa após esse período.
- O risco de tromboembolismo é similar entre os pacientes submetidos à cardioversão elétrica e farmacológica.
- Para pacientes com FA de duração ≤ 48 horas, a tendência atual é de se dispensar o uso de anticoagulação (antes e após a cardioversão) apenas nos pacientes com duração de FA menor que 12 horas e com CHA_2DS_2-VASc igual a 0 em homens e a 1 em mulheres. Em todos os demais casos de FA com duração ≤ 48 horas, estaria indicado o uso de heparina mais varfarina ou de um anticoagulante de ação direta (DOAC) antes e após a cardioversão, pois o risco de tromboembolismo não é desprezível.
- A cardioversão da FA hemodinamicamente estável, com duração ≤ 48 horas, pode ser realizada de três maneiras: intra-hospitalar, de imediato; ambulatorial, com a pílula de bolso (propafenona); ou adotando-se a estratégia de "esperar e ver" se ocorre reversão espontânea, após controle adequado da frequência cardíaca, com o paciente recebendo alta para casa e retornando no dia seguinte à emergência.

Introdução

O manejo de pacientes com fibrilação atrial (FA) ainda representa enorme desafio para o cardiologista. Considerada a arritmia sustentada mais frequente, ocorre em 1% a 2% da população geral e tem sua prevalência e incidência aumentadas com o avançar da idade.[1,2] A FA é a causa mais frequente de acidente vascular cerebral (AVC) isquêmico e está associada a maior mortalidade e a importante consumo de recursos econômicos em saúde.[3] Pacientes com FA têm risco aumentado de óbito em cerca de 2 vezes,[4] de AVC em 4 a 5 vezes[5] e de insuficiência cardíaca em 2 a 3 vezes,[6] quando comparados a pacientes sem FA.

Apesar de, geralmente, ser facilmente diagnosticada, a FA tem como característica marcante tomadas de decisões difíceis e, muitas vezes, controversas. Os objetivos principais do tratamento da FA são: 1) reduzir a morbimortalidade e 2) melhorar a qualidade de vida e os sintomas dos pacientes, diminuindo consequentemente o número de visitas às salas de emergências e o número de internações hospitalares. Outra característica peculiar da FA é sua tendência em se tornar cada vez mais persistente com o decorrer do tempo, mesmo na ausência de progressão da doença cardíaca de base.[7] Processos de remodelamento elétrico, mecânico, estrutural e autonômico têm sido implicados nos mecanismos de iniciação, perpetuação e progressão da FA. Prevenção ou reversão desses processos de remodelamento podem interromper a progressão da doença.[8] Assim, seria de se esperar que a restauração precoce do ritmo sinusal por meio de cardioversão elétrica ou farmacológica e manutenção do ritmo sinusal fossem capazes de melhorar o prognóstico de pacientes com FA. Entretanto, até o momento, estudos clínicos randomizados (ECR) não foram capazes de demonstrar o potencial efeito benéfico da estratégia de controle do ritmo em comparação à estratégia de controle da frequência cardíaca, no que diz respeito à redução de eventos clínicos relevantes, como óbito e AVC.[9] Apesar de existir uma série de limitações desses ECR,[10] como o intuito dessa revisão não é discutí-los, vamos tentar responder a algumas perguntas que são importantes na abordagem atual de pacientes com FA, mais precisamente aquelas relacionadas à cardioversão elétrica e farmacológica da FA.

Pergunta 1: Em quais situações deve-se tentar restaurar (e manter) o ritmo sinusal em pacientes com FA?

A restauração do ritmo sinusal deve ser realizada com o objetivo de aliviar sintomas e/ou melhorar desfechos (a curto prazo) nas seguintes situações (Quadro 13.1):[11]

- **Instabilidade hemodinâmica:** a cardioversão elétrica é a maneira mais rápida de se restaurar o ritmo sinusal em pacientes que chegam ao pronto-socorro com FA e instabilidade hemodinâmica. Geralmente, são pacientes com FA de início recente ou FA associada à pré-excitação ventricular (síndrome de Wolff-Parkinson-White) e que apresentam resposta ventricular muito rápida (acima de 180-200 bpm). Estado de choque com hipotensão significativa e sinais de baixo débito cardíaco, síndrome coronariana aguda ou edema agudo de pulmão são as principais manifestações clínicas (Figura 13.1). Anticoagulação plena com heparina não fracionada intravenosa ou de baixo peso molecular deve ser iniciada imediatamente (de preferência antes da cardioversão) e mantida até serem atingidos os níveis terapêuticos da varfarina, que também deve ser iniciada tão logo seja possível e continuada por, no mínimo, 4 semanas após a cardioversão ou indefinidamente, de acordo com o risco de tromboembolismo. O início da terapia anticoagulante não deve retardar a realização da cardioversão se o paciente estiver instável. Outra opção seria o uso imediato de um novo anticoagulante oral, também denominado de DOAC em vez da varfarina, desde que a heparina não tenha sido utilizada, pois o uso concomitante de heparina e DOAC pode ocasionar anticoagulação excessiva e não foi testado clinicamente (lembrar que o DOAC e a varfarina apresentam farmacocinéticas diferentes).

- **Primeiro episódio:** pacientes com aparecimento inicial de FA ou primeira detecção da arritmia (não necessariamente o primeiro episódio) são candidatos à cardioversão. Vários autores acreditam que pelo menos uma tentativa de cardioversão deve ser tentada na maioria dos pacientes sintomáticos, pois a probabilidade de reversão para ritmo sinusal é bastante alta e a história natural da arritmia pode ser compatível com manutenção do ritmo sinusal por período prolongado sem a necessidade de uso de fármacos antiarrítmicos. Em pacientes idosos ou com múltiplas comorbidades, pode-se preterir a cardioversão se os sintomas forem minimizados com o controle farmacológico da frequência cardíaca.

- **FA persistente sintomática:** a cardioversão da FA pode ser considerada em pacientes com FA persistente que permanecem sintomáticos mesmo após o controle adequado da frequência cardíaca ou naqueles em que o controle adequado da frequência cardíaca não foi possível. Incluem-se aqui, também, pacientes com FA de longa duração com suspeita de taquicardiomiopatia ou piora súbita do quadro de insuficiência cardíaca. Muitas vezes, a única maneira de avaliar se a FA é fator primordial na piora da disfunção ventricular é restaurar o ritmo sinusal e observar se há melhora do quadro clínico e da função ventricular, benefícios que podem demorar meses para se manifestar.

Quadro 13.1 Cardioversão da fibrilação atrial (FA)

Geralmente indicada nas seguintes situações:
- Instabilidade hemodinâmica
- Primeiro episódio de FA
- FA persistente sintomática
- FA de causa potencialmente reversível (após correção da condição precipitante)
- Episódios de FA sintomáticos infrequentes

Geralmente não indicada nas seguintes situações:
- Pacientes muito idosos assintomáticos
- Doença valvar grave
- FA permanente
- Átrios muito dilatados
- FA refratária a pelo menos dois fármacos antiarrítmicos
- FA com duração superior a 48 horas, sem anticoagulação prévia adequada
- Presença de trombo em átrio ou apêndice auricular

Fonte: próprio autor.

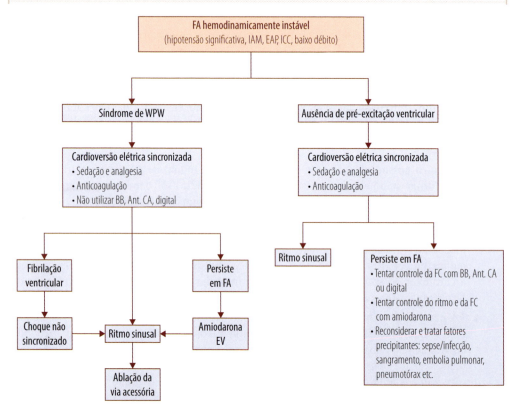

FIGURA 13.1. Conduta na fibrilação atrial hemodinamicamente instável. FA: fibrilação atrial; IAM: infarto agudo do miocárdio; EAP: edema agudo pulmonar; ICC: insuficiência cardíaca congestiva; WPW: síndrome de Wolff-Parkinson-White; BB: betabloqueadores; Ant. Ca: antagonistas do canal de cálcio; EV: endovenoso; FC: frequência cardíaca. Fonte: próprio autor.

- **FA de causa potencialmente reversível:** pacientes com fatores precipitantes agudos, como pneumonia, hipertireoidismo, pericardite, embolia pulmonar e pós-operatório são candidatos à cardioversão se persistirem em FA após a correção da condição precipitante.
- **Episódios de FA sintomáticos infrequentes:** quando não há reversão espontânea ao ritmo sinusal, pacientes que apresentam episódios sintomáticos raros de FA podem ser considerados para cardioversão.

Pergunta 2: Em quais situações deve-se evitar a cardioversão da FA?

A cardioversão da FA deve geralmente ser evitada nas seguintes condições (Quadro 13.1):[11]

- Pacientes assintomáticos ou com sintomas mínimos, com múltiplas comorbidades, idade avançada (acima de 80 anos), ou prognóstico reservado, nos quais os riscos da cardioversão superam seus benefícios.
- Pacientes com baixa probabilidade de sucesso à cardioversão e/ou de manutenção do ritmo sinusal após a cardioversão: doença valvar mitral grave; FA presente continuamente por mais de 1 ano; dimensão atrial superior que 6,0 cm ou índice de volume atrial supe-

rior a 48 mL/m²; pacientes com recorrência de FA após uso de pelo menos duas drogas antiarrítmicas por via oral; pacientes com fatores precipitantes ainda não corrigidos.
- Pacientes com FA estável e duração de FA superior a 48 horas, sem anticoagulação prévia.
- Presença de trombo atrial ou em apêndice auricular. Estudos recentes mostram que a cardioversão da FA em presença de contraste espontâneo ou de *sludge* em apêndice atrial esquerdo é relativamente segura, desde que o paciente esteja devidamente anticoagulado durante e após o procedimento.[12]

Pergunta 3: Em pacientes com FA sem instabilidade hemodinâmica, caso se opte pela cardioversão, qual é o passo seguinte (Figura 13.2)?

O próximo passo é estabelecer há quanto tempo o paciente está em FA, ou seja, o momento exato do início da FA. O tempo de duração da FA é um dos principais fatores de risco para eventos cardioembólicos durante a cardioversão da FA. Como a FA favorece a estase sanguínea nas paredes atriais, o risco de formação de coágulos (trombos), sobretudo nos apêndices atriais esquerdo e direito, aumenta consideravelmente com o passar de horas. Apesar de esses coágulos poderem se desprender na vigência de ritmo de FA, a probabilidade é maior no momento de sua reversão para ritmo sinusal ou nos primeiros dias após a mesma, quando a capacidade mecânica atrial ainda está em recuperação. Enquanto os episódios de FA com duração inferior a 48 horas podem, às vezes, ser cardiovertidos sem a necessidade de anticoagulação (conforme será visto adiante), para a reversão da FA com duração superior a 48 horas ou de duração incerta, a anticoagulação é sempre obrigatória.[13]

Assim, é necessário identificar com precisão o momento de início da FA. Muitos pacientes estão seguros sobre o horário exato do início dos sintomas. Entretanto, outros procuram atendimento médico pela piora dos sintomas, porém, o início da arritmia pode ter ocorrido há mais tempo. A história clínica é fundamental para esse esclarecimento, pois, excepcionalmente, a presença de um eletrocardiograma em ritmo sinusal estará disponível nas últimas 48 horas. Se houver qualquer dúvida com relação ao momento exato do início da FA, o tratamento deve seguir as orientações recomendadas para a abordagem da FA com mais de 48 horas de duração.

Pergunta 4: Paciente com FA de duração > 48 horas ou de duração desconhecida que requer cardioversão. O que fazer (Figura 13.2)?

Aqui, duas perguntas devem ser feitas: 1) *Dispõe-se e pretende-se utilizar o ecocardiograma transesofágico (ETE) para guiar a cardioversão?* 2) *Como será feita a cardioversão: por choque elétrico, uso de fármacos ou associação de ambos?*

A cardioversão convencional dispensa o uso do ETE e é do tipo elétrica. A ocorrência de tromboembolismo em pacientes com FA submetidos à cardioversão sem anticoagulação prévia, é estimada entre 5% e 7%.[14-17] As taxas se reduzem a menos de 1% sob anticoagulação, com o uso de varfarina e RNI entre 2 e 3, durante 3 semanas pré-cardioversão e 4 semanas após, uma vez que os mecanismos trombogênicos pré e pós-cardioversão da FA são distintos.[18] Após cerca de 48 horas em FA (ou até mesmo antes desse tempo), a estase sanguínea intra-atrial, consequente à ausência de contração atrial efetiva, favorece a formação de trombos. Nesse caso, a anticoagulação oral antes do procedimento por pelo menos três semanas, com RNI entre 2 e 3, dissolve (com mais frequência) ou estabiliza (com menos frequência) eventual trombo formado na cavidade atrial, além de impedir a formação de novos trombos. Por outro lado, a própria cardioversão provoca "atordoamento" atrial e, consequentemente, estase atrial, responsável pela eventual formação de novos trombos durante um período de quatro semanas após reversão ao ritmo sinusal. Daí a necessidade de se manter, sempre, a anticoagulação (RNI entre 2 e 3) durante esse período pós-cardioversão, independentemente do risco de tromboembolismo do paciente (escore CHA_2DS_2-VASc).[19-21] Pacientes com CHA_2DS_2-VASc elevado ($\geq$ 2 em homens e $\geq$ 3 em mulheres) devem receber anticoagulação de maneira permanente, independentemente do sucesso da cardioversão, pois o risco de fenômeno tromboembólico continua sendo alto, mesmo naqueles que restabeleceram o ritmo sinusal.[19-21] Essa conduta também se aplica a pacientes com CHA_2DS_2-VASc intermediário (1 em homens e 2 em mulheres), apesar da evidência para anticoagulação permanente ser mais fraca.[19-21] Para pacientes de baixo risco tromboembólico (CHA_2DS_2-VASc 0 em homens e 1 em mulheres), anticoagulação por apenas quatro semanas pós-cardioversão é suficiente, devendo a mesma ser suspensa após esse período.[19-21]

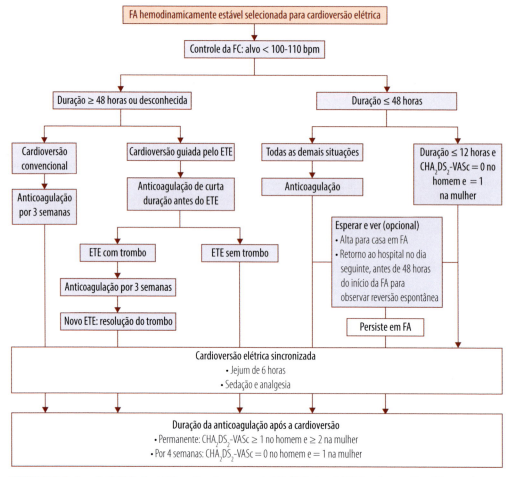

FIGURA 13.2. Cardioversão da fibrilação atrial hemodinamicamente estável. FA: fibrilação atrial; FC: frequência cardíaca; ETE: ecocardiograma transesofágico. Fonte: próprio autor.

Para a reversão da FA com duração superior a 48 horas ou de duração desconhecida, pode-se atualmente empregar os DOAC, pois já existem informações que confirmam resultados similares aos obtidos com o uso da varfarina.[20,22] Assim, dabigatrana, rivaroxabana, apixabana e edoxabana também podem ser utilizadas por um período de três semanas antes e quatro semanas depois da cardioversão, em substituição à varfarina, desde que suas doses sejam ajustadas de acordo com a função renal (Figura 13.3). O início de ação rápido e previsível dos DOAC traz vantagem em relação à varfarina, que apresenta início de ação lento e janela terapêutica estreita, levando a flutuações do nível sérico, que implica na necessidade de monitoramento contínuo (RNI entre 2 e 3), crucial no período pericardioversão. Muitas vezes, a demora em atingir e, sobretudo, manter o alvo terapêutico, que frequentemente ocorre com a varfarina, pode retardar o procedimento, expondo os pacientes a riscos e até mesmo interferir no sucesso da cardioversão. No entanto, com os DOAC, como não se realiza nenhum exame laboratorial de rotina para avaliação da efetividade da anticoagulação, é fundamental constatar a adesão do paciente ao DOAC nas últimas semanas. Caso o paciente não seja aderente ou se existe dúvida sobre a sua adesão, é recomendada a realização do ETE antes da cardioversão, especialmente nos pacientes com alto risco tromboembólico, ou adiar a cardioversão até que se completem três semanas de uso ininterrupto do DOAC.

A outra maneira de se tentar restaurar o ritmo sinusal é por meio da cardioversão guiada pelo ETE.[23,24] O estudo de imagem é realizado após terapêutica anticoagulante de curta duração (horas ou alguns dias) e antes da cardioversão previamente programada. Pacientes sem evidências de trombos nos átrios ou seus apêndices podem ser submetidos à cardioversão imediata. Nos pacientes em que um trombo atrial for identificado pelo ETE ou se houver dúvidas quanto à sua presença, a cardioversão deve ser adiada, a anticoagulação terapêutica continuada por pelo menos três a quatro semanas e o ETE repetido após esse período para confirmar a resolução do trombo, possibilitando a cardioversão da FA. Apesar de a cardioversão guiada pelo ETE abreviar a duração da anticoagulação terapêutica pré-cardioversão (de pelo menos três semanas para horas ou alguns dias), ela em nada altera a conduta pós-cardioversão, que continua sendo de uso de anticoagulação por mais quatro semanas ou indefinidamente, dependendo do risco de tromboembolismo do paciente.

A cardioversão guiada pelo ETE pode ser o método de escolha para pacientes com maior risco de sangramento, pacientes hospitalizados, ou quando se deseja tentar restaurar o ritmo sinusal com mais rapidez, com receio de menor chance de sucesso da cardioversão com o passar do tempo.[13] A anticoagulação antes da realização do ETE e no período pericardioversão pode ser feita de quatro maneiras:

1. Administração de heparina não fracionada com injeção intravenosa de um bólus inicial (80 UI/kg, máximo de 10.000 UI), seguida de infusão contínua (inicial de 18 UI/kg/h) com dose ajustada para prolongar o tempo de tromboplastina parcial ativada (TTPA) de 1,5 a 2 vezes o valor controle, associada à administração de varfarina, e mantida (a heparina) até que a anticoagulação oral com RNI maior do que 2 tenha sido atingida.[23-25] Já a varfarina (RNI de 2 a 3) deve ser mantida por pelo menos quatro semanas após a cardioversão. Vale ressaltar que o ETE e a cardioversão devem ser realizados apenas quando o TTPA atingir 1,5 a 2 vezes o valor controle, o que costuma ocorrer nas primeiras 24 horas após o início da infusão contínua de heparina não fracionada. Esse esquema só é utilizado para pacientes que já se encontram hospitalizados.

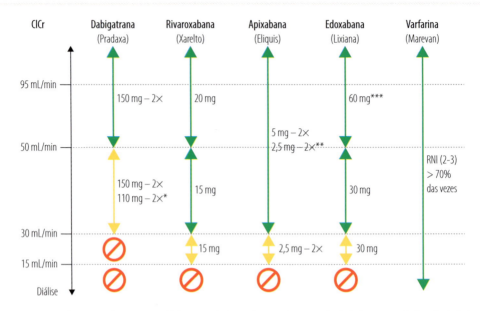

FIGURA 13.3. Uso de anticoagulantes orais na fibrilação atrial, de acordo com a função renal calculada por meio da fórmula de Cockcroft-Gault. * 110 mg duas vezes ao dia para pacientes com alto risco para sangramento. ** 2,5 mg duas vezes ao dia se, pelo menos, dois dos três critérios a seguir estiverem presentes: idade ≥ 80 anos, peso ≤ 60 kg e creatinina ≥ 1,5 mg/dL. *** Após avaliação cuidadosa do risco individual de tromboembolismo *versus* sangramento em pacientes com ClCr > 95 mL/min. Setas amarelas indicam uso com cautela. ClCr: *clearance* de creatinina. Adaptada de: Steffel J, et al. Eur Heart J. 2018;39(16):1330-93.

2. Administração de enoxaparina sódica (1 mg/kg a cada 12 horas por via subcutânea), associada à administração de varfarina e mantida (a enoxaparina) até que a anticoagulação oral com RNI maior do que 2 tenha sido atingida.[26] Da mesma maneira que no esquema anterior, a varfarina (RNI de 2 a 3) deve ser mantida por pelo menos quatro semanas após a cardioversão. ETE e cardioversão devem ser realizados apenas quando a enoxaparina tiver exercido seu efeito anticoagulante pleno (estável), ou seja, após 3 a 4 doses (ou até mesmo 2 doses, segundo alguns autores).

3. Uso de varfarina por pelo menos cinco dias antes do ETE e da cardioversão (tempo que geralmente leva para se atingir um RNI entre 2 e 3), a qual deve ser mantida por pelo menos mais quatro semanas após a cardioversão (RNI de 2 a 3).[24]

4. Uso de um DOAC pelo menos 2 horas (para a apixabana, com uma dose de ataque de 10 mg, seguida de manutenção de 5 mg a cada 12 horas) ou 4 horas (para a dabigatrana, rivaroxabana ou edoxabana, nas suas doses habituais) antes do ETE e da cardioversão, os quais devem ser mantidos por pelo menos mais 4 semanas após a cardioversão.[20] Para outros autores, o uso de um DOAC deve preceder a realização do ETE e da cardioversão eletiva em pelo menos 24 a 48 horas e não em 2 a 4 horas apenas.[13]

Pergunta 5: Paciente com FA de duração ≤ 48 horas. O que fazer (Figura 13.2)?

Após cardioversão, na ausência de anticoagulação, pacientes com FA aguda (duração ≤ 48 horas) apresentam taxa de eventos tromboembólicos menor, quando comparados a pacientes com FA de duração > 48 horas. Assim, até recentemente, era conduta rotineira não anticoagular pacientes submetidos à cardioversão com duração de FA conhecida e seguramente igual ou inferior a 48 horas.[27] Entretanto, estudos observacionais contemporâneos mostraram que a incidência de tromboembolismo após cardioversão de FA com duração ≤ 48 horas não é desprezível e varia de acordo com o intervalo de tempo dentre as primeiras 48 horas[28,29] e com a presença de fatores de risco associados (escore CHA_2DS_2-VASc).[30]

Com base nesses dados, a tendência atual é de se dispensar o uso de anticoagulação antes e após a cardioversão apenas nos pacientes com duração de FA inferior a 12 horas e com CHA_2DS_2-VASc igual a 0 em homens e a 1 em mulheres.[13,31] Em todos os demais casos de FA com duração ≤ 48 horas, estaria indicado o uso de heparina mais varfarina ou de um DOAC antes e após a cardioversão, conforme já descrito. Quando o risco de tromboembolismo é muito alto (p. ex., CHA_2DS_2-VASc ≥ 4), há autores que adiam a cardioversão com o objetivo de anticoagular os pacientes por três semanas (desde que eles estejam estáveis), ou utilizam, de rotina, o ETE para afastar a presença de trombos, antes da cardioversão.[20] Vale ressaltar que nenhuma dessas condutas baseia-se em resultados de estudos randomizados e traduzem apenas opiniões de especialistas no assunto.

Uma vez que cerca de 70% dos casos de FA aguda revertem espontaneamente nas primeiras 24 horas,[32-34] outra conduta que poderia ser adotada em pacientes com FA de duração ≤ 48 horas é a de aguardar pela reversão espontânea, utilizando-se inicialmente apenas a terapia anticoagulante e o controle da FC, desde que os pacientes estejam estáveis. Assim, a cardioversão farmacológica ou elétrica só seria realizada nos casos sem reversão espontânea. Essa conduta foi testada recentemente em estudo randomizado de não inferioridade, em que 437 pacientes hemodinamicamente estáveis, mas sintomáticos, com FA de início recente (< 36 horas) foram aleatoriamente designados em serviços de emergência para uma abordagem de "esperar e ver" (grupo de cardioversão tardia) ou de cardioversão precoce (imediata) na apresentação inicial.[35] Os pacientes foram anticoagulados de acordo com as recomendações de diretrizes atuais. No grupo de cardioversão tardia, os pacientes foram tratados com controle da FC e tiveram alta para casa quando estavam assintomáticos e com FC ≤ 110 bpm. No dia seguinte, retornavam ao hospital e eram submetidos à cardioversão se a FA não se resolvesse dentro de até 48 horas após o seu início. A taxa do desfecho primário (presença de ritmo sinusal em ECG convencional no acompanhamento de quatro semanas) não foi muito diferente nos dois grupos (91% *versus* 94%). No grupo de cardioversão tardia, a reversão para ritmo sinusal dentro de 48 horas ocorreu espontaneamente em 69% dos pacientes.

Pergunta 6: Cardioversão farmacológica da FA: como e para quem (Figura 13.4)?

Na maioria dos pacientes, a cardioversão elétrica deve ser preferida à cardioversão farmacológica. Estudos observacionais mostram taxas muito menores de sucesso usando a abordagem farmacológica.[36,37]

Além disso, existe a necessidade de monitorização eletrocardiográfica prolongada (6 a 12 horas) para rastrear uma eventual resposta pró-arrítmica com a cardioversão farmacológica. Por fim, a FA pode se transformar em *flutter* atrial com resposta ventricular rápida quando se utilizam antiarrítmicos das classes IA e IC.[11,38]

A principal vantagem da cardioversão farmacológica é a ausência de sedação/anestesia, indispensáveis com a cardioversão elétrica. A reversão farmacológica também é preferida em pacientes que tiveram cardioversões farmacológicas anteriores bem-sucedidas e em pacientes com contraindicação para sedação, como uma refeição recente.[11,36]

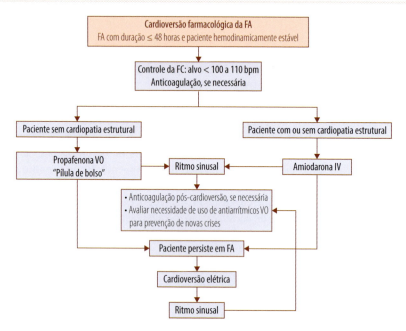

FIGURA 13.4. Cardioversão farmacológica da fibrilação atrial. FA: fibrilação atrial; FC: frequência cardíaca; VO: via oral; IV: intravenoso.
Fonte: próprio autor.

O uso de um fármaco antiarrítmico pode também ser recomendado, antes da cardioversão elétrica, a pacientes com FA de longa duração e/ou recorrente (geralmente associada a algum grau de dilatação do átrio esquerdo), nos quais a terapia medicamentosa de manutenção a longo prazo é antecipada (estratégia de controle do ritmo). O pré-tratamento com drogas antiarrítmicas incrementa a taxa de conversão para o ritmo sinusal e reduz a recorrência precoce da arritmia.[39]

Vários fármacos antiarrítmicos, como ibutilida (IV), flecainida (VO e IV), dofetilida (VO), vernakalant (IV), propafenona (VO e IV), amiodarona (VO e IV) e procainamida (IV), podem ser utilizados na cardioversão farmacológica da FA. Outros antiarrítmicos, como sotalol (VO), quinidina (VO) e dronedarona (VO), por serem poucos eficazes e/ou apresentarem maior risco de efeitos adversos, não são utilizados.[11,40,41] No Brasil, apenas amiodarona (VO e EV) e propafenona (VO) estão disponíveis atualmente para uso clínico.[42] A cardioversão farmacológica é mais efetiva quando instituída nos sete primeiros dias após o início da FA.

Em pacientes com FA sem cardiopatia estrutural, a propafenona por via oral pode ser usada no nível domiciliar para reversão da FA. Para que esse esquema, denominado "pílula de bolso" (*pill in the pocket*) possa ser utilizado, é necessário que sua segurança tenha sido previamente testada no nível hospitalar (Quadro 13.2).[43] A administração de um betabloqueador ou de um antagonista de canal de cálcio não diidropiridínico é recomendada 30 minutos antes da administração da propafenona, visando a prevenção de resposta ventricular rápida em caso de organização da FA em *flutter* atrial.

Quando existe história de cardiopatia estrutural (FE < 40%), a amiodarona IV é a droga de eleição para a cardioversão farmacológica da FA. É administrada na dose de 150 mg em 10 minutos ou, mais frequentemente, em 1 hora (1 ampola = 3 mL de amiodarona diluídos em 100 mL de soro glicosado a 5%), com infusão contínua subsequente de 60 mg/hora por seis horas (6 ampolas de amiodarona diluídas em 500 mL de soro glicosado a 5%, com velocidade de infusão de 33,3 mL/hora) e de 30 mg/hora por mais 18 horas, se necessário (6 ampolas de amiodarona diluídas em 500 mL de soro glicosado a 5%, com velocidade de infusão de 16,7 mL/hora).[11,42] Para outros autores, apenas doses maiores de amiodarona IV (> 1.500 mg/24 horas) têm eficácia superior a placebo.[44] Vale ressaltar que a amiodarona apresenta ação tardia na reversão da FA a ritmo sinusal (8 horas, em média) e pode diminuir a resposta ventricular da FA durante sua administração. As reações adversas mais comuns com a administração IV de amiodarona são flebite, hipotensão e bradicardia. Embora haja possibilidade de prolongamento do intervalo QT, a incidência de *torsades de pointes* é muito rara. A flebite pode ser evitada desde que a infusão de amiodarona em veia periférica (por mais de 1 hora) não exceda a concentração de 1,8 mg/mL.[45] Concentrações inferiores a 0,6 mg/mL também não devem ser utilizadas, devido ao risco de diluição excessiva e instabilidade da solução. A amiodarona deve ser diluída apenas em soro glicosado a 5% pois, segundo informações oferecidas pelo fabricante, há dados conflitantes com relação à compatibilidade da amiodarona com solução fisiológica.

Quadro 13.2	Estratégia "pílula de bolso" para reversão de fibrilação atrial
Indicações	• Paciente com história de palpitação abrupta, sem dispneia, pré-síncope ou síncope • Episódio sustentado de FA com duração < 48 horas documentado por ECG • Entre 1 e 12 episódios de FA no último ano • FC > 70 bpm e PA sistólica ≥ 100 mmHg • Paciente com capacidade para seguir instruções e usar adequadamente as medicações
Contraindicações	• Doença coronária, cardiomiopatia hipertrófica ou dilatada, doença valvar grave, história de insuficiência cardíaca, DPOC, disfunção sistólica de VE com FE < 50%, intervalo QT prolongado, síndrome de Brugada, síndrome bradi-taqui, episódios prévios de bloqueio AV de 2° ou 3° graus, tromboembolismo prévio, insuficiência renal ou hepática, hipopotassemia prévia (K+ < 3 mmol/L), gravidez • Bloqueios de ramo (QRS > 120 ms) ou evidência de pré-excitação ventricular • Episódio prévio de FA com duração ≥ 7 dias • Uso atual de fármaco antiarrítmico • Intolerância prévia à propafenona
Administração medicamentosa	• Fármaco bloqueador do nó AV por via oral (diltiazem 30-60 mg, verapamil 40-80 mg ou tartarato de metoprolol 25-50 mg) 30 minutos antes da administração de propafenona para prevenir condução 1:1 em eventual transformação em *flutter* atrial • Propafenona 600 mg por via oral se ≥ 70 kg ou 450 mg se < 70 kg
Monitorização na sala de emergência	• Telemetria por pelo menos 8 horas • Monitorização da PA a cada 30 minutos • ECG de 12 derivações a cada hora
Determinantes de insucesso do tratamento	• Persistência de FA por mais de 6 horas após a administração de propafenona ou necessidade de cardioversão elétrica antes desse tempo • Eventos adversos, incluindo hipotensão arterial (PA sistólica ≤ 80 mmHg), bradicardia sintomática após restauração do ritmo sinusal, pró-arritmia (conversão para *flutter*/taquicardia atrial ou episódios de taquicardia ventricular), sintomas graves (dispneia, pré-síncope, síncope)
Instruções para uso extra-hospitalar subsequente	• Os pacientes devem tomar o agente bloqueador nodal AV imediatamente após o início da percepção de arritmia, seguido da administração de propafenona 30 minutos após a ingestão do agente bloqueador nodal AV • Após a administração de propafenona, os pacientes devem descansar em posição supina ou sentada durante as próximas 4 horas, ou até que o episódio se resolva • Os pacientes devem se apresentar ao departamento de emergência se: 1. O episódio de FA não terminar dentro de 6-8 horas 2. O paciente apresentar mal-estar após uso da medicação em casa (p. ex., piora subjetiva da arritmia ou aparecimento de sintomas novos ou graves, como dispneia, pré-síncope ou síncope); 3. Recorrência de mais um episódio da arritmia em um período de 24 horas (não usar uma segunda dose dos medicamentos) 4. Se o episódio de FA estiver associado a sintomas graves desde o início (p. ex., dispneia significativa, dor torácica, pré-síncope ou sintomas de acidente vascular cerebral)

Adaptado de: Alboni P, et al. N Engl J Med. 2004;351:2384-91.

A amiodarona, por via oral, tem sido também utilizada em casos de FA persistente ou com duração > 48 horas, quando se opta pela estratégia de cardioversão farmacológica (controle do ritmo), sem a realização de ETE.[46] Após pelo menos duas semanas de uso de varfarina (RNI entre 2 e 3) ou de um DOAC, introduz-se a amiodarona em sua dose de impregnação (600 a 800 mg/dia por aproximadamente 10 dias), mantendo-se o uso do anticoagulante oral, quando o paciente é então reavaliado para observar se houve reversão da FA. Caso não haja reversão farmacológica, a cardioversão elétrica pode ser tentada e, se bem-sucedida, reduz-se a dose de amiodarona inicialmente para 200 mg/dia (dose de manutenção a curto ou a longo prazo) e continua-se o uso do anticoagulante oral por 4 semanas ou indefinidamente, dependendo do risco de tromboembolismo (escore CHA_2DS_2-VASc). Assim, o uso prévio de amiodarona pode reverter a FA ou aumentar o sucesso da cardioversão elétrica, além de prevenir a recorrência da arritmia.

Pergunta 7: Prevenção das recorrências de FA (manutenção do ritmo sinusal) após cardioversão elétrica ou farmacológica: como e para quem?

A manutenção do ritmo sinusal, espontaneamente, após cardioversão da FA é mais improvável em presença de cardiopatia estrutural (átrios dilatados), recorrências anteriores da arritmia ou quando a duração da FA é superior a 1 ano.[11] Nessas situações, o uso de fármacos antiarrítmicos a longo prazo, por via oral, após a restauração do ritmo sinusal, geralmente se faz necessário. Para essa finalidade, conforme já mencionado, as drogas disponíveis no Brasil são propafenona, sotalol e amiodarona.[42] A propafenona é uma medicação segura em pacientes com coração estruturalmente normal, mas deve ser evitada na presença de cardiopatia estrutural pelo risco de desencadear arritmias ventriculares.

O sotalol é um fármaco com resultados insatisfatórios na reversão aguda da FA, mas útil na prevenção de recorrências. Além disso, pode diminuir sintomas em eventual recorrência da arritmia, por reduzir a resposta ventricular da FA, devido ao seu efeito betabloqueador. Os efeitos colaterais mais comuns são aqueles ligados à ação betabloqueadora, como cansaço e fadiga. No entanto, os mais graves são o prolongamento do intervalo QT e o desenvolvimento de *torsades de pointes*. O sotalol não pode ser utilizado em pacientes com insuficiência cardíaca congestiva.

A amiodarona é o fármaco mais eficaz na manutenção do ritmo sinusal, porém, além do risco de pró-arritmia, pode apresentar efeitos colaterais importantes em vários órgãos, como tireoide, pulmão, fígado, olhos e pele. Atualmente, é a medicação de escolha para pacientes com insuficiência cardíaca congestiva. A seleção, as doses e os efeitos adversos dos fármacos antiarrítmicos utilizados na manutenção do ritmo sinusal estão sumarizados na Figura 13.5 e no Quadro 13.3.[42]

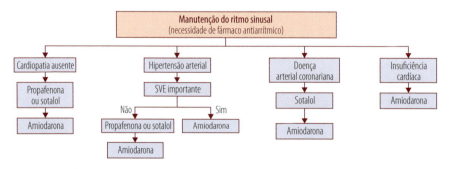

FIGURA 13.5. Prevenção de recorrências de fibrilação atrial com o uso de fármacos antiarrítmicos. SVE: sobrecarga ventricular esquerda.
Adaptada de: Magalhães LP, et al. Arq Bras Cardiol. 2016;106(4Supl.2):1-22.

Quadro 13.3	Doses e efeitos adversos dos fármacos antiarrítmicos utilizados na manutenção do ritmo sinusal					
Fármaco	Via	Dose de ataque	Dose de manutenção (mg/dia)	Intervalo entre doses (horas)	Efeitos adversos mais comuns
Amiodarona	Oral	600-800 mg/dia 10 a 15 dias	200-400	24	Pneumonite, neuropatia periférica, tremor, insônia e ataxia, fotossensibilização, hipo e hipertireoidismo, depósitos na córnea com repercussões visuais, insuficiência cardíaca, bradicardia, intolerância digestiva, hepatite medicamentosa, coloração azulada da pele, exacerbação de asma brônquica, alterações no metabolismo dos glicídios e dos triglicerídeos, epididimite, disfunção renal
Propafenona	Oral	–	450-900	8	Depressão moderada da contratilidade miocárdica, gosto metálico, visão borrada, náusea, constipação, tontura, agranulocitose
Sotalol	Oral	–	160-320	12	*Torsades de pointes*, bradicardia, fadiga, astenia, dispneia, tontura

Adaptado de: Magalhães LP, et al. Arq Bras Cardiol. 2016;106(4Supl.2):1-22.

Pergunta 8: Técnica de cardioversão elétrica – Como deve ser feita?

O preparo adequado do paciente é fundamental para o sucesso da cardioversão elétrica. O paciente deverá estar em jejum de 6 horas, salvo em situações de cardioversão de emergência. É obrigatório um bom acesso venoso periférico para administração de sedação/analgesia e para manejo de qualquer complicação relacionada ao procedimento. Monitoração cardiorrespiratória padrão, incluindo derivação eletrocardiográfica, pressão arterial, frequência cardíaca e saturação de oxigênio, deve estar bem instalada e previamente testada no paciente. Oxigênio suplementar, dispositivo de sucção e material de intubação devem estar prontamente disponíveis para prevenção e tratamento de complicações respiratórias. É importante lembrar que o fluxo de oxigênio suplementar deve ser interrompido ou o dispositivo de fornecimento de oxigênio (p. ex., cânula nasal, máscara facial etc.) removido do paciente, antes da aplicação do choque externo, devido ao risco de combustão. O fluxo de oxigênio pode ser reiniciado logo após o choque ter sido aplicado.[47]

O paciente deve ser adequadamente sedado com um agente de ação curta, como midazolam, propofol ou etomidato. Além disso, um analgésico opioide, como o fentanil, comumente é associado ao esquema de sedação.[48,49] Agentes de reversão do midazolam (o flumazenil) e do fentanil (a naloxona) também devem estar disponíveis.

Sempre que possível, recomenda-se o uso de placas adesivas para a cardioversão elétrica. Existem duas opções para a colocação das placas adesivas na parede torácica. A primeira é a posição anterolateral, na qual uma placa é colocada no quarto ou no quinto espaço intercostal esquerdo, na linha axilar média, e a outra à direita da borda esternal, no segundo ou no terceiro espaço intercostal. A segunda opção é a posição anteroposterior. Um adesivo é colocado à direita do esterno e o outro no dorso, entre a ponta da escápula esquerda e a coluna vertebral. Assim, os átrios direito e esquerdo estarão exatamente entre as duas placas, aumentando consideravelmente o índice de sucesso da cardioversão. Na ausência de placas adesivas, o uso de placas convencionais (pás do cardioversor-desfibrilador), pressionadas firmemente e de maneira homogênea contra a parede torácica, com gel adequado (para evitar queimaduras na pele), também tem bom resultado.[47]

Os desfibriladores mais antigos fornecem energia em forma de onda monofásica, o que significa que os elétrons fluem em uma única direção. Os desfibriladores mais novos fornecem uma forma de onda bifásica, ou seja, durante o choque, a polaridade e o fluxo de elétrons se invertem, gerando uma magnitude de corrente mais consistente. Portanto, deve ser utilizado o cardioversor-desfibrilador bifásico, com o qual há maior chance de reversão da FA com menor energia. Além disso, o cardioversor-desfibrilador que tem marcapasso transcutâneo pode ser útil caso o paciente apresente bradicardia excessiva após a cardioversão. Embora exista o risco de se receber um choque ao tocar o paciente, a maca, o leito ou outro equipamento com o qual o paciente esteja em contato, há evidências de que o contato continuado com o paciente é seguro durante a cardioversão bifásica. Em pacientes com marcapassos e cardioversores-desfibriladores implantáveis, esses dispositivos devem estar a pelo menos 10 cm de distância do contato direto com as pás, para evitar eventual mau funcionamento após o choque. É importante, também, verificar se o cardioversor-desfibrilador detecta adequadamente a onda R do QRS para garantir uma cardioversão sincronizada, reduzindo o risco de desencadear fibrilação ventricular.[47]

Não há consenso quanto ao melhor regime de energia a ser utilizado durante a cardioversão. Alguns autores preconizam choque inicial com energia de 200 J, seguido de duas cargas adicionais de 360 J, se necessário, com intervalo de pelo menos 1 a 2 minutos entre elas. Outros autores preferem iniciar com energia mais baixa, de 100 J, sobretudo se a FA tem duração inferior a 30 dias e se o paciente apresenta IMC ≤ 25 kg/m^2, aumentando gradativamente para 200 J, 300 J e 360 J, caso não haja reversão.[47]

Referências Bibliográficas

1. Go AS, Hylek EM, Phillips KA, Chang Y, Henault LE, Selby JV, et al. Prevalence of diagnosed atrial fibrillation in adults: national implications for rhythm management and stroke prevention: the AnTicoagulation and Risk Factors in Atrial Fibrillation (ATRIA) Study. JAMA. 2001;285:2370-5.
2. Krijthe BP, Kunst A, Benjamin EJ, Lip GY, Franco OH, Hofman A, et al. Projections on the number of individuals with atrial fibrillation in the European Union, from 2000 to 2060. Eur Heart J. 2013;34:2746-51.
3. Björck S, Palaszewski B, Friberg L, Bergfeldt L. Atrial fibrillation, stroke risk, and warfarin therapy revisited: a population-based study. Stroke. 2013;44:3103-8.
4. Benjamin EJ, Wolf PA, D'Agostino RB, Silbershatz H, Kannel WB, Levy D. Impact of atrial fibrillation on the risk of death: the Framingham Heart Study. Circulation. 1998;98:946-52.
5. Wolf PA, Abbott RD, Kannel WB. Atrial fibrillation as an independent risk factor for stroke: the Framingham Study. Stroke. 1991;22:983-8.
6. Wang TJ, Larson MG, Levy D, Vasan RS, Leip EP, Wolf PA, et al. Temporal relations of atrial fibrillation and congestive heart failure and their joint influence on mortality: the Framingham Heart Study. Circulation. 2003;107:2920-5.
7. Wijffels MC, Kirchhof CJ, Dorland R, Allessie MA. Atrial fibrillation begets atrial fibrillation. A study in awake chronically instrumented goats. Circulation. 1995;92:1954-68.
8. Allessie M, Ausma J, Schotten U. Electrical, contractile and structural remodeling during atrial fibrillation. Cardiovasc Res. 2002;54:230-46.
9. Al-Khatib SM, Allen LaPointe NM, Chatterjee R, Crowley MJ, Dupre ME, Kong DF, et al. Rate- and rhythm-control therapies in patients with atrial fibrillation: a systematic review. Ann Intern Med. 2014;160:760-73.
10. Rolf S, Kornej J, Dagres N, Hindricks G. What can rhythm control therapy contribute to prognosis in atrial fibrillation? Heart. 2015;101:842-6.
11. Kim SS, Knight BP. Electrical and pharmacologic cardioversion for atrial fibrillation. Med Clin North Am. 2008;92:101-20.

12. Squara F, Bres M, Scarlatti D, Moceri P, Ferrari E. Clinical outcomes after AF cardioversion in patients presenting left atrial sludge in trans-esophageal echocardiography. J Interv Card Electrophysiol. 2019 May 22.
13. Brandes A, Crijns HJGM, Rienstra M, Kirchhof P, Grove EL, Pedersen KB, et al. Cardioversion of atrial fibrillation and atrial flutter revisited current evidence and practical guidance for a common procedure. Europace. 2020;22:1149-61.
14. Bjerkelund CI, Orning OM. The efficacy of anticoagulant therapy in preventing embolism related to D.C. electrical conversion of atrial fibrillation. Am J Cardiol. 1969;23:208-16.
15. Lown B, Perlroth MG, Kaidbey S, Abe T, Harken DE. "Cardioversion" of atrial fibrillation: a report on the treatment of 65 episodes in 50 patients. N Engl J Med. 1963;269:325-31.
16. Weinberg DM, Mancini J. Anticoagulation for cardioversion of atrial fibrillation. Am J Cardiol. 1989;63:745-6.
17. Peterson P, Godtfredsen J. Embolic complications in paroxysmal atrial fibrillation. Stroke. 1986;17:622-6.
18. Kinch JW, Davidoff R. Prevention of embolic events after cardioversion of atrial fibrillation. Current and evolving strategies. Arch Intern Med. 1995;155:1353-60.
19. Lip GYH, Banerjee A, Boriani G, Chiang CE, Fargo R, Freedman B, et al. Antithrombotic Therapy for Atrial Fibrillation: CHEST Guideline and Expert Panel Report. Chest. 2018;154:1121-201.
20. Hindricks G, Potpara T, Dagres N, Arbelo E, Bax JJ, et al. 2020 ESC Guidelines for the diagnosis and management of atrial fibrillation developed in collaboration with the European Association for Cardio-Thoracic Surgery (EACTS): The Task Force for the diagnosis and management of atrial fibrillation of the European Society of Cardiology (ESC) Developed with the special contribution of the European Heart Rhythm Association (EHRA) of the ESC. Eur Heart J. 2021;42(5):373-498.
21. January CT, Wann LS, Calkins H, Chen LY, Cigarroa JE, Cleveland JC Jr, et al. 2019 AHA/ACC/HRS Focused Update of the 2014 AHA/ACC/HRS Guideline for the Management of Patients With Atrial Fibrillation: A Report of the American College of Cardiology/American Heart Association Task Force on Clinical Practice Guidelines and the Heart Rhythm Society in Collaboration With the Society of Thoracic Surgeons. Circulation. 2019;140(2):e125-e151.
22. Gupta S, Um KJ, Pandey A, McIntyre WF, Ivanova M, Allahverdi Y, et al. Direct Oral Anticoagulants Versus Vitamin K Antagonists in Patients Undergoing Cardioversion for Atrial Fibrillation: a Systematic Review and Meta-analysis. Cardiovasc Drugs Ther. 2019;33:339-52.
23. Manning WJ, Silverman DI, Gordon SP, Krumholz HM, Douglas PS. Cardioversion from atrial fibrillation without prolonged anticoagulation with use of transesophageal echocardiography to exclude the presence of atrial thrombi. N Engl J Med. 1993;328:750-5.
24. Klein AL, Grimm RA, Murray RD, Apperson-Hansen C, Asinger RW, Black IW, et al. Use of transesophageal echocardiography to guide cardioversion in patients with atrial fibrillation. N Engl J Med. 2001;344:1411-20.
25. Wu LA, Chandrasekaran K, Friedman PA, Ammash NM, Ramakrishna G, Hart CY, et al. Safety of expedited anticoagulation in patients undergoing transesophageal echocardiographic-guided cardioversion. Am J Med. 2006;119:142-6.
26. Klein AL, Jasper SE, Katz WE, Malouf JF, Pape LA, Stoddard MF, et al. The use of enoxaparin compared with unfractionated heparin for short-term antithrombotic therapy in atrial fibrillation patients undergoing transoesophageal echocardiography-guided cardioversion: assessment of Cardioversion Using Transoesophageal Echocardiography (ACUTE) II randomized multicentre study. Eur Heart J. 2006;27:2858-65.
27. 27. Dunn M, Alexander J, de Silva R, Hildner F. Antithrombotic therapy in atrial fibrillation. Chest. 1989;95:118S-127S.
28. Nuotio I, Hartikainen JE, Gronberg T, Biancari F, Airaksinen KE. Time to cardioversion for acute atrial fibrillation and thromboembolic complications. JAMA. 2014;312:647-9.
29. Bah A, Nuotio I, Grönberg T, Ylitalo A, Airaksinen KE, Hartikainen JE. Sex, age, and time to cardioversion. Risk factors for cardioversion of acute atrial fibrillation from the FinCV study. Ann Med. 2017;49:254-9.
30. Grönberg T, Hartikainen JE, Nuotio I, Biancari F, Ylitalo A, Airaksinen KE. Anticoagulation, CHA_2DS_2VASc Score, and Thromboembolic Risk of Cardioversion of Acute Atrial Fibrillation (from the FinCV Study). Am J Cardiol. 2016;117:1294-8.
31. Tampieri A, Cipriano V, Mucci F, Rusconi AM, Lenzi T, Cenni P. Safety of cardioversion in atrial fibrillation lasting less than 48 h without post-procedural anticoagulation in patients at low cardioembolic risk. Intern Emerg Med. 2018;13:87-93.
32. Danias PG, Caulfield TA, Weigner MJ, Silverman DI, Manning WJ. Likelihood of spontaneous conversion of atrial fibrillation to sinus rhythm. J Am Coll Cardiol. 1998;31:588-92.

33. Geleris P, Stavrati A, Afthonidis D, Kirpizidis H, Boudoulas H. Spontaneous conversion to sinus rhythm of recent (within 24 hours) atrial fibrillation. J Cardiol. 2001;37:103-7.
34. Doyle B, Reeves M. "Wait and see" approach to the emergency department cardioversion of acute atrial fibrillation. Emerg Med Int. 2011;2011:545023.
35. Pluymaekers NAHA, Dudink EAMP, Luermans JGLM, Meeder JG, Lenderink T, Widdershoven J, et al. Early or Delayed Cardioversion in Recent-Onset Atrial Fibrillation. N Engl J Med. 2019;380:1499-508.
36. Van Gelder IC, Tuinenburg AE, Schoonderwoerd BS, Tieleman RG, Crijns HJ. Pharmacologic versus direct-current electrical cardioversion of atrial flutter and fibrillation. Am J Cardiol. 1999;84:147R-151R.
37. Naccarelli GV, Dell'Orfano JT, Wolbrette DL, Patel HM, Luck JC. Cost-effective management of acute atrial fibrillation: role of rate control, spontaneous conversion, medical and direct current cardioversion, transesophageal echocardiography, and antiembolic therapy. Am J Cardiol. 2000;85:36D-45D.
38. Falk RH. Proarrhythmic responses to atrial antiarrhythmic therapy. In: Falk RH, Podrid PJ, editors. Atrial fibrillation: mechanisms and management. New York: Raven Press;1992:283-305.
39. Capucci A, Villani GQ, Aschieri D, Rosi A, Piepoli MF. Oral amiodarone increases the efficacy of direct-current cardioversion in restoration of sinus rhythm in patients with chronic atrial fibrillation. Eur Heart J. 2000;21:66-73.
40. Kriz R, Freynhofer MK, Weiss TW, Egger F, Gruber SC, Eisenburger P, et al. Safety and efficacy of pharmacological cardioversion of recent-onset atrial fibrillation: a single-center experience. Am J Emerg Med. 2016;34:1486-90.
41. Kirchhof P, Benussi S, Kotecha D, Ahlsson A, Atar D, Casadei B, et al. 2016 ESC Guidelines for the management of atrial fibrillation developed in collaboration with EACTS. Eur Heart J. 2016;37:2893-962.
42. Magalhães LP, Figueiredo MJO, Cintra FD, Saad EB, Kuniyishi RR, Teixeira RA, et al. II Diretrizes Brasileiras de Fibrilação Atrial. Arq Bras Cardiol 2016;106(4Supl.2):1-22.
43. Alboni P, Botto GL, Baldi N, Luzi M, Russo V, Gianfranchi L, et al. Outpatient treatment of recent-onset atrial fibrillation with the "pill-in-the-pocket" approach. N Engl J Med. 2004;351:2384-91.
44. Khan IA, Mehta NJ, Gowda RM. Amiodarone for pharmacological cardioversion of recent-onset atrial fibrillation. Int J Cardiol. 2003;89:239-48.
45. Spiering M. Peripheral amiodarone-related phlebitis: an institutional nursing guideline to reduce patient harm. J Infus Nurs. 2014;37:453-60.
46. Um KJ, McIntyre WF, Healey JS, Mendoza PA, Koziarz A, Amit G, et al. Pre- and post-treatment with amiodarone for elective electrical cardioversion of atrial fibrillation: a systematic review and meta-analysis. Europace. 2019;21:856-63.
47. Santini L, Forleo GB, Topa A, Romeo F, Santini M. Electrical cardioversion of atrial fibrillation: different methods for a safe and effective technique. Expert Rev Cardiovasc Ther. 2005;3:601-10.
48. Lewis SR, Nicholson A, Reed SS, Kenth JJ, Alderson P, Smith AF. Anaesthetic and sedative agents used for electrical cardioversion. Cochrane Database Syst Rev. 2015 Mar 22;(3):CD010824.
49. Wafae BG, da Silva RMF, Veloso HH. Propofol for sedation for direct current cardioversion. Ann Card Anaesth. 2019;22:113-21.

14 Anticoagulação na fibrilação atrial

Adalberto Menezes Lorga Filho • Márcio Jansen de Oliveira Figueiredo • Eduardo Palmegiani

Pontos relevantes

- Os novos anticoagulantes orais (NOAC) possibilitaram a expansão da anticoagulação oral (ACO) em pacientes com fibrilação atrial (FA) não valvar, devido a maiores eficácia, segurança e praticidade, e devem, sempre que possível, ser preferidos à varfarina.
- O escore de CHA_2DS_2-VASc deve ser utilizado para indicação de ACO em pacientes sem prótese valvar mecânica ou sem estenose mitral (EMi) moderada/importante. Pacientes do sexo masculino com escore ≥ 2 e do sexo feminino com escore ≥ 3 têm indicação classe IA para ACO.
- Apesar de os NOAC serem fármacos de uma mesma classe, eles não são idênticos e apresentam peculiaridades que devem ser conhecidas para o tratamento adequado dos pacientes.
- O ajuste de doses não segue as mesmas regras para todos os NOAC e, quando necessário, deve ser individualizado para que se evite prescrições indevidas (*off label*) e riscos ao paciente.
- A ACO é de fundamental importância no tratamento de pacientes idosos com FA, sendo superior o benefício com uso de NOAC quando comparado à varfarina
- Pacientes com FA e síndrome coronariana aguda submetidos à intervenção percutânea devem utilizar a terapia tripla, com NOAC + clopidogrel + AAS preferencialmente apenas na primeira semana, evitando-se estendê-la por mais de 30 dias, quando o risco de evento trombótico coronariano torna-se bem menor. A aspirina deve ser suspensa após a primeira semana (ou o primeiro mês) e o clopidogrel, após 1 ano, mantendo-se o NOAC indefinidamente.
- Pacientes com FA e doença valvar, com exceção dos portadores de próteses metálicas e de estenose mitral moderada/importante, podem ser tratados com NOAC.

Introdução

A fibrilação atrial (FA) é a arritmia sustentada mais frequente, manifestando-se clinicamente de inúmeras maneiras, desde a ausência de sintomas até modos graves de insuficiência cardíaca. Sua prevalência aumenta consideravelmente com a idade acometendo aproximadamente 10% da população acima de 80 anos.[1] A principal complicação da FA são os fenômenos tromboembólicos, aumentando consideravelmente a ocorrência de acidente vascular cerebral (AVC), principalmente em pacientes com comorbidades e/ou idade mais avançada. A anticoagulação oral (ACO) plena com varfarina, mantendo-se RNI entre 2 e 3, mostrou-se eficiente na prevenção de tromboembolismo em pacientes com FA, sendo seu benefício ainda mais expressivo nos pacientes com maior risco de AVC.[2] Entretanto, devido à dificuldade de manutenção de níveis adequados de anticoagulação com a varfarina, decorrentes de interações medicamentosas e alimentares, bem como à necessidade frequente de dosagem do tempo de atividade de protrombina

(TAP) com RNI e do ajuste de doses, vivenciamos um grande avanço na ACO de pacientes com FA não valvar (FA não associada a estenose mitral moderada e importante e a próteses valvares mecânicas) nos últimos 10 anos. A introdução dos novos anticoagulantes orais na prática clínica, conhecidos pelas siglas NOAC (do inglês, *new oral anticoagulation*, hoje referente a *non-vitamin K antagonist oral anticoagulant*) ou DOAC (*direct oral anticoagulants*), possibilitou a expansão da ACO em pacientes com FA não valvar com maiores eficácia, segurança e praticidade com relação à varfarina.[3] Neste capítulo, abordaremos aspectos práticos da ACO em pacientes com FA sem prótese valvar mecânica ou estenose mitral moderada/importante, já que, para esses pacientes, a varfarina continua sendo a medicação recomendada.

Pergunta 1: Devo anticoagular todo paciente com FA?

Há o consenso nas diretrizes nacionais[4] e internacionais[5,6] de que, para a indicação de ACO em pacientes com FA (paroxística, persistente ou permanente), é necessário aplicar o escore CHA_2DS_2-VASc (Quadro 14.1). Pacientes do sexo feminino apresentam maior risco de eventos tromboembólicos. Por isso, essa variável faz parte do escore CHA_2DS_2-VASc. Entretanto, isoladamente, sexo feminino não é suficiente para recomendar ACO na FA. Assim, pacientes com risco muito baixo de eventos (escore 0, se homem, ou 1, se mulher) não necessitam, a princípio, de uso de anticoagulantes (recomendação Classe I). Naqueles com escore 1, se homem, ou 2, se mulher, o uso do anticoagulante pode ser considerado, mas a decisão deve ser individualizada e compartilhada com o paciente (recomendação Classe IIa). Já nos pacientes com escore igual ou maior que 2, se homem, ou 3, se mulher, o uso de anticoagulantes está fortemente indicado (recomendação Classe I).

Quadro 14.1	Escore CHA_2DS_2-VASc		
Letra	Termo em inglês	Tradução	Pontos
C	Congestive heart faliure	Insuficiência cardíaca congestiva	1
H	Hypertension	Hipertensão arterial	1
A_2	Age (≥ 75 years)	Idade (≥ 75 anos)	2
D	Diabetes mellitus	Diabetes melito	1
S_2	Stroke	Acidente vascular cerebral	2
V	Vascular disease	Doença vascular	1
A	Age	Idade (65 a 74 anos)	1
Sc	Sex category	Sexo feminino	1

Pergunta 2: Qual anticoagulante oral usar – varfarina ou NOAC?

A escolha da classe de fármaco indicada a cada paciente vai depender de uma série de fatores clínicos, sociais e econômicos. Até a descoberta dos NOAC, a varfarina sempre foi considerada o padrão-ouro para ACO de pacientes com FA, visando manter RNI entre 2 e 3. De acordo com metanálise envolvendo quatro estudos pivotais com NOAC,[3,7-10] esses medicamentos, quando comparados à varfarina, reduziram significantemente: 1) a ocorrência de AVC e embolias sistêmicas em 19%; 2) a mortalidade total em 10%; 3) AVC hemorrágico em 51%; e 4) hemorragias intracranianas em 52%. Dessa maneira, os NOAC, de modo geral, apresentam, no mínimo, eficácia não inferior e segurança superior à varfarina na ACO de pacientes com FA sem prótese valvar mecânica ou EMi moderada/importante. Com base nesses resultados, a última diretriz europeia recomenda, como classe IA, a utilização preferencial dos NOAC à varfarina, sempre que possível.[6]

Se, por um lado, os NOAC se tornaram a droga de escolha, seu custo elevado muitas vezes ainda impossibilita sua prescrição. Já o baixo custo da varfarina e sua disponibilidade gratuita na rede pública de saúde são, muitas vezes, fatores decisivos para sua escolha. Seguindo a mesma diretriz europeia, a utilização da varfarina é considerada classe IA, como os NOAC, apenas quando o controle da anticoagulação é ideal, ou seja, com TTR (*Time in Therapeutic Range*, tempo em que o paciente passa na faixa ideal de RNI entre 2 e 3) igual ou superior a 75%. A obtenção de 75% de TTR é extremamente difícil: nem nos melhores estudos de ACO seu valor médio chegou a 70%.[7-10] Outra dificuldade relacionada ao uso de varfarina, apesar de seu fácil acesso na rede pública, é que, não raramente, esses pacientes têm dificuldade de compreender as orientações sobre fracionamento de comprimidos e utilização de doses diferentes e alternadas durante a semana, necessárias para que se mantenha o nível de anticoagulação desejado. Dessa maneira, o uso da varfarina deve estar diretamente condicionado à possibilidade de acesso mensal a centros de controle de anticoagulação, para que se dose o RNI e se acompanhe o paciente adequadamente. A impossibilidade de compreensão dos ajustes de doses e a incapacidade de comparecimento frequente para seguimento são fatores que ainda tornam muito mais complicado, na prática clínica, a obtenção de TTR próximo a 75% para eficácia terapêutica.

Pergunta 3: Existem diferenças entre os NOAC?

Atualmente, temos quatro NOAC disponíveis, os quais, apesar de serem muito semelhantes, apresentam características diferentes quanto a suas posologias, à sua absorção e à sua eliminação, bem como a seus mecanismos de ação e a seus esquemas terapêuticos (Quadro 14.2).

Quadro 14.2 Comparativos entre os NOAC(s)

	Dabigatrana	Rivaroxabana	Apixabana	Edoxabana
Alvo (fator de inibição)	IIa	Xa	Xa	Xa
Início de ação (h)	1,25 a 3	2 a 4	3 a 4	1 a 2
Metabolismo CYP450	Nenhum	32%	25%	< 4%
Biodisponibilidade	6%	80%	60%	62%
Transportadores	PgP	PgP/BCRP	PgP/BCRP	PgP
Meia-vida (h)	14 a 17	7 a 11	8 a 15	10 a 14
Eliminação renal	80%	36%	27%	50%
Posologia	2 ×/dia	1 ×/dia (com alimento)	2 ×/dia	1 ×/dia

PgP: Glicoproteína P; BCRP: Breast Cancer Resistence Protein. Fonte: próprio autor.

A dabigatrana é o único NOAC disponível para uso clínico que age como inibidor direto da trombina (Fator IIa). Sua eliminação renal é a maior entre os NOAC (cerca de 80%),[7] exigindo maior cuidado em pacientes com função renal muito reduzida, sendo contraindicada naqueles com *clearance* de creatinina inferior a 30 mL/min.[6] Por outro lado, o fármaco não é metabolizado pela via do citocromo P450, diferentemente dos outros NOAC. O estudo clínico que avaliou seu uso em pacientes com FA[7] comparou de maneira independente e em grupos distintos as duas doses (110 mg, 2 ×/dia, e 150 mg, 2 ×/dia) contra a varfarina, sem critério de correção para ambas as doses, o qual foi estabelecido posteriormente por opinião de especialistas. Outra peculiaridade com relação aos demais NOAC é que a dabigatrana é o único que tem à disposição um fármaco reversor de seu efeito, o idarucizumabe, para uso clínico disponível em nosso país.

Rivaroxabana, apixabana e edoxabana são, por sua vez, inibidores do Fator X ativado. Os fármacos apresentam algumas similaridades, como terem sido estudados com critérios de redução de dose definidos nos ensaios clínicos,[8-10] conforme demonstrado no Quadro 14.3. No entanto, essa similaridade relacionada ao mecanismo de ação não é tradutora de semelhança completa entre as moléculas.

Quadro 14.3 Posologia e critérios de correção de dose dos NOAC(s)

Fármaco	Dose e posologia padrão	Critério para redução de dose
Dabigatrana[7]	150 mg ou 110 mg 2 ×/dia	Sem critérios pré-especificados no estudo clínico. Recomendado pela Diretriz[5,6] Dabigatran 110 mg, 2 ×/dia, se: Idade ≥ 80 anos ClCr 30 a 50 mL/min Risco de sangramento aumentado
Rivaroxabana[8]	20 mg, 1 ×/dia Administrada com alimentos	15 mg 1 ×/dia, se: ClCr 15 a 49 mL/min
Apixabana[9]	5 mg, 2 ×/dia	2,5 mg, 2 ×/dia, se dois dos três critérios: Peso ≤ 60 kg Idade ≥ 80 anos Creatinina sérica ≥ 1,5 mg/dL
Edoxabana[10]	60 mg, 1 ×/dia	30 mg, 1 ×/dia, se um dos três critérios: Peso ≤ 60 kg ClCr 15 a 50 mL/min Uso concomitante de inibidor potente da Glicoproteína-P

ClCr: *Clearance* de Creatinina. Fonte: próprio autor.

A rivaroxabana é usada em dose única diária, com posologia fundamentada no estudo clínico em pacientes com FA.[8] Sua ingestão deve ser feita com alimentos, pois existe grande interferência em sua biodisponibilidade.[11] Já a apixabana tem como particularidade uma excreção renal menos significativa em comparação aos outros fármacos da classe e deve ser administrada em duas doses diárias. A edoxabana tem o menor metabolismo pela via do citocromo P450 dentre os inibidores do Fator X ativado e a posologia indicada é de dose única diária, sem depender da ingestão de alimentos.

Pergunta 4: Qual posologia está indicada e como devo fazer ajustes de doses?

O ajuste da posologia da varfarina é guiado pelo valor do RNI, que traduz o nível de anticoagulação dos pacientes. Com os NOAC, o tratamento não é guiado por exames e as doses são fixas e preestabelecidas de acordo com as características clínicas dos pacientes. Com isso, dois pontos importantes devem ser considerados: 1) o médico prescritor deve acreditar na dose fixa do fármaco e seguir o paciente sem se preocupar com a falta da informação relacionada ao nível sérico da anticoagulação, que era rotina com o uso de varfarina; 2) o paciente deve ter uma aderência plena à terapia com NOAC, uma vez que a garantia do resultado está condicionada ao uso correto da medicação.

Todavia, nem a posologia nem os ajustes de doses, quando indicados, são iguais para os quatro NOAC disponíveis no mercado. O conhecimento específico do modo de administração de cada um deles é fundamental para a proteção efetiva do paciente. A utilização de subdoses em pacientes que não apresentam critérios pré-especificados de redução de dose é, hoje, o maior problema na utilização dos NOAC. Diferentemente do que se poderia imaginar, a subdosagem indiscriminada, ainda frequentemente vista na prática clínica, além de reduzir a proteção do paciente quanto ao risco de AVC e embolias sistêmicas, mantém ou aumenta a possibilidade de ocorrência de hemorragias, mortes e internações. Cuidado especial deve ser tomado com a edoxabana, uma vez que, apesar de se terem incluído dois braços em seu estudo de fase 3, um com posologia de 60 mg/dia (corrigido para 30 mg/dia quando atingisse os critérios de redução) e outro com 30 mg/dia (com correção para 15 mg/dia),[10] apenas a dose de 60 mg/dia faz parte da bula do fármaco. Assim sendo, a dose de 30 mg é recomendada tão somente como ajuste nos pacientes que apresentam um dos critérios de redução[6] (Quadro 14.2). É importante salientar que a dabigatrana e a apixabana devem ser prescritas duas vezes ao dia, enquanto a rivaroxabana e a edoxabana devem ser tomadas em dose única diária. O Quadro 14.2 resume as posologias e os critérios de redução de doses que devem ser utilizados com cada um dos 4 NOAC.

Pergunta 5: Como deve ser feita a cardioversão da FA?

As diretrizes atuais[4-6] são unânimes em indicar estratégia para a prevenção de fenômenos embólicos, seja com a anticoagulação oral efetiva durante pelo menos três semanas antes da cardioversão, seja com a avaliação da presença de trombos no interior do átrio esquerdo pelo ecocardiograma transesofágico nos pacientes com FA de duração maior que 48 horas ou nos quais não se pode estabelecer com certeza a duração do episódio. Essas recomendações se aplicam a ambos os tipos de cardioversão, elétrica e farmacológica. Além disso, tanto os NOAC quanto a varfarina podem ser utilizados para cardioversão. Em pacientes com duração de arritmia inferior a 48 horas, evidências recentes sugerem que a anticoagulação com heparina ou um NOAC, imediatamente antes da cardioversão,[5,6,11] também é benéfica.

Nos últimos documentos da sociedade europeia,[6,11] as recomendações para o uso de NOAC na pré-cardioversão de pacientes com FA não valvar, com menos de 48h de duração, sofreram modificações.[11] Em pacientes com FA < 12h, sem histórico de fenômenos tromboembólicos ou naqueles com FA > 12h e ≤ 48h, com escore CHA_2DS_2-VASc de 1 para homens e 2 para mulheres, a cardioversão pode ser realizada apenas com a administração de uma dose de NOAC, de preferência, ao menos 2h antes, sem a necessidade de ecocardiograma transesofágico (ETE) ou três semanas prévias de ACO. Em pacientes com FA > 12h e ≤ 48h, com escore CHA_2DS_2-VASc ≥ 2 para homens e ≥ 3 para mulheres, deve-se proceder com a ACO pré-cardioversão da mesma maneira que é realizada nos pacientes com FA ≥ 48h (ecocardiograma transesofágico ou três semanas prévias de ACO efetiva).

Após a cardioversão, a recomendação é a de que, para pacientes homens com CHA_2DS_2-VASc ≥ 1 e mulheres ≥ 2, se considere a necessidade de ACO indefinidamente. Para os pacientes homens com CHA_2DS_2-VASc igual a 0 e mulheres com escore igual a 1 e FA > 48h, a recomendação é que se mantenha a ACO por 4 semanas. Já quando a FA for < 48h (preferencialmente ≤ 24h), nesse grupo de pacientes com baixo risco, pode ser considerada a não ACO pós-cardioversão.[6,11]

Pacientes em programação de cardioversão elétrica nos quais se identifica a presença de trombo em átrio esquerdo no ecocardiograma transesofágico, a recomendação é que não se prossiga com a cardioversão. Estudos observacionais, a maioria com apixabana e rivaroxabana, mostram resultados semelhantes de resolução de trombos com NOAC ou heparina de baixo peso molecular associada a varfarina, sugerindo que os NOAC constituem outra opção para esses pacientes, principalmente se houver dificuldade de manutenção do RNI na faixa terapêutica. Caso não haja resolução do trombo com o regime terapêutico escolhido, uma das opções é trocar por NOAC com mecanismo de ação diferente (inibidores do Fator Xa por inibidor da trombina e vice-versa) ou por varfarina com RNI bem controlado.[11] Se o trombo persistir por longo tempo, a despeito da adoção de diferentes estratégias terapêuticas, ele poderá se organizar, permitindo a cardioversão se os benefícios da restauração do ritmo sinusal superarem os riscos, mesmo que pequenos, de tromboembolismo.[11]

Pergunta 6: Pacientes idosos devem ser anticoagulados?

A anticoagulação de pacientes idosos sempre foi uma barreira e um desafio no cenário da ACO. No passado, com a grande dificuldade inerente ao uso da varfarina, muitos pacientes idosos eram considerados não elegíveis para ACO por seus médicos, devido ao temor da terapêutica e ao fato de ficarem expostos a um maior risco de sangramento e complicações. As baixas taxas de ACO em idosos sempre foram uma realidade e, mesmo com os NOAC, apesar de ter aumentado o número de idosos anticoagulados, estima-se que 30% dos pacientes idosos com FA e alto risco tromboembólico não são tratados com ACO.

Apesar de os pacientes idosos apresentarem maior risco de sangramentos importantes, o risco de eventos embólicos também é mais elevado nessa população. O tratamento com a varfarina, cuja segurança com relação a sangramentos maiores é inferior à dos NOAC, já mostrava que, quanto mais idosa a população tratada, mais claro era seu benefício clínico global,[2] de modo que não se justificava deixar de anticoagular pacientes idosos, a menos que apresentassem outros motivos clínicos importantes além da idade avançada. Com o aparecimento dos NOAC, o incentivo e a segurança em anticoagular essa população tornaram-se ainda maiores. Idosos acima de 75 anos já somam mais de 27.000 pacientes estudados com os NOAC disponíveis no mercado.[11] As subanálises de populações idosas dos estudos pivotais com NOAC mostraram manutenção da redução significativa, com relação ao uso de varfarina, da ocorrência de sangramentos intracranianos e AVC hemorrágicos,[11] as complicações mais temidas com a ACO. Entretanto, para uma anticoagulação adequada desses pacientes de maior risco e mais delicados do ponto de vista clínico, é muito importante conhecer as opções terapêuticas, as peculiaridades de cada NOAC, utilizar corretamente os ajustes de dose, não utilizar doses menores sem recomendação, avaliar e acompanhar de perto a função renal e a evolução do paciente. A presença de um reversor da ACO, em determinadas circunstâncias, pode ser um diferencial na escolha do fármaco, principalmente na população idosa. A dabigatrana é o único NOAC com reversor disponível até o momento, no Brasil. Entretanto, a dabigatrana 150 mg 2× ao dia aumentou significativamente o risco de sangramentos maiores extracranianos na população idosa, quando comparada à varfarina.[12] Já com os outros NOAC, inibidores do Fator Xa, a ocorrência de sangramentos maiores extracranianos na população idosa foi semelhante ao da população global. A apixabana e a edoxabana apresentaram significativamente menos sangramentos maiores extracranianos na população global, quando comparados à varfarina, e esses resultados se mantiveram no subgrupo de idosos.[11,13,14]

Em suma, é notória a melhor evolução de idosos com FA quando anticoagulados do que sem ACO, sendo os NOAC superiores à varfarina nessa população.[2]

Pergunta 7: Anticoagulação na doença renal crônica (DRC) – Atenção especial?

A associação entre FA e DRC é bastante prejudicial, pois a presença de uma condição agrava a situação da outra. Pacientes com essa associação têm maiores morbidade e mortalidade, decorrentes do maior risco de eventos embólicos e de sangramentos. A situação é agravada, uma vez que os NOAC são parcialmente eliminados por meio dos rins, sendo a função renal um importante critério de redução de dose dos medicamentos, conforme mencionado anteriormente. Assim, é fundamental que a função renal de pacientes com FA seja constantemente monitorizada durante o acompanhamento, para que seja feito o ajuste de doses, quando necessário. A fórmula recomendada para estimar o *clearance* de creatinina, a fim de se corrigir a dose pela função renal, é a de Cockroft-Gault, que foi utilizada em todos os estudos de fase 3 com NOAC.

Estudos clínicos em pacientes com FA e DRC são escassos. Nos estudos que avaliaram os NOAC, pacientes com função renal diminuída (notadamente com *clearance* de creatinina abaixo de 30 mL/min ou inferior a 25 mL/min, para apixabana) foram excluídos.[7-10] Recomenda-se, assim, extrema precaução com o uso dos NOAC em pacientes nessa situação. Em pacientes dialíticos, o uso de varfarina pode estar relacionado a complicações potencialmente letais e o uso dos NOAC também não está claramente definido, sendo necessários mais estudos para melhor avaliação do eventual benefício desses fármacos.

Apesar de os pacientes com *clearance* de creatinina entre 15 e 30 mL/min não terem entrado nos estudos pivotais e de não haver estudos comparativos entre os NOAC, o último documento da sociedade europeia[11] recomenda o uso de apixabana e edoxabana, entre os NOAC, nesses pacientes. A apixabana, além de ser o NOAC com menor excreção renal, um subestudo realizado mostrou um "*p* de interação" significativo com relação à maior redução do risco relativo de sangramento nos pacientes com *clearance* entre 30 e 50 mL/min[15]. Já a edoxabana, que deve ter a dose reduzida para 30 mg/dia sempre que o *clearance* for ≤ 50 mL/min (ou peso ≤ 60 kg), também reduziu o risco de sangramento nos pacientes com *clearance* ≤ 50 mL/min, o que não foi observado com os outros NOAC.[16]

Pergunta 8: Como fazer anticoagulação em pacientes com FA e síndrome coronariana aguda (SCA) tratados ou não com intervenção coronária percutânea (ICP)?

A associação entre FA e doença arterial coronariana (DAC) é muito comum na prática clínica. Um dos pilares do tratamento da DAC é a antiagregação plaquetária e, nos casos de síndrome coronariana aguda (SCA) e intervenções coronárias percutâneas (ICP), há necessidade da dupla antiagregação plaquetária (DAP), com AAS e um inibidor da P2Y12 (Inb.P2Y12). Pacientes com DAC e FA também apresentam maior risco de eventos tromboembólicos e devem receber ACO, uma vez que a DAP não foi eficaz em pacientes com FA.[17] Entretanto, a adoção da tripla terapia (DAP + ACO) não se mostrou segura a ponto de permitir seu uso de maneira indiscriminada em pacientes com FA e SCA com ou sem ICP. Estudos comparando a dupla terapia antitrombótica (DTA) com clopidogrel e varfarina *versus* tripla terapia antitrombótica (TTA) com AAS + clopidogrel + varfarina, nessa população, mostrou redução significativa de sangramentos, sem comprometimento da eficácia anti-trombótica.[18]

Com a descoberta recente dos NOAC, informações sobre sua associação com antiagregantes plaquetários limitavam-se apenas às análises de subgrupos nos estudos pivotais em que a associação, basicamente com AAS, ocorreu em número restrito de pacientes. Para avaliar a segurança da associação dos NOAC com a antiagregação plaquetária nas SCA com ou sem IPC, novos estudos foram realizados com os quatro fármacos disponíveis no mercado. Em metanálise englobando todos esses pacientes, podem-se comparar quatro grupos:[19] 1) varfarina + DAP; 2) NOAC + DAP; 3) varfarina + inib.P2Y12; e 4) NOAC + inib.P2Y12. Essa avaliação mostrou que a TTA com varfarina deve ser evitada e que a retirada da AAS, mantendo-se, sempre que possível, NOAC + inib. P2Y12 (preferencialmente clopidogrel), reduziu a ocorrência de sangramentos sem comprometer a efetividade antitrombótica em pacientes submetidos à IPC.[19] Dessa maneira, a recomendação para tratamento antitrombótico em pacientes com FA e SCA submetidos à ICP é que se utilize a TTA, preferencialmente com NOAC + clopidogrel + AAS, apenas nos primeiros dias até a alta hospitalar, mantendo-a por, no máximo, 30 dias quando o risco trombótico é maior. Após esse período, retira-se o AAS e mantém-se a DTA com NOAC + clopidogrel até completar 12 meses. Após os 12 meses, monoterapia com NOAC é recomendada.[11] Para pacientes com FA e SCA não tratados com ICP, recomenda-se o uso de DTA com NOAC + antiplaquetário (preferencialmente clopidogrel) por 6 a 12 meses e monoterapia com NOAC após esse período.

Pergunta 9: A anticoagulação nas valvopatias e TAVI com FA deve ser diferente?

Próteses valvares mecânicas e estenose mitral moderada/importante foram critérios de exclusão nos estudos de fase 3 com NOAC.[7-10] Em pacientes com próteses mecânicas, um estudo clínico com a dabigatrana mostrou resultados muito ruins,[20] estando contraindicado o uso de NOAC em pacientes nessa situação. Nos pacientes com próteses valvares biológicas, os NOAC começaram a ser utilizados com base nos resultados de análises de subgrupos realizadas em alguns estudos pivotais.[9,10,21] Entretanto, dúvidas persistiam principalmente quanto aos pacientes com próteses biológicas mitrais. Recentemente, o estudo multicêntrico RIVER[22], realizado no Brasil, comparou a rivaroxabana, na dose de 20 mg uma vez ao dia, *versus* a varfarina em pacientes com prótese biológica mitral implantada há pelo menos 48 horas, demonstrando que a rivaroxabana foi não inferior à varfarina com relação ao desfecho combinado de morte, eventos cardiovasculares maiores e sangramento maior. Dessa maneira, os NOAC são considerados uma opção no tratamento de pacientes com valvopatias e FA, com exceção daqueles com estenose mitral moderada/importante e próteses metálicas, devendo seguir as mesmas recomendações e dosagens de pacientes sem valvopatias.

Em pacientes com implante percutâneo transcateter de válvula aórtica (TAVI, da sigla em inglês) e FA, informações referentes à melhor opção antitrombótica são escassas. A coorte B do estudo popular TAVI[23] incluiu 313 pacientes com indicação de ACO e TAVI, os quais foram randomizados em dois grupos: 156 pacientes foram tratados com ACO + clopidogrel e 157 continuaram com o ACO que utilizavam (varfarina ou NOAC). O grupo de pacientes que utilizou anticoagulantes isoladamente apresentou menos sangramentos do que o grupo que utilizou anticoagulantes associados ao clopidogrel[23]. Mais recentemente, o estudo ATLANTIS,[24] apresentado no congresso do American College of Cardiology em 2021 (não publicado), comparou a apixabana ao tratamento-padrão em pacientes com TAVI com e sem indicação de ACO. No grupo com indicação de ACO, a apixabana foi tão segura quanto a varfarina, de modo que o uso de ACO está recomendado a esses pacientes. Nos casos de TAVI sem indicação formal para anticoagulação, os antiagregantes plaquetários são os fármacos de escolha.

Pergunta 10: Como deve ser feita a anticoagulação de pacientes obesos e de pacientes com baixo peso corporal?

Em pacientes com peso entre 60 kg e 120 kg, há consenso de que os NOAC podem ser utilizados conforme recomendação global. Já nos extremos de peso, fora dessa faixa, existem dúvidas a respeito do benefício e da necessidade de dosagens plasmáticas para o uso seguro dos NOAC.[11] Nos estudos com a apixabana e a edoxabana, peso ≤ 60 kg foi um dos critérios para correção de dose[9,10] e são esses os fármacos indicados a pacientes com peso entre 50 kg e 60 kg (ou IMC entre 12,5 e 17,5), enquanto, para o uso de dabigatrana e rivaroxabana, a dosagem plasmática do fator anti-Xa deve ser considerada. Abaixo dos 50 kg, a dosagem plasmática do fator anti-Xa está indicada para os quatro NOAC e, na ausência dela, a varfarina deve ser o fármaco de escolha.[11]

Com relação aos pacientes obesos com peso > 120 kg (ou IMC > 40), a recomendação é que se utilizem os NOAC com cautela e, quanto maior for o peso, maior será a necessidade de acompanhamento com dosagens plasmáticas do fator anti-Xa ou, na ausência dela, de utilização da varfarina.[11] Nos pacientes submetidos a cirurgias bariátricas, também é necessário que se tenha cautela com o uso dos NOAC e, de preferência, com monitoramento das dosagens plasmáticas do fator anti-Xa. Desvios de trânsito gastrintestinal, redução da secreção gástrica e restrição de alimentos que auxiliam na absorção são fatores que dificultam o uso desses fármacos, devendo-se considerar a varfarina como primeira opção nesses casos.[11]

Pergunta 11: Como devo manejar os sangramentos de pacientes anticoagulados?

Se, por um lado, o uso de anticoagulantes previne a ocorrência de fenômenos embólicos, por outro, aumenta o risco de sangramentos. De acordo com estudos de fase 3,[7-10] o risco de hemorragia intracraniana e de outras hemorragias potencialmente fatais foi menor com o uso de NOAC, em comparação à varfarina. Mesmo assim, é importante saber como manejar o sangramento em pacientes nessa situação.

Para uma abordagem adequada, é importante, inicialmente, classificar o evento de acordo com sua gravidade (sangramento menor, maior ou potencialmente fatal), saber qual medicamento foi utilizado, identificar o horário de ingestão da última dose e considerar o risco de eventos embólicos do paciente. Em casos de sangramentos leves, o simples atraso na administração da próxima dose pode ser suficiente. Em casos mais graves, pode ser necessário realizar compressão do local de sangramento ou até outras intervenções (cirurgia, endoscopia) para estancar a hemorragia. Nessas situações, a reposição volêmica geralmente é necessária, com concentrado de hemácias e/ou plaquetas. Nos casos em que a hemorragia põe em risco a vida do paciente, além dessas medidas, derivados de sangue que atuam na hemostasia, como concentrados de complexo protrombínico, também podem ser usados.

A reversão do efeito da varfarina se dá usualmente com a administração da vitamina K. No entanto, como essa reversão é lenta, será necessário, em algumas situações, utilizar as medidas acima descritas. A dabigatrana é o único NOAC que dispõe de um agente reversor disponível no Brasil, o idarucizumabe, que é um anticorpo monoclonal específico, revertendo o efeito anticoagulante de maneira quase instantânea.[25] Seu uso está indicado para casos graves de hemorragia, necessidade de cirurgias urgentes ou outras situações mais específicas.

Pergunta 12: Como manejar AVC em paciente anticoagulado?

A ocorrência de AVC em pacientes com FA adequadamente anticoagulados é pouco comum.[11] O manejo desses pacientes pode ser desafiador e, usualmente, constitui uma urgência médica que envolve a participação de outros profissionais, como um neurologista.

Na fase aguda, é necessário que o paciente seja submetido a um exame de imagem para avaliar a extensão da lesão e a presença de hemorragia, dados que orientam o tratamento. Pacientes anticoagulados não podem ser tratados com trombólise, a menos que a última dose do ACO tenha sido há mais de 48 horas ou que a dosagem de níveis séricos do fármaco, quando disponível, for abaixo do menor nível detectável. Quando a trombólise não pode ser realizada, a trombectomia endovascular pode ser uma alternativa nos pacientes em uso de ACO.[11] Após o tratamento da fase aguda, a reintrodução do anticoagulante deve ser avaliada clinicamente, com base no balanço entre o risco de novos eventos neurológicos e de complicações hemorrágicas, ambos aumentados nesse tipo de paciente. Com relação aos NOAC, não há comparações diretas que permitam afirmar que um é superior ao outro. O momento da reintrodução do anticoagulante é motivo de debate, já que há poucos dados na literatura que abordam este tema. A mais recente diretriz europeia de FA considera que a reintrodução deve ser a mais precoce possível, de acordo com a perspectiva neurológica.[6]

Referências Bibliográficas

1. Go AS, Hylek EM, Phillips KA, et al. Prevalence of diagnosed atrial fibrillation in adults: national implications for rhythm management and stroke prevention: the AnTicoagulation and Risk Factors in Atrial Fibrillation (ATRIA) Study. JAMA. 2001;285(18):2370-5.
2. Singer DE, Chang Y, Fang MC, et al. The net clinical benefit of warfarin anticoagulation in atrial fibrillation. Ann Intern Med. 2009;151(5):297-305.
3. Ruff CT, Giugliano RP, Braunwald E, at al. Comparison of the efficacy and safety of new oral anticoagulants with warfarin in patients with atrial fibrillation: a meta-analysis of randomised trials. Lancet. 2014;383(9921):955-62.

4. Magalhães L, Figueiredo M, Cintra F, Saad E, Kuniyoshi R, Teixeira R, et al. II Diretrizes Brasileiras de Fibrilação Atrial. Arq Bras Cardiol. 2016;106(4Supl.2):1-22.
5. January CT, Wann LS, Calkins H, Chen LY, Cigarroa JE, Cleveland JC, et al. 2019 AHA/ACC/HRS Focused Update of the 2014 AHA/ACC/HRS Guideline for the Management of Patients With Atrial Fibrillation: A Report of the American College of Cardiology/American Heart Association Task Force on Clinical Practice Guidelines and the Heart R. J Am Coll Cardiol. 2019;74(1):104-32.
6. Hindricks G, Potpara T, Dagres N, Arbelo E, Bax JJ, Blomström-Lundqvist C, et al. 2020 ESC Guidelines for the diagnosis and management of atrial fibrillation developed in collaboration with the European Association of Cardio-Thoracic Surgery (EACTS). Eur Heart J. 2020;42(5):373-498.
7. Connolly SJ, Ezekowitz MD, Yusuf S, Eikelboom J, Oldgren J, Parekh A, et al. Dabigatran versus warfarin in patients with atrial fibrillation. N Engl J Med. 2009; 361(12):1139-51.
8. Patel MR, Mahaffey KW, Garg J, Pan G, Singer DE, Hacke W, et al. Rivaroxaban versus warfarin in nonvalvular atrial fibrillation. N Engl J Med. 2011;365(10):883-91.
9. Granger CB, Alexander JH, McMurray JJV, Lopes RD, Hylek EM, Hanna M, et al. Apixaban versus warfarin in patients with atrial fibrillation. N Engl J Med. 2011; 365(11):981-92.
10. Giugliano RP, Ruff CT, Braunwald E, Murphy SA, Wiviott SD, Halperin JL, et al. Edoxaban versus warfarin in patients with atrial fibrillation. N Engl J Med. 2013; 369(22):2093-104.
11. Steffel J, Collins R, Antz M, Cornu P, Desteghe L, Haeusler KG, et al. 2021 European Heart Rhythm Association Practical Guide on the Use of Non-Vitamin K Antagonist Oral Anticoagulants in Patients with Atrial Fibrillation. Europace. 2021;23(10):1612-76.
12. Eikelboom JW, Wallentin L, Connolly SJ, Ezekowitz M, Healey JS, Oldgren J, et al. Risk of bleeding with 2 doses of dabigatran compared with warfarin in older and younger patients with atrial fibrillation: an analysis of the randomized evaluation of long-term anticoagulant therapy (RE-LY) trial. Circulation. 2011;123: 2363-72.
13. Halvorsen S, Atar D, Yang H, De Caterina R, Erol C, Garcia D et al. Efficacy and safety of apixaban compared with warfarin according to age for stroke prevention in atrial fibrillation: observations from the ARISTOTLE trial. Eur Heart J. 2014;35:1864-72.
14. Kato ET, Giugliano RP, Ruff CT, Koretsune Y, Yamashita T, Kiss RG, et al. Efficacy and safety of edoxaban in elderly patients with atrial fibrillation in the ENGAGE AF-TIMI 48 trial. J Am Heart Assoc. 2016;5(5):e003432.
15. Hohnloser SH, Hijazi Z, Thomas L, et al. Efficacy of apixaban when compared with warfarin in relation to renal function in patients with atrial fibrillation: insights from the ARISTOTLE trial. Eur Heart J. 2012;33: 2821-30.
16. Turpie AGG, Purdham D and Ciaccia A. Nonvitamin K antagonist oral anticoagulant use in patients with renal impairment. Ther Adv Cardiovasc Dis. 2017;11(9):243-56.
17. Connolly S, Pogue J, Hart R, et al. Clopidogrel plus aspirin versus oral anti-coagulation for atrial fibrillation in the Atrial fibrillation Clopidogrel Trial with Irbesartan for prevention of Vascular Events (ACTIVE W): a randomised controlled trial. Lancet. 2006;367:1903-12.
18. Dewilde WJ, Oirbans T, Verheugt FW, et al. Use of clopidogrel with or without aspirin in patients taking oral anticoagulant therapy and undergoing percutaneous coronary intervention: an open-label, randomised, controlled trial. Lancet. 2013;381:1107-15.
19. Lopes RD, Hong H, Harskamp RE, et al. Optimal Antithrombotic Regimens for Patients With Atrial Fibrillation Undergoing Percutaneous Coronary Intervention An Updated Network Meta-analysis. JAMA Cardiol. 2020;5(5):582-9.
20. Eikelboom JW, Connolly SJ, Brueckmann M, Granger CB, Kappetein AP, Mack MJ, et al. Dabigatran versus warfarin in patients with mechanical heart valves. N Engl J Med. 2013;369(13):1206-14.
21. Shim CY, Seo J, Kim YJ, Lee SH, De Caterina R, Lee S, et al. Efficacy and safety of edoxaban in patients early after surgical bioprosthetic valve implantation or valve repair: A randomized clinical trial. J Thorac Cardiovasc Surg. 2021; S0022-5223(21)00228-2.
22. Guimarães HP, Lopes RD, de Barros e Silva PGM, Liporace IL, Sampaio RO, Tarasoutchi F, et al. Rivaroxaban in Patients with Atrial Fibrillation and a Bioprosthetic Mitral Valve. N Engl J Med. 2020;383(22):2117-26.
23. Nijenhuis VJ, Brouwer J, Delewi R, Hermanides RS, Holvoet W, Dubois CLF, et al. Anticoagulation with or without Clopidogrel after Transcatheter Aortic-Valve Implantation. N Engl J Med. 2020;382(18):1696-707.
24. Collet JP, Berti S, Cequier A, Van Belle E, Lefevre T, Leprince P, et al. Oral anti-Xa anticoagulation after trans-aortic valve implantation for aortic stenosis: The randomized ATLANTIS trial. Am Heart J. 2018;200:44-50.
25. Pollack CV, Reilly PA, van Ryn J, Eikelboom JW, Glund S, Bernstein RA, et al. Idarucizumab for Dabigatran Reversal – Full Cohort Analysis. N Engl J Med. 2017;377(5):431-41.

15 Abordagem da fibrilação atrial a longo prazo

Thiago da Rocha Rodrigues • Dario Celestino Sobral Filho • Ana Luisa Calixto Rodrigues

Introdução

A fibrilação atrial (FA) é definida como uma arritmia cardíaca em que não há ondas P discerníveis na linha de base do registro eletrocardiográfico e em que os ciclos RR são irregulares se a condução atrioventricular (AV) estiver preservada. Os átrios não se contraem efetivamente e, consequentemente, há redução do débito cardíaco e estase sanguínea.[1] A perda da contração atrial, a irregularidade do ritmo ventricular e a estase, principalmente no apêndice atrial esquerdo, levam à redução do débito cardíaco e à propensão a eventos tromboembólicos. Os pacientes apresentam sintomas como palpitações, dispneia, tonturas, fadiga e redução da capacidade física. A FA pode causar ou piorar a insuficiência cardíaca (IC) em cerca de 30% dos pacientes.[2] Alguns pacientes são assintomáticos. A mortalidade aumenta em cerca de 1,5 a 3,5 vezes e está associada a IC, acidente vascular cerebral isquêmico (AVCI) e outras comorbidades. Cerca de 20% a 30% dos AVCI e 10% dos AVC criptogênicos são causados pela FA. Independentemente da ocorrência de AVCI, há aumento de 40% a 60% na ocorrência de declínio cognitivo e demências vasculares.[3] Os questionários de qualidade de vida e a prevalência de depressão também são afetados. Os fatores de risco para ocorrência de FA são avanço da idade, aumento no tamanho do átrio esquerdo, hipertensão arterial (HA), obesidade, IC, valvopatias (principalmente mitral), apneia obstrutiva do sono, diabetes, alcoolismo, tabagismo, hipertireoidismo, pós-operatório de grandes cirurgias (principalmente torácicas e cardíacas), infecções e fatores genéticos.[1]

Os princípios que justificam o tratamento da FA são ocorrência de sintomas e aumento do risco de complicações ou morte. Desse modo, o tratamento deve ser capaz de reduzir os sintomas e o risco de morte ou complicações. Portanto, o tratamento de longo prazo da FA visa à redução de sintomas, à prevenção de AVCI e de outras embolias, à prevenção ou à melhora da IC, à prevenção do declínio cognitivo e à redução da mortalidade. A prevenção de eventos embólicos e o tratamento dos episódios agudos em salas de urgência são abordados em outros capítulos. A abordagem diagnóstica compreende a identificação da arritmia (ECG, *holter*, gravadores tipo Loop, *smartwatches*, aplicativos de *smartphones* e análises de marcapassos e cardiodesfibriladores) e a caracterização clínica do paciente, de maneira abrangente. O tratamento de longo prazo compreende a identificação e o tratamento das comorbidades e das condições que pioram os desfechos clínicos, bem como a melhora dos sintomas por meio do controle da frequência cardíaca (FC) ou do controle do ritmo.

Pergunta 1: Como caracterizar clinicamente o paciente com fibrilação atrial?

A avaliação clínica compreende a classificação da forma de apresentação da FA, avaliação da intensidade dos sintomas e de sua repercussão clínica, avaliação do risco de eventos embólicos, avaliação do risco de sangramentos relacionados aos anticoagulantes, análise das comorbidades e caracterização da gravidade do substrato da arritmia.

As formas de apresentação clínica são:

- Primeiro diagnóstico (independentemente da duração da FA, episódios prévios nunca foram identificados).
- Paroxística (os episódios terminam espontaneamente ou por intervenção terapêutica e duram menos de sete dias).
- Persistente (os episódios duram mais de sete dias ou necessitam de intervenção terapêutica após esse período para sua reversão).
- Persistente de longa duração (a FA persiste ininterruptamente, por mais de 1 ano, mas ainda se deseja a reversão para ritmo sinusal).
- Permanente (aquela em que se desiste da tentativa de manutenção do ritmo sinusal, independentemente da duração da FA).

A forma clínica de apresentação não é utilizada para a decisão da anticoagulação, mas é importante na escolha da estratégia de tratamento (controle do ritmo *versus* controle da FC). É recomendável, também, o registro da duração e da frequência dos episódios, o que se denomina "carga" de FA.[1]

A avaliação da intensidade dos sintomas e da repercussão clínica pelo escore da European Heart Rhythm Association (EHRA), é recomendada, pois é útil em estudos clínicos e no acompanhamento dos pacientes. Os sintomas utilizados nesse escore são palpitação, fadiga, dispneia, dor precordial, tontura e ansiedade (Quadro 15.1).[1]

Quadro 15.1 Escore EHRA

EHRA	Descrição
1	Pacientes assintomáticos
2A	Sintomas leves, atividade diária normal não afetada
2B	Sintomas moderados, que causam incômodo, mas não afetam a atividade diária normal
3	Sintomas acentuados, que prejudicam as atividades habituais
4	Sintomas incapacitantes, com atividade usual impossibilitada

Adaptado de: Hindricks G, et al. Eur Heart J. 2020;00:1-125.

As comorbidades associadas devem ser identificadas e tratadas. A redução de pelo menos 10% do peso de pacientes obesos, a atividade física regular e persistente, a correção cirúrgica das valvopatias, o tratamento da apneia do sono e o controle da HA e da IC, bem como o tratamento dos distúrbios da tireoide e de doenças pulmonares, são importantes para o bem-estar do paciente e para aumentar a chance de obtenção do ritmo sinusal (RS).[4-8]

O risco de eventos embólicos pelo escore CHA_2DS_2-VASc e o risco de sangramento pelo HASBLED devem ser avaliados em todas as consultas e anotados em prontuário. O escore CHA_2DS_2-VASc é utilizado para a decisão da anticoagulação e não pode ser modificado por intervenção terapêutica. O HASBLED é utilizado para identificação e eliminação de fatores que aumentam o risco de sangramentos relacionados aos anticoagulantes. As condições clínicas incluídas no HASBLED que podem ser mitigadas ou eliminadas pelo tratamento clínico, reduzindo o risco de sangramento, são a HA, a disfunção renal, as lesões sangrantes do trato digestório, do sistema urinário ou de outros, a utilização de anticoagulantes diretos (elimina a labilidade do RNI), o controle adequado do RNI (pacientes com varfarina), o uso de medicações (antiagregantes plaquetários, corticoides e anti-inflamatórios não esteroides) e o abuso de bebidas alcoólicas. A HA não controlada no estudo ARISTOTLE esteve associada a um aumento de 50% na incidência de AVCI e de 85% de AVC hemorrágico, o que mostra a importância do controle pressórico.[8] O tratamento de condições dispépticas, de nefrolitíase, de epistaxes, de afecções prostáticas etc. permite a manutenção do anticoagulante na maioria dos pacientes. Outras medidas não previstas no HASBLED que potencialmente reduzem o risco de sangramento são a prevenção de quedas em idosos frágeis, o tratamento da anemia e a escolha adequada dos anticoagulantes diretos e de suas doses.

A gravidade do substrato da FA pode ser avaliada por exames de imagem que aferem tamanho e volume dos átrios, fibrose atrial, trombos intracardíacos, cardiopatia estrutural, função sistólica e diastólica dos ventrículos e estado das valvas cardíacas.

Pergunta 2: Como deve ser realizado o tratamento de longo prazo da fibrilação atrial?

As diretrizes da Sociedade Europeia de Cardiologia de 2020 propõem uma abordagem integrada e estruturada para avaliação e tratamento dos pacientes, o que envolve, além da caracterização clínica anteriormente descrita, o mnemônico ABC (A = anticoagulação, B = bom controle dos sintomas, C = tratamento de comorbidades e condições cardiovasculares concomitantes).

O controle dos sintomas é realizado por meio de estratégias de controle do ritmo ou da FC. Define-se "controle do ritmo" como a utilização de recursos terapêuticos para a tentativa de recuperação e manutenção do RS. Define-se "controle da FC" quando, na impossibilidade de manutenção do RS, se utilizam recursos terapêuticos para manutenção da FC em níveis adequados à redução ou à eliminação dos sintomas. Os recursos terapêuticos para ambas as estratégias estão descritos no Quadro 15.2.

Quadro 15.2 Recursos terapêuticos para o controle do ritmo e da FC

Controle do ritmo	Controle da FC
Controle das comorbidades	Betabloqueadores
Antiarrítmicos de classe IC	Bloqueadores de canais de cálcio
Antiarrítmicos de classe III	Digitálicos
Cardioversão elétrica	Amiodarona
Ablação por cateter	Ablação por cateter

Adaptado de: Hindricks G, et al. Eur Heart J. 2020;00:1-125.

Pergunta 3: Como realizar o controle do ritmo na fibrilação atrial?

Alguns estudos do início dos anos 2000 não mostraram redução de mortalidade com a estratégia de manutenção do RS em pacientes com FA e fatores de risco para AVCI, se comparada à estratégia de controle de FC.[9,10] No entanto, esses estudos incluíram grande proporção de pacientes idosos, com várias comorbidades, portadores de FA persistente e de longa duração, com menor possibilidade de manutenção do RS. Além disso, pacientes do grupo de controle do ritmo frequentemente descontinuaram a anticoagulação, o que pode ter comprometido seus desfechos. Em subanálises posteriores, verificou-se que, independentemente do grupo em que os pacientes foram alocados, aqueles que permaneceram em RS tiveram menor mortalidade. O estudo recente EAST-AFNET 4[11] incluiu pacientes com FA de início recente (diagnosticada antes de 12 meses da randomização) e comparou as estratégias de controle precoce de ritmo *versus* tratamento clínico usual. O primeiro grupo foi tratado com drogas antiarrítmicas, cardioversão elétrica (CVE) e/ou ablação por cateter precocemente, em média 36 dias após o diagnóstico. O segundo grupo procedeu ao controle do ritmo apenas para tratamento de sintomas relacionados à FA ou ao controle da FC com betabloqueadores (BB), bloqueadores de canal de cálcio não diidropiridínicos (BCCND) e digoxina. Esse estudo mostrou redução significativa dos desfechos primários (morte cardiovascular, AVCI e hospitalização por piora da IC) no grupo alocado para controle precoce do ritmo. Portanto, há um perfil de pacientes com maior possibilidade de manutenção do RS, em que a estratégia de controle do ritmo pode ser a mais adequada. Existe outro grupo com perfil desfavorável, em que a melhor estratégia é o controle da FC. Alguns pacientes apresentam perfis intermediários, para os quais a decisão da estratégia terapêutica deve ser individualizada. O Quadro 15.3 descreve esses perfis clínicos.

Quadro 15.3 Perfil favorável e desfavorável para a estratégia de controle do ritmo

Perfil Favorável	Perfil Desfavorável
• Início recente ou primeiro episódio	• FA de longa duração
• FA paroxística ou c/ reversão espontânea	• AE muito aumentado (> 50 mm)
• Pacientes jovens	• Pacientes idosos
• Sintomáticos	• Assintomáticos
• Poucas comorbidades	• Oligossintomáticos
• Taquicardiomiopatia	• Valvopatias não corrigidas
• Ausência de cardiopatia	
• FC difícil de controlar	
• FA precipitada por evento agudo	
• AE pouco aumentado	
• Preferência do paciente	

AE: átrio esquerdo; FC: frequência cardíaca; FA: fibrilação atrial. Adaptado de: Hindricks G, et al. Eur Heart J. 2020;00:1-125.

Como não existem estudos definitivos comprovando que a estratégia de controle de ritmo melhora a mortalidade, a diretriz ESC 2020 recomenda o controle do ritmo com o objetivo de melhora de sintomas e qualidade de vida.[1] No caso de pacientes aparentemente assintomáticos, sugere-se descartar a possibilidade de uma lenta e inconsciente adaptação do paciente a uma restrição de atividade física, o que o impede de perceber seus sintomas. Nesses casos, pode-se realizar a CVE e avaliar se houve melhora clínica em vigência do RS. Comprovada essa melhora, a estratégia de controle do ritmo deve ser priorizada. Deve-se ressaltar que a opção pelo controle do ritmo não significa simplesmente administrar antiarrítmicos, realizar CVE ou ablação por cateter. É necessário tratar todas as comorbidades que promovem a gênese e a persistência da FA, como obesidade, HA, diabetes, IC, abuso de bebida alcoólica, apneia obstrutiva do sono e falta de condicionamento físico.[1] Portanto, o uso de antiarrítmicos deve ser sempre considerado em um contexto de ampla abordagem clínica.

Pergunta 3: Como devo fazer o tratamento antiarrítmico da fibrilação atrial?

Antes de iniciar um antiarrítmico, as seguintes precauções são indispensáveis:

- Realizar ecocardiograma para avaliação de cardiopatias estruturais e valvopatias que possam determinar a escolha do fármaco.
- Realizar avaliação laboratorial das funções tireoidiana, renal e hepática, bem como dosagem de eletrólitos.
- Realizar ECG antes e depois do início do tratamento para avaliação da FC, dos intervalos PR, QRS e QTc e de distúrbios de condução AV e intraventricular.
- Avaliar medicações concomitantes, devido à possibilidade de interações medicamentosas desfavoráveis.
- Evitar a prescrição de medicamentos que aumentem o intervalo QT.
- Evitar bradicardia excessiva, hipocalemia e hipomagnesemia, que aumentam o risco de pró-arritmia.

No Brasil, 3 fármacos antiarrítmicos estão disponíveis: amiodarona (AMI), propafenona (PPF) e sotalol. Um estudo observacional recente comparou cerca de 45 mil pacientes com FA em uso de antiarrítmicos *versus* 26,8 mil sem antiarrítmicos.[12] Foram analisados os desfechos combinados: morte arrítmica, ressuscitação, fibrilação ventricular, taquicardia ventricular sustentada e necessidade de cardiodesfibrilador implantável. Nesse estudo, o sotalol aumentou significativamente a mortalidade global e a pró-arritmia. A AMI apresentou efeito neutro na mortalidade e na incidência de pró-arritmia. A flecainida, mas não a PPF, também aumentou a incidência de pró-arritmia. A dronedarona (indisponível no Brasil) mostrou uma tendência à redução de mortalidade e reduziu significativamente o risco de AVCI, corroborando o resultado do estudo ATHENA.[13] As diretrizes da ESC 2020 rebaixaram a recomendação do sotalol para IIb, devido ao risco de pró-arritmia. Dessa maneira, no Brasil, nossas melhores opções farmacológicas são a PPF e a AMI. As principais características farmacológicas dessas duas medicações são apresentadas a seguir.

Propafenona[14]

A PPF é um antiarrítmico do grupo IC na classificação de Vaugham-Williams (VW), caracterizando-se por gerar uma depressão acentuada da corrente rápida de sódio, que ocorre na fase 0 do potencial de ação dos miócitos de resposta rápida. Ela também possui fraca ação betabloqueadora e bloqueadora de canal de cálcio, o que contribui para seu efeito antiarrítmico. A PPF não bloqueia significativamente as correntes repolarizantes de potássio, o que torna baixo o risco de *torsades de pointes* (TSDP). A ação antiarrítmica se faz, predominantemente, pela depressão da condução em tecidos com potencial de ação de resposta rápida (dependentes da corrente de sódio), como os miócitos contráteis de átrios, ventrículos, veias pulmonares e vias acessórias e os miócitos excito-condutores do sistema de His-Purkinje (SHP). Essas ações tornam a PPF propícia para o tratamento da FA. Devido ao bloqueio do canal de sódio, pode haver depressão da contratilidade miocárdica e alentecimento da condução em áreas de fibrose, o que predispõe a mecanismos reentrantes. Portanto, a medicação só deve ser utilizada em pacientes sem hipertrofia significativa dos ventrículos e sem cardiopatia estrutural ou isquêmica que curse com disfunção sistólica ou fibrose miocárdica. A depressão da condução em NSA, NAV e SHP pode piorar a disfunção do nó sinusal e os distúrbios da condução AV.

A PPF tem absorção oral de 100%, biodisponibilidade de 50%, metabolismo e excreção hepáticos, pico de ação em torno de 2 horas após ingestão oral e meia-vida plasmática entre 2 e 10 horas. A metabolização se faz por enzimas do sistema do citocromo P450, que pode ser deficiente em uma pequena proporção de pacientes. Esses indivíduos são metabolizadores lentos, apresentam meia-vida que varia de 12 a 32 horas e são mais propensos a efeitos colaterais. Sendo assim, recomenda-se iniciar a PPF com doses mais baixas para testar a tolerância do paciente, antes de partir para doses mais efetivas. A posologia recomendada por via oral é 150 mg BID (duas vezes ao dia), 150 mg TID (três vezes ao dia) ou 300 mg BID (duas vezes ao dia). A dose de 300 mg TID (três vezes ao dia) deve ser utilizada com cautela, pois pode causar saturação dos sítios de ligação proteica plasmática e rápido aumento da porção livre do fármaco no plasma, com maior risco de eventos adversos. A dose para crianças é de 8 a 15 mg/kg/dia, dividida em duas doses diárias. Para a reversão de FA aguda, em pacientes sem contraindicações, recomenda-se a dose via oral de 600 mg (se peso > 70 kg) ou 450 mg (se peso < 70 kg). A primeira utilização da PPF com esse fim deve acontecer em ambiente hospitalar. Se ela for eficaz e não apresentar efeitos adversos significativos, esse esquema terapêutico poderá ser realizado pelo próprio paciente em casa (estratégia denominada "pílula de bolso"). Alboni et al. testaram essa estratégia em 268 pacientes atendidos em serviço de urgência com FA paroxística e com cardiopatia mínima ou ausente.[15] Desses pacientes, 78% reverteram a FA com PPF ou flecainida e não apresentaram efeitos colaterais significativos. Em seguida, esses pacientes foram orientados a se automedicarem com PPF ou flecainida em casa no início dos sintomas. Houve reversão para RS em 94% dos episódios após 113 minutos em média. Houve também redução de 90% nas admissões hospitalares e apenas 7% dos pacientes apresentaram efeitos colaterais significativos. A PPF apresenta recomendação I, nível de evidência A, para a reversão de FA de início recente e para a manutenção do RS em pacientes sem cardiopatia estrutural.[1] Não se deve utilizar a PPF sem drogas bloqueadoras do NAV para a reversão do *flutter* atrial, pois pode haver alentecimento do ciclo das ondas de *flutter*, o que facilita a condução AV 1:1 com alta FC e deterioração hemodinâmica. Para a estratégia da pílula de bolso, no caso de FA com alta resposta ventricular, pode-se considerar a utilização de um betabloqueador (BB) alguns minutos antes da PPF, para redução da FC antes da reversão para o RS. A Figura 15.1 ilustra um exemplo bem-sucedido da estratégia "pílula de bolso" auxiliada pelo registro de um *smartwatch*. O paciente apresentou palpitação e mal-estar devido à FA aguda, 45 dias após a realização de ablação por cateter com isolamento das veias pulmonares. Antes da ablação, o paciente apresentava FA paroxística refratária a PPF. O caso (Figura 15.1) ilustra a associação do tratamento não farmacológico (ablação por cateter) com o tratamento farmacológico. Deve-se ressaltar que a recorrência da FA menos de 3 meses após a ablação não significa insucesso do procedimento, pois ainda há um processo inflamatório reversível nos átrios que predispõe a arritmias atriais.

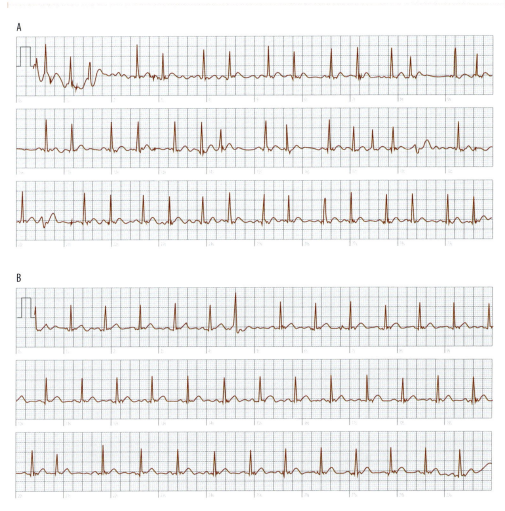

FIGURA 15.1. Paciente JL, 78 anos, com palpitação 45 dias após ablação de FA. Registo de *smartwatch*. ECG mostra FA antes de ser medicado com metoprolol 50 mg + propafenona 600 mg VO **(A)**. Ritmo sinusal 55 minutos após a medicação **(B)**. Fonte: próprio autor.

Amiodarona[14]

A AMI apresenta ação antiarrítmica de todas as classes de VW: efeito bloqueador de canais rápidos de sódio (classe I), bloqueio não competitivo de receptores beta (classe II), bloqueio de vários canais de potássio (classe III) e bloqueio de canais de cálcio (classe IV). As correntes despolarizantes tardias de sódio também são inibidas. A AMI bloqueia, ainda, receptores muscarínicos, o que contribui para sua ação antiarrítmica, principalmente nos átrios e nas veias pulmonares. Ela age também em receptores alfa-adrenérgicos, o que lhe confere ação vasodilatadora sistêmica e coronariana. O efeito farmacológico predominante é o bloqueio de canais de potássio, o que a torna um antiarrítmico da classe III de VW. A ação da AMI pode ser observada em miócitos com potenciais de ação de resposta rápida e de resposta lenta, alcançando tanto os miócitos contráteis, quanto as células excito-condutoras do NSA, NAV e SHP. É considerada, portanto, um antiarrítmico de "largo espectro".

A AMI apresenta ampla distribuição em todos os tecidos, predominando no fígado e nos pulmões. A pele, se exposta ao sol, também possui grande afinidade pela droga. A meia-vida corporal é muito extensa e variável (25 a 110 dias) e o estado de equilíbrio no organismo pode demorar alguns meses. O metabolismo é hepático e a eliminação é pelas vias biliares, pela pele e pelas lágrimas. A excreção lacrimal pode provocar uma sensação de corpo estranho na córnea (córnea *verticillata*). A alta composição de iodo em sua fórmula pode levar a hipotireoidismo (6% a 8%) ou hipertireoidismo (1% a 2%). Outros efeitos colaterais são aumento de enzimas hepáticas, sintomas gastrintestinais, hepatite, pneumonite intersticial, neuropatia com ataxia e tremores, neurite óptica e manchas de tonalidade plúmbea na pele exposta ao sol. Bradicardia, disfunção do NSA e bloqueios AV também podem ocorrer. A possibilidade de pró-arritmia do tipo TSDP existe, mas é baixa se o QTc basal for normal e se bradicardia excessiva e hipocalemia forem evitadas. Portanto, são necessárias avaliações clínica, eletrocardiográfica e laboratorial periódicas e sistemáticas em todos os pacientes em uso de AMI.[16]

A droga é bem tolerada na IC com fração de ejeção reduzida (ICFER) e não está contraindicada nessa condição. Deve-se ter atenção especial ao risco de toxicidade pulmonar, a complicação mais séria e potencialmente fatal. Ela se manifesta, mais frequentemente, como pneumonite intersticial, mas eventualmente também como pneumonia eosinofílica, pneumonia organizada, síndrome de angústia respiratória aguda ou hemorragia alveolar difusa. Os sintomas geralmente incluem dispneia e tosse não produtiva, ocasionalmente com febre. O RX de tórax apresenta opacidades difusas ou localizadas, reticulares ou consolidadas. A tomografia de tórax mostra opacidades em vidro fosco difusas e frequentemente bilaterais.

Os relatos iniciais de toxicidade pulmonar indicavam uma prevalência em torno de 5% a 15%, época em que doses de manutenção ≥ 400 mg/dia eram usuais. Atualmente, com o uso de doses menores, a incidência relatada gira em torno de 1 a 5%. Os fatores de risco mais importantes para a toxicidade pulmonar são doses diárias ≥ 400 mg, períodos longos de uso, doenças pulmonares preexistentes, cirurgia torácica e angiografia pulmonar. Recente metanálise de quatro artigos, em que foram reunidos 1.465 pacientes, não mostrou diferença significativa na ocorrência de acometimento pulmonar em pacientes que usaram doses baixas de AMI (150 a 330 mg/dia), em comparação com placebo.[17] Outra metanálise para avaliação de eventos adversos com amiodarona reuniu 43 estudos e 11.395 pacientes.[18] O risco de toxicidade pulmonar nos pacientes em uso de AMI foi 77% maior do que naqueles que não usaram o fármaco. No entanto, esse aumento só ocorreu nos pacientes que utilizaram doses ≥ 300 mg/dia e tiveram seguimento clínico ≥ 12 meses.

As doses orais de ataque devem ser individualizadas, podendo ser de 400 a 600 mg/dia até completar uma dose cumulativa de 6 g a 10 g. Em seguida, reduz-se a dose para 200 a 400 mg/dia. No longo prazo, recomenda-se tentar o controle da arritmia com doses mais baixas, desde que sejam eficazes (100 a 200 mg/dia). Deve-se ter atenção quanto a interações medicamentosas, como potencialização do efeito anticoagulante da varfarina, aumento do nível sérico de digoxina, aumento do risco de miopatia com sinvastatina e lovastatina, acentuação da bradicardia com BB etc.

A AMI está indicada para a manutenção do RS em pacientes com FA paroxística ou persistente na presença de cardiopatia estrutural e em pacientes refratários a PPF.

Pergunta 4: Quais são os cenários clínicos possíveis para a escolha de antiarrítmicos na FA?

Alguns cenários clínicos favoráveis para o controle do ritmo são apresentados a seguir:

- Primeiro episódio de FA com resposta ventricular rápida, sintomático, < 48 horas de evolução, sem cardiopatia estrutural, no hospital: BB para redução da FC, seguido por PPF 600 mg VO (peso > 70 kg) ou 450 mg VO (peso < 70 kg). Aguardar a reversão por 6 a 8 horas e observar a tolerância do paciente.

- FA paroxística sintomática recorrente, sem cardiopatia, que respondeu satisfatoriamente à PPF no hospital: recomenda-se automedicação extra-hospitalar com PPF, precedida ou não por BB. Aguardar 6 a 8 horas. Esse procedimento é chamado de estratégia "pílula de bolso" e apresenta sucesso na reversão para RS em 94% dos episódios agudos de pacientes selecionados.[15]

- FA paroxística sintomática frequente, na ausência de cardiopatia: PPF 150 mg duas a três vezes ao dia ou 300 mg duas vezes ao dia, diariamente. Em caso de recorrência, tomar uma dose adicional de PPF e aguardar a reversão por 6 a 8 horas. Nos exemplos dos itens 2 e 3, caso não haja reversão da FA em 6 a 8 horas, o paciente pode dirigir-se ao hospital para tentar a reversão, mas não deve usar doses adicionais da PPF. Nesses casos, pode-se avaliar o uso de amiodarona IV ou CVE.

- FA persistente sintomática, em paciente com perfil favorável ao controle do ritmo, sem cardiopatia estrutural, que irá se submeter a CVE: iniciar PPF nas doses recomendadas alguns dias antes da CVE e mantê-la por tempo indefinido em caso de sucesso do procedimento. O uso de medicação antiarrítmica alguns dias antes da CVE é recomendado pelas diretrizes ESC 2020 como classe IIa para aumentar a chance de êxito do procedimento.[1]

- Paciente do item acima, que refere melhora dos sintomas após a CVE, mas apresenta recorrência da FA mesmo estando em uso de PPF: medicá-lo por 3 a 4 semanas com AMI, realizar nova CVE e mantê-lo em uso da AMI ou indicar a ablação por cateter.

- Portador de ICFER, hipertrofia ventricular acentuada ou cardiopatia estrutural, apresentando FA aguda sintomática e com FC elevada, no hospital, com < 48 horas de evolução: AMI IV administrada em 1 hora. Mantê-lo em uso de AMI via oral após reversão para o RS.

- FA persistente, perfil favorável à manutenção do RS e portador de ICFER ou cardiopatia estrutural: iniciar AMI por 3 a 4 semanas e, caso não haja reversão para RS, realizar CVE. Manter a AMI por tempo indefinido. Em pacientes com FA e ICFER, pode-se considerar a ablação por cateter, em vez da AMI. O estudo CASTLE-AF mostrou que, em casos selecionados de pacientes com FA e ICFER, a ablação é superior à amiodarona e pode reduzir a mortalidade.[19]

- Paciente sintomático com recorrência de FA pós ablação por cateter e não candidato a novas intervenções: se ausência de cardiopatia, usar PPF; se presença de cardiopatia ou ICFER, usar AMI. O uso de antiarrítmicos aumenta a chance de manutenção do RS após ablação.

A Figura 15.2 mostra um fluxograma para escolha do antiarrítmico, de acordo com as drogas disponíveis no Brasil.

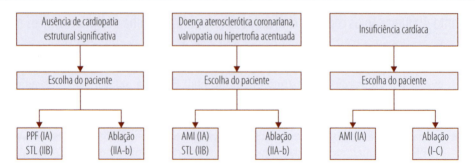

FIGURA 15.2. Escolha do antiarrítmico em pacientes com FA sintomática e perfil favorável à manutenção do ritmo sinusal. AMI = amiodarona; PPF = propafenona; STL = sotalol. Adaptada de: Hindricks G, et al. Eur Heart J. 2020;00:1-125.

Pergunta 5: Quando e como deve ser feito o controle da frequência cardíaca?

A estratégia de controle da FC é geralmente adequada para pacientes assintomáticos ou oligossintomáticos, que não tiveram êxito no controle do ritmo, ou para aqueles nos quais os riscos da reversão para RS superam seus benefícios. Pacientes com baixa resposta ventricular não devem ser cardiovertidos, pois podem evoluir com bradicardia acentuada e sintomática. Indivíduos com contraindicação para uso de anticoagulantes também não devem ser cardiovertidos, devido ao risco de eventos tromboembólicos.

O controle da FC é usualmente suficiente para a melhora clínica de grande parte dos pacientes com FA persistente ou permanente. No entanto, não existem muitos estudos que avaliam a melhor maneira de controle da FC ou a intensidade da redução da FC. O estudo mais importante nesse contexto é o RACE II, que comparou duas estratégias de controle de FC em pacientes com FA permanente.[20] As estratégias "controle rigoroso" (FC < 80 bpm em repouso e < 110 bpm durante esforços moderados) e "controle leniente" (FC de repouso < 110 bpm) foram comparadas em termos de ocorrência de desfechos combinados: morte por causas cardiovasculares, internações hospitalares por IC, AVCI, embolias sistêmicas e eventos arrítmicos potencialmente letais. Não houve diferença significativa na ocorrência desses desfechos nos dois grupos estudados, em seguimento de 2 a 3 anos. Dessa maneira, o controle leniente da FC é adequado para muitos pacientes. Se não houver melhora significativa dos sintomas, pode-se intensificar a redução da FC. Os fármacos utilizados para esse fim são betabloqueadores, digoxina, verapamil e diltiazem. Os betabloqueadores são medicamentos de primeira linha, desde que não haja contraindicações. Os BCCND também são úteis e podem reduzir sintomas. A digoxina pode ser utilizada, principalmente se BB ou BCCND isoladamente não foram suficientes. Na presença de tônus adrenérgico acentuado, ela perde seu efeito. Alguns estudos observacionais associaram o uso de digoxina ao aumento de mortalidade, mas há viés de seleção, pois, usualmente, o medicamento é prescrito para pacientes mais graves. Recomenda-se o uso de doses baixas e manutenção de nível sérico < 1,0 ng/mL.[21] A AMI pode ser utilizada como último recurso, quando a combinação dessas drogas não for suficiente ou for contraindicada e quando os pacientes não se qualificarem para ablação por cateter.[1] Pacientes asmáticos e com disfunção sistólica do VE, por exemplo, têm contraindicação para BB e BCCND. A AMI, combinada ou não com digoxina, pode ser útil nesses casos. Embora o benefício na redução de mortalidade em pacientes com FA e ICFER seja duvidoso, os

BB são os fármacos de escolha nesta condição. Os BCCND são contraindicados em pacientes com ICFER.

Conclusão

A FA é uma entidade clínica crônica, de natureza recorrente e caráter evolutivo, que acompanha o paciente por toda a vida. O médico deve informar ao paciente a natureza da arritmia e ressaltar que a abordagem de longo prazo inclui várias alternativas terapêuticas. Embora o tratamento tenha evoluído muito nos últimos anos, todas as modalidades terapêuticas apresentam vantagens, desvantagens, riscos e limitações. Portanto, as decisões clínicas deverão ser tomadas de maneira compartilhada, com amplo conhecimento do paciente sobre benefícios e riscos de cada conduta, levando-se em conta seus desejos e seus valores.

Referências Bibliográficas

1. Hindricks G, Potpara T, Dagres N, Arbelo E, Bax JJ, Blömstrom-Lundqvist C, et al. 2020 ESC Guidelines For the Diagnosis and Management of Atrial Fibrillation Developed in Colaboration with the Eurpean Association of cardio-Thoracic Surgery (EACTS). Eur Heart J. 2020;00:1-125.
2. Ziff OJ, Carter PR, McGowan J, Uppal H, Chandran S, Russel S, et al. The Interplay Between Atrial Fibrillation and Heart Failure on Long-term Mortality and Length of Stay: Insights of the United Kingdom ACALM registry. Int J Cardiol. 2018;252:117-21.
3. Sephery SA, Dagres N, Mussigbrodt A, Stauber A, Kircher S, Dinov B, et al. Atrial Fibrillation and Cognitive Impairment: New Insights and Future Directions. Heart Lung Circ. 2020;29:69-85.
4. Pathak RK, Middeldorp ME, Meredith M, Mehta AB, Mahajan R, Wong CX, et al. Long-Term Effect of Goal-directed Weight Management in an Atrial Fibrillation Cohort. A Long-Term Study (LEGACY). J Am Coll Cardiol. 2015;65:2159-69.
5. Pathak RK, Elliott A, Middeldorp ME, Meredith M, Mehta AB, Mahajan R, et al. Impact of CARDIOrespiratory FITness on Arrhythmia Reccurrence in Obese Individuals with Atrial Fibrillation. The CARDIO-FIT Study. J Am Coll Cardiol. 2015;66:985-96.
6. Zhang L, Hou Y, Po SS. Obstructive Sleep Apnoea and Atrial Fibrillation. Arrhythmia and Electrophysiology Review. 2015;4:14-8.
7. Marott SCW, Nielsen SF, Benn M, Nordestgaard BG. Antihypertensive Treatment and Risk of Atrial Fibrillation: A nationwide study. Eur Heart J. 2014;35:1205-14.
8. Rao MP, Halvorsen S, Wojdyla D, Thomas L, Alexander JH, Hylek E, et al. Blood Pressure Control and Risk of Stroke or Systemic Embolism in Patients with Atrial Fibrillation: Results From the Apixaban For Reduction in Stroke and Other thromboembolic Events in Atrial Fibrillation (ARISTOTLE) trial. J Am Heart Association. 2015;4(12):e0022015.
9. The Atrial Fibrillation Follow-up Investigation of Rhythm Management (AFFIRM) Investigators. A comparison of rhythm control and rate control in patients with atrial fibrillation. N Engl J Med. 2002;347:1825-33.
10. Van Gelder IC, Hagens VE, Bosker HA et al. For the rate control versus electrical cardioversion for persistent atrial fibrillation investigators group. A comparison of rate control and rhythm control in patients with recurrent persistent atrial fibrillation. N Engl J Med. 2002;347:1834-40.
11. Kirchhof P, Camm AJ, Goette A, Brandes A, Eckardt L, Elvan A, et al. Early Rhythm-Control Therapy in Patients with Atrial Fibrillation. N Engl J Med. 2020;383:1305-16.
12. Freiberg L. Ventricular Arrhythmia and Death Among Atrial Fibrillation Patients Using Anti-Arrhythmic Drugs. Am Heart J. 2018;205:118-27.
13. Honhloser SH, Crijns HJGM, Van Eickels M, Gaudin C, Page RL, Torp-Pedersen C, et al. For the ATHENA Investigators. N Engl J Med. 2009;360:668-78.
14. Nattel S, Gersh BJ, Opie LH. Antiarrhythmic Drugs and Stategies. In: Opie LH, Gersh BJ, editors. Drugs for the Heart. New York: Elsevier; 2012:272-331.

15. Alboni P, Botto GL, Baldi N, Luzi M, Russo V, Gianfranchi L, et al. Outpatient treatment of recent-onset atrial fibrillation with the "Pill-in-the-pocket" approach. N Engl J Med. 2004;351:2384-91.
16. Siddoway LA. Amiodarone: guidelines for use and monitoring. Am Fam Physician. 2003;68:2189-96.
17. Vorperian VR, Havighurst TC, Miller S, January CT. Adverse effects of low dose amiodarone: a meta-analysis. J Am Coll Cardiol. 1997;30:791-8.
18. Ruzieh M, Moroi MK, Aboujamous NM, Ghahramani M, Naccarelli GV, Mandrola J, et al. Meta-Analysis Comparing the Relative Risk of Adverse Events for Amiodarone Versus Placebo. Am J Cardiol. 2019;124:1889-93.
19. Marrouche NF, Brachmann J, Andresen D, Siebels J, Boersma L, Jordaens L, et al. For the CASTLE-AF Investigators. Catheter Ablation for Atrial Fibrillation with Heart Failure. N Engl J Med. 2018;378:417-27.
20. Van Gelder IC, Groenveld HF, Crijns HJGM, Tuininga YS, Tijsen JGP, Alings AM, et al. For the RACE II Investigators. Lenient Versus Strict Rate Control in Patients With Atrial Fibrillation. N Engl J Med. 2010;362:1363-73.
21. The Digitalis Investigation Group. The Effect of Digoxin on Mortality and Morbidity in Patients With Heart Failure. N Engl J Med. 1997;336:525-33.

16 Ablação por cateter na fibrilação atrial

Eduardo Benchimol Saad • Charles Slater

Introdução

Fibrilação atrial é a arritmia cardíaca mais comum, sendo associada a importantes morbidade e mortalidade.[1] Além disso, a incidência de fibrilação atrial está em ascensão, sendo estimado que mais de 10% da população desenvolverá fibrilação atrial até os 75 anos.[2] O tratamento atual da fibrilação atrial envolve a abordagem de múltiplos aspectos de sua complexa fisiopatologia, como o controle da frequência cardíaca, a profilaxia de eventos embólicos decorrentes da arritmia e as estratégias de manutenção do ritmo sinusal. Desses aspectos, o controle do ritmo é responsável por inúmeras controvérsias na tomada de decisão clínica. Até o presente momento, as drogas antiarrítmicas disponíveis e aprovadas para controle farmacológico do ritmo na fibrilação atrial apresentam eficácia frustrante quando usadas como estratégia isolada,[3] com adesão limitada ao tratamento devido aos efeitos adversos. O surgimento de novas drogas capazes de controlar adequadamente o complexo mecanismo responsável pela fibrilação atrial, com menores efeitos colaterais, mostrou-se decepcionante.[4]

Paralelamente, o papel fisiopatológico da atividade elétrica das veias pulmonares na gênese da fibrilação atrial paroxística ficou evidente[5] e serviu de alicerce para a consagração do isolamento elétrico das veias pulmonares como a técnica de eleição na atualidade para tratamento por cateter da fibrilação atrial. Por meio dessa técnica de ablação, pacientes outrora francamente sintomáticos podem experimentar alívio de sintomas, redução de doses (até mesmo suspensão) de drogas para o controle do ritmo, bem como prevenção da progressão para o modo persistente da arritmia. Muito embora essa técnica de tratamento percutâneo já seja executada rotineiramente por especialistas em diversos serviços no mundo, não raramente o especialista é consultado por colegas cardiologistas e clínicos com dúvidas referentes a esse tipo de tratamento. Este capítulo tem por objetivo abordar as dúvidas mais frequentes a respeito da ablação de fibrilação atrial, permitindo que o colega não especialista na área esteja mais familiarizado com essa modalidade de tratamento.

Pergunta 1: Quais são as indicações atuais de elegibilidade à ablação de fibrilação atrial?

Segundo as diretrizes atuais,[6] estão indicados para tratamento invasivo os pacientes com fibrilação atrial paroxística/persistente, após falência do tratamento com drogas antiarrítmicas (classe I) ou mesmo como estratégia de primeira escolha (classe IIa). Essa indicação se baseia em evidências de superioridade da ablação por cateter para controle de sintomas, quando comparada ao uso de drogas antiarrítmicas.[3,7] O isolamento elétrico das veias pulmonares por cateter de radiofrequência demonstrou superioridade na redução da recorrência da arritmia e na redução da carga (ou densidade) de fibrilação atrial,[8,9] além de melhora na qualidade de vida em pacientes com fibrilação atrial,[10,11] quando comparada ao uso de fármacos antiarrítmicos. A crioablação por balão também mostrou resultados semelhantes, especialmente nos casos paroxísticos.[12,13] Essas evidências confirmam o que já era percebido na prática clínica: as recorrências de fibrilação atrial mesmo em pacientes em uso crônico de drogas antiarrítmicas são muito comuns e a eficácia da manutenção do ritmo sinusal em pacientes submetidos à ablação de fibrilação atrial é bastante superior ao tratamento farmacológico.

Pergunta 2: Quais são os resultados esperados no sucesso após a ablação de fibrilação atrial? O que dizem as evidências?

Em pacientes com fibrilação atrial paroxística ou mesmo em modos persistentes, sem importante dilatação ou fibrose atrial, a taxa de sucesso da ablação de fibrilação atrial é de aproximadamente 70%, na ausência de uso de fármacos antiarrítmicos, e de 80% a 90%, quando associada ao uso desses fármacos.[8,9] Em átrios remodelados, com importante dilatação ou fibrose do átrio esquerdo, os resultados podem se mostrar inferiores aos obtidos nas formas paroxísticas.

A taxa de progressão da forma paroxística para a persistente também é modificada beneficamente em pacientes submetidos à ablação de fibrilação atrial. Em estudo[14] que comparou a taxa de progressão para o modo persistente dessa arritmia entre pacientes submetidos à ablação por cateter e pacientes em uso de drogas antiarrítmicas, observou-se uma tendência dez vezes menor de progressão para o modo persistente naqueles submetidos à ablação de fibrilação atrial. Esses achados apoiam a tendência de indicação de uma estratégia precoce de ablação de fibrilação atrial como primeira linha de tratamento.[15,16]

O sucesso a longo prazo após ablação por cateter também é influenciado pelo controle clínico dos fatores de risco. Por exemplo, a presença de um índice de massa corpórea > 30 kg/m² no período pós-ablação está relacionada a um aumento na taxa de recorrência de fibrilação atrial, quando comparada a pacientes com sobrepeso nas mesmas condições.[17] Esse dado reforça a importância de acompanhamento multiprofissional no cuidado de pacientes com fibrilação atrial.

Pergunta 3: Quais são os passos do procedimento de ablação? O que o paciente deve esperar do pós-operatório imediato e de sua recuperação?

Trata-se de um procedimento com duração de aproximadamente 2 a 4 horas, dependendo da técnica utilizada e do quadro clínico, sendo geralmente realizado sob anestesia geral. Há consenso entre os especialistas de que a anestesia geral pode trazer mais conforto ao paciente, bem como permitir o almejado controle do ciclo respiratório em diferentes momentos do procedimento.

O objetivo da ablação é o isolamento elétrico das veias pulmonares, que é realizado por meio de aplicações ponto a ponto no endocárdio do átrio esquerdo, no antro das veias pulmonares (Figura 16.1), utilizando um cateter de ablação irrigado ou um balão, no caso da crioablação. Para tanto, é necessário acessar o átrio esquerdo por meio de uma ou duas punções transeptais (perfurações ao nível da fossa com material específico). Através desses acessos transeptais, faz-se a alocação do cateter ablacionador e do cateter mapeador (cateter multipolar). Segue-se o posicionamento dos demais cateteres de mapeamento em pontos específicos do átrio direito, que são obtidos a partir de um total de três a quatro punções venosas femorais junto às regiões inguinais direita e esquerda.

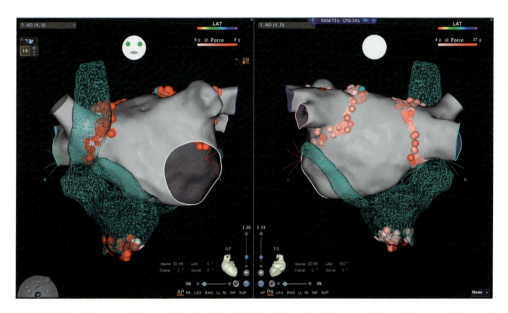

FIGURA 16.1. Mapeamento eletroanatômico dos átrios direito (em transparência) e esquerdo (em cinza) nas projeções anterior (à esquerda) e posterior (à direita). Diversas aplicações de radiofrequência (pontos vermelhos) ao redor das veias pulmonares levam ao isolamento elétrico das veias pulmonares. Fonte: próprio autor.

A fim de garantir a segurança do acesso ao átrio esquerdo, a anticoagulação oral deve ser suspensa por breve período antes da ablação ou, em casos selecionados, não ser suspensa, a fim de proporcionar o menor risco de fenômenos embólicos possível, devido à instrumentação do átrio esquerdo. A presença de trombos no interior do átrio esquerdo deve ser excluída pela realização de ecocardiograma transesofágico imediatamente antes do procedimento. Tão logo os acessos venosos sejam adquiridos, heparinização sistêmica é iniciada com o objetivo de manter o tempo de coagulação ativado (TCA) acima de 350 segundos durante todo o procedimento.

Após o isolamento elétrico das veias pulmonares e das ablações adicionais que venham a ser necessárias, os cateteres são retirados do átrio esquerdo, a heparinização sistêmica é revertida com uso de protamina venosa, a hemostasia dos acessos venosos é realizada e o procedimento é encerrado.

O tempo médio de permanência no hospital após ablação de fibrilação atrial é de aproximadamente 24 horas, não sendo necessária, na maioria das vezes, a admissão em unidade de terapia intensiva. O paciente é estimulado a deambular após 6 horas do procedimento e o retorno da anticoagulação oral acontece ainda nas primeiras horas do pós-operatório. É possível, de acordo com os protocolos hospitalares locais, da experiência da equipe de eletrofisiologistas e da extensão do procedimento, optar pela alta hospitalar no mesmo dia, 6 a 8 horas após o procedimento, com perfil de segurança semelhante ao da permanência hospitalar até o próximo dia.[18]

Pergunta 4: Qual é o tempo indicado para o uso de anticoagulação sistêmica e drogas antiarrítmicas após ablação de fibrilação atrial?

Após a ablação, a anticoagulação oral deve ser reiniciada nas primeiras horas após o procedimento e mantida por pelo menos 2 a 3 meses. Após esse período, a decisão de manutenção do uso de anticoagulantes de maneira definitiva ou de sua suspensão deve ser tomada de acordo com o risco embólico individual de cada paciente, por meio do escore de risco CHA_2DS_2-VASc.[19] Pacientes com escore ≥ 2 devem manter o uso de anticoagulação oral, enquanto pacientes com baixo risco tromboembólico podem ter a anticoagulação suspensa.[20]

Tendo em vista essas recomendações, fica claro que pacientes que apresentam contraindicação absoluta ao uso de anticoagulantes não devem ser indicados para ablação de fibrilação atrial. Para esses pacientes, outras estratégias de proteção contra fenômenos embólicos devem ser utilizadas, como a oclusão transcateter do apêndice atrial esquerdo.

Pergunta 5: A estratégia de ablação no paciente com fibrilação atrial paroxística é a mesma do paciente com fibrilação atrial persistente?

A técnica que serve de alicerce para a ablação de fibrilação atrial é o isolamento elétrico das veias pulmonares.[21] Em pacientes paroxísticos ou persistentes com átrio esquerdo de dimensões normais, o isolamento das veias deve ser suficiente.[22] Entretanto, em pacientes com fibrilação atrial de longa duração ou na presença de importante alteração do substrato miocárdico do átrio esquerdo, estratégias adicionais de ablação como o isolamento da parede posterior do átrio esquerdo[23] podem ser necessárias para a manutenção do ritmo sinusal. O emprego de linhas de bloqueio adicionais em locais estratégicos do átrio esquerdo, como istmo mitral, teto, parede anterior ou mesmo dentro do seio coronariano,[24] pode ser de grande valia durante o procedimento em quadros persistentes, mas é uma estratégia mais controversa, uma vez que essas linhas de bloqueio podem servir de substrato para indução e manutenção de novas taquicardias atriais macrorreentrantes. É recomendado que, sempre que essas linhas de ablação forem criadas, se comprove seu bloqueio bidirecional por meio de manobras eletrofisiológicas. Essas linhas adicionais de bloqueio e o isolamento da parede posterior são realizados exclusivamente pelo uso de cateter de radiofrequência, uma vez que o balão de crioablação não se destina a ablações que não envolvam exclusivamente as veias pulmonares.

O isolamento elétrico de outras estruturas atriais (sítios extrapulmonares) pode ser necessário de acordo com as características da indução da fibrilação atrial ou em caso de indução de taquicardias atriais durante o procedimento. A veia cava superior é implicada como sítio responsável pela fibrilação atrial paroxística em uma minoria dos casos, podendo ser isolada do tecido atrial direito de maneira semelhante à empregada nas veias pulmonares. O isolamento elétrico do apêndice atrial esquerdo mostrou ser uma importante ferramenta na estratégia de manutenção do ritmo sinusal em pacientes com fibrilação atrial persistente selecionados,[25] devido a taquiarritmias atriais que podem se originar dessa estrutura. Entretanto, devido à sua característica anatômica muscular, seu isolamento é mais trabalhoso, requerendo aplicações extensas e potências de pulso mais elevadas, e está relacionado a uma maior taxa de reconexão que a observada nas veias pulmonares.

Pergunta 6: Qual é a conduta mais indicada em pacientes submetidos à ablação de fibrilação atrial que apresentam recorrência da arritmia?

A recorrência de fibrilação atrial após o primeiro procedimento não é incomum e provavelmente se relaciona à reconexão elétrica de uma ou mais veias pulmonares, a focos extrapulmonares não contemplados na primeira ablação ou à evolução da cardiomiopatia atrial.[26] No caso de recorrência, a realização de um segundo procedimento foi muito superior ao controle otimizado com drogas antiarrítmicas.[27] Múltiplos procedimentos de ablação, embora indesejáveis, correlacionaram-se a taxas mais elevadas de manutenção em ritmo sinusal e a melhor qualidade de vida quando avaliados em estudos de longo prazo.[28] Por esses motivos, o tratamento de escolha na recorrência da fibrilação atrial após a primeira ablação, de acordo com as diretrizes vigentes[6] e com as recentes revisões,[29] é a realização de nova ablação. Outras razões que igualmente justificam nova intervenção são as taquicardias atriais reentrantes pós-ablação, que também requerem mapeamento e ablação do circuito implicado na arritmia. Nesses casos, a anticoagulação oral deve ser reiniciada e os preparos prévios ao procedimento devem ser instituídos da mesma maneira que no primeiro procedimento.

Pergunta 7: Quais são as complicações relacionadas à ablação de fibrilação atrial e como elas podem ser evitadas na atualidade?

Devido às características e à complexidade do procedimento, complicações, muito embora infrequentes, podem acontecer.[30] As complicações mais comuns são hematoma femoral, tamponamento cardíaco, paralisia de nervo vago/frênico e embolia sistêmica e cerebral. Com o advento do ecocardiograma intracardíaco (Figura 16.2) e do uso de força de contato do cateter de ablação, foi possível maior controle das possíveis causas de complicações durante o procedimento, mas o caráter heterogêneo das estratégias de ablação torna difícil a mensuração do papel de cada uma dessas tecnologias na prevenção de complicações.

A monitorização do espaço pericárdico com o uso do ecocardiograma intracardíaco ou com a visualização da silhueta cardíaca pela fluoroscopia deve ser motivo de atenção durante todo o procedimento, a fim de permitir a identificação e o tratamento de um eventual derrame pericárdico antes que se manifeste um quadro de hipotensão e baixo débito. O ambiente onde o procedimento é realizado deve estar preparado para o manejo de eventuais complicações e materiais para realização de pericardiocentese de emergência, bem como de outros procedimentos, devem estar disponíveis para uso imediato.

As intercorrências vasculares femorais, como hematoma ou pseudoaneurisma femoral, envolvem grande morbidade e aumento do tempo de internação, requerendo, não raramente, procedimentos adicionais para seu tratamento. Essas complicações podem ser drasticamente reduzidas com a simples instituição do uso de ultrassom para a aquisição dos acessos venosos (Figura 16.3). Há tendência de maior utilização dessa técnica entre os eletrofisiologistas na atualidade.

A partir da difusão do uso do mapeamento eletroanatômico e do ecocardiograma intracardíaco para auxiliar a realização do procedimento, a ablação tornou-se mais precisa e guiada por tecnologias de maior resolução. Isso permitiu que o uso da fluoroscopia durante o procedimento pudesse ser reduzido ou mesmo abolido. Essa estratégia de ablação sem fluoroscopia[31] já se mostrou segura em inúmeros estudos e representa segurança radiológica tanto para o paciente quanto para a equipe médica, além de reduzir problemas ortopédicos futuros, causados pelo uso dos pesados aventais de radioproteção.

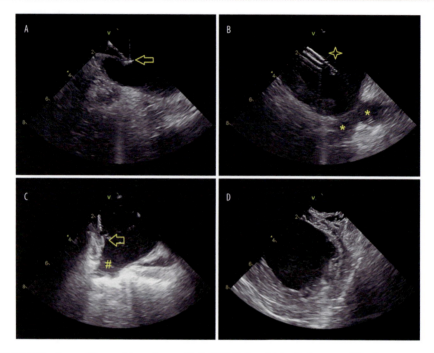

FIGURA 16.2. Uso do ecocardiograma intracardíaco na ablação de fibrilação atrial. Agulha de transeptal (seta) contra o septo interatrial durante punção transeptal **(A)**. A visualização dessas estruturas em tempo real durante a punção oferece segurança inestimável ao procedimento. Introdutor transeptal (estrela) posicionado no átrio esquerdo **(B)**, orientado para as veias pulmonares esquerdas (asterisco). Cateter de ablação (seta) em contato com o antro da veia pulmonar inferior direita **(C)** (#). Visualização dos ventrículos e do espaço pericárdico **(D)**, excluindo a presença de derrame pericárdico e garantindo segurança ao paciente por meio da identificação precoce de eventuais complicações graves. Fonte: próprio autor.

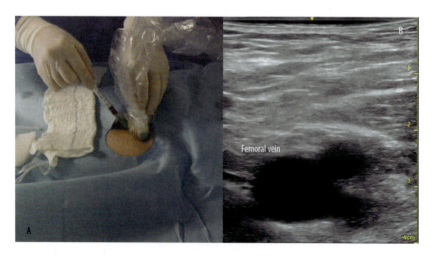

FIGURA 16.3. Punção da veia femoral esquerda guiada por ultrassom. A movimentação da agulha e a punção venosa são monitorizadas em tempo real, evitando o leito arterial e a punção da parede posterior da veia, o que proporciona segurança ao acesso venoso. Fonte: próprio autor.

Durante o procedimento, deve-se ter o cuidado extremo de evitar a entrada de ar nos introdutores, especialmente aqueles destinados ao átrio esquerdo, prevenindo eventuais embolizações. O acesso transeptal só é realizado após início da heparinização, a fim de evitar a formação de trombos nos introdutores.

A formação de fístula átrio-esofágica é complicação extremamente rara, mas potencialmente fatal, relacionada à ablação de fibrilação atrial, especificamente devido à lesão térmica do fino tecido no interstício entre a parede posterior do átrio esquerdo (quando aplicações de radiofrequência são realizadas ali) e o esôfago. Várias medidas foram relatadas para minimizar essa lesão térmica, como redução da potência de ablação na parede posterior e uso de termômetros esofágicos intraluminais ou mesmo de dispositivos destinados a desviar o esôfago, minimizando seu contato com a parede posterior atrial.

Pergunta 8: O que oferecer aos pacientes com fibrilação atrial permanente que não conseguem um controle adequado da frequência cardíaca, mesmo em uso pleno de drogas cronotrópicas negativas?

Em pacientes com fibrilação atrial permanente, a estratégia de manutenção do ritmo sinusal é pouco efetiva. Nesses casos, quando associados a alta resposta ventricular mesmo em uso de drogas depressoras da condução AV, o implante de marcapasso definitivo associado à ablação do nódulo atrioventricular para controle do ritmo está relacionado à melhora dos sintomas e da qualidade de vida,[32] bem como à redução de internação por insuficiência cardíaca descompensada.[33]

Com o advento da estimulação do sistema de condução, no qual o eletrodo ventricular estimula diretamente o feixe de His ou porções distais do tecido especializado de condução, como o ramo esquerdo, a estratégia *ablate and pace* se torna ainda mais vantajosa, devido ao menor risco de dissincronia ventricular pela estimulação.[34]

Pergunta 9: Em resumo, o que posso dizer aos pacientes com indicação para realização desse procedimento?

A ablação de fibrilação atrial é ferramenta extremamente importante na estratégia multiprofissional de manutenção do ritmo sinusal, proporcionando comprovada melhora da qualidade de vida e evitando progressão para o modo persistente da arritmia. Quando realizada por equipe experiente, trata-se de procedimento seguro, com excelente taxa de sucesso e rápida recuperação pós-operatória.

Referências Bibliográficas

1. Chugh SS, Havmoeller R, Narayanan K, Singh D, Rienstra M, Benjamin EJ, et al. Worldwide epidemiology of atrial fibrillation: A global burden of disease 2010 study. Circulation. 2014;129(8):837-47.
2. Miyasaka Y, Barnes ME, Gersh BJ, Cha SS, Bailey KR, Abhayaratna WP, et al. Secular Trends in Incidence of Atrial Fibrillation in Olmsted County, Minnesota, 1980 to 2000, and Implications on the Projections for Future Prevalence. Circulation. 2006;114(2):119-25.
3. Calkins H, Reynolds MR, Spector P, Sondhi M, Xu Y, Martin A, et al. Treatment of Atrial Fibrillation With Antiarrhythmic Drugs or Radiofrequency Ablation. Circ Arrhythmia Electrophysiol. 2009;2(4):349-61.
4. Kober L, Torp-Pedersen C, McMurray JJ, Gotzsche O, Levy S, Crijns H, et al. Increased mortality after dronedarone therapy for severe heart failure. N Engl J Med. 2008;358(25):2678-87.

5. Haïssaguerre M, Jaïs P, Shah DC, Takahashi A, Hocini M, Quiniou G, et al. Spontaneous initiation of atrial fibrillation by ectopic beats originating in the pulmonary veins. N Engl J Med. 1998;339(10):659-66.
6. Magalhães L, Figueiredo M, Cintra F, Saad E, Kuniyoshi R, Teixeira R, et al. II Diretrizes Brasileiras de Fibrilação Atrial. Arq Bras Cardiol. 2016;106(4):1-22.
7. Piccini JP, Lopes RD, Kong MH, Hasselblad V, Jackson K, Al-Khatib SM. Pulmonary Vein Isolation for the Maintenance of Sinus Rhythm in Patients With Atrial Fibrillation. Circ Arrhythmia Electrophysiol. 2009;2(6):626-33.
8. Morillo CA, Verma A, Connolly SJ, Kuck KH, Nair GM, Champagne J, et al. Radiofrequency Ablation vs Antiarrhythmic Drugs as First-Line Treatment of Paroxysmal Atrial Fibrillation (RAAFT-2): A Randomized Trial. JAMA. 2014;311(7):692-9.
9. Wilber DJ, Pappone C, Neuzil P, de Paola A, Marchlinski F, Natale A, et al. Comparison of Antiarrhythmic Drug Therapy and Radiofrequency Catheter Ablation in Patients With Paroxysmal Atrial Fibrillation: A Randomized Controlled Trial. JAMA. 2010;303(4):333-40.
10. Packer DL, Mark DB, Robb RA, Monahan KH, Bahnson TD, Poole JE, et al. Effect of Catheter Ablation vs Antiarrhythmic Drug Therapy on Mortality, Stroke, Bleeding, and Cardiac Arrest Among Patients With Atrial Fibrillation: The CABANA Randomized Clinical Trial. JAMA. 2019;321(13):1261-74.
11. Blomström-Lundqvist C, Gizurarson S, Schwieler J, Jensen SM, Bergfeldt L, Kennebäck G, et al. Effect of Catheter Ablation vs Antiarrhythmic Medication on Quality of Life in Patients With Atrial Fibrillation: The CAPTAF Randomized Clinical Trial. JAMA. 2019;321(11):1059-68.
12. Chierchia G, Pavlovic N, Velagic V, et al. Quality of life measured in first-line therapy during the Cryo-FIRST study: a comparison between cryoballoon catheter ablation versus antiarrhythmic drug therapy. Eur Heart J. 2020;41(Supplement_2).
13. Packer DL, Kowal RC, Wheelan KR, Irwin JM, Champagne J, Guerra PG, et al. Cryoballoon ablation of pulmonary veins for paroxysmal atrial fibrillation: First results of the North American arctic front (STOP AF) pivotal trial. J Am Coll Cardiol. 2013;61(16):1713-23.
14. Kuck K-H, Lebedev DS, Mikhaylov EN, Romanov A, Gellér L, Kalējs O, et al. Catheter ablation or medical therapy to delay progression of atrial fibrillation: the randomized controlled atrial fibrillation progression trial (ATTEST). EP Eur. 2021:362-369a.
15. Andrade JG, Wells GA, Deyell MW, Bennett M, Essebag V, Champagne J, et al. Cryoablation or Drug Therapy for Initial Treatment of Atrial Fibrillation. N Engl J Med. 2021;384(4):305-315.
16. Kirchhof P, Camm AJ, Goette A, Brandes A, Eckardt L, Elvan A, et al. Early Rhythm-Control Therapy in Patients with Atrial Fibrillation. N Engl J Med. 2020;383(14):1305-16.
17. Glover BM, Hong KL, Dagres N, Arbelo E, Laroche C, Riahi S, et al. Impact of body mass index on the outcome of catheter ablation of atrial fibrillation. Heart. 2019;105(3):244-50.
18. Deyell MW, Leather RA, Macle L, Forman J, Khairy P, Zhang R, et al. Efficacy and Safety of Same-Day Discharge for Atrial Fibrillation Ablation. JACC Clin Electrophysiol. 2020;6(6):609-19.
19. Themistoclakis S, Corrado A, Marchlinski FE, Jais P, Zado E, Rossillo A, et al. The Risk of Thromboembolism and Need for Oral Anticoagulation After Successful Atrial Fibrillation Ablation. J Am Coll Cardiol. 2010;55(8):735-43.
20. Saad EB, d'Avila A, Costa IP, Aryana A, Slater C, Costa RE, et al. Very Low Risk of Thromboembolic Events in Patients Undergoing Successful Catheter Ablation of Atrial Fibrillation With a CHADS2 Score ≤ 3. Circ Arrhythmia Electrophysiol. 2011;4(5):615-21.
21. Calkins H, Hindricks G, Cappato R, Kim Y, Saad EB, Aguinaga L, et al. 2017 HRS/EHRA/ECAS/APHRS/SOLAECE Expert Consensus Statement on Catheter and Surgical Ablation of Atrial Fibrillation. Heart Rhythm. 2017;14(10):e275-e444.
22. Verma A, Jiang CY, Betts TR, Chen J, Deisenhofer I, Mantovan R, et al. Approaches to catheter ablation for persistent atrial fibrillation. N Engl J Med. 2015;372(19):1812-22.
23. Todd DM, Skanes AC, Guiraudon G, Guiraudon C, Krahn AD, Yee R, et al. Role of the Posterior Left Atrium and Pulmonary Veins in Human Lone Atrial Fibrillation. Circulation. 2003;108(25):3108-14.
24. Jones DG, Haldar SK, Jarman JWE, Johar S, Hussain W, Markides V, et al. Impact of Stepwise Ablation on the Biatrial Substrate in Patients With Persistent Atrial Fibrillation and Heart Failure. Circ Arrhythmia Electrophysiol. 2013;6(4):761-8.
25. Di Biase L, Burkhardt JD, Mohanty P, Mohanty S, Sanchez JE, Trivedi C, et al. Left Atrial Appendage Isolation in Patients With Longstanding Persistent AF Undergoing Catheter Ablation: BELIEF Trial. J Am Coll Cardiol. 2016;68(18):1929-40.
26. Ouyang F, Tilz R, Chun J, Schmidt B, Wissner E, Zerm T, et al. Long-Term Results of Catheter Ablation in Paroxysmal Atrial Fibrillation. Circulation. 2010;122(23):2368-77.

27. Pokushalov E, Romanov A, Melis M De, Artyomenko S, Baranova V, Losik D, et al. Progression of Atrial Fibrillation After a Failed Initial Ablation Procedure in Patients With Paroxysmal Atrial Fibrillation. Circ Arrhythmia Electrophysiol. 2013;6(4):754-60.
28. Ganesan AN, Shipp NJ, Brooks AG, Kuklik P, Lau DH, Lim HS, et al. Long-term Outcomes of Catheter Ablation of Atrial Fibrillation: A Systematic Review and Meta-analysis. J Am Heart Assoc. 2013;2(2):e004549.
29. Saad EB, d'Avila A. Fibrilação Atrial (Parte 2) – Ablação por Cateter. Arq Bras Cardiol. 2021;116(2):334-45.
30. Cappato R, Calkins H, Chen S-A, Davies W, Iesaka Y, Kalman J, et al. Prevalence and causes of fatal outcome in catheter ablation of atrial fibrillation. J Am Coll Cardiol. 2009;53(19):1798-803.
31. Saad EB, Slater C, Inácio LAO, Santos GV Dos, Dias LC, Camanho LEM. Catheter ablation for treatment of atrial fibrillation and supraventricular arrhythmias without fluoroscopy use: Acute efficacy and safety. Arq Bras Cardiol. 2020;114(6):1015-26.
32. Ozcan C, Jahangir A, Friedman PA, Patel PJ, Munger TM, Rea RF, et al. Long-Term Survival after Ablation of the Atrioventricular Node and Implantation of a Permanent Pacemaker in Patients with Atrial Fibrillation. 2009;344(14):1043-51.
33. Wood MA, Brown-Mahoney C, Kay GN, Ellenbogen KA. Clinical Outcomes After Ablation and Pacing Therapy for Atrial Fibrillation. Circulation. 2000 Mar 14;101(10):1138-44.
34. Wang S, Wu S, Xu L, Xiao F, Whinnett ZI, Vijayaraman P, et al. Feasibility and Efficacy of His Bundle Pacing or Left Bundle Pacing Combined With Atrioventricular Node Ablation in Patients With Persistent Atrial Fibrillation and Implantable Cardioverter-Defibrillator Therapy. J Am Heart Assoc. 2019 Dec;8(24):e014253.

17 Distúrbios da onda J

Luciana Sacilotto • Mauricio Pimentel

Pontos relevantes

- O reconhecimento do padrão clássico da síndrome de Brugada tipo 1 é fundamental para diagnóstico e prognóstico precisos.
- Eventos arrítmicos graves raramente ocorrem em indivíduos assintomáticos.
- A estratificação de risco ainda é controversa.
- O CDI está indicado para pacientes com síncope ou recuperados de parada cardíaca.
- Padrão de repolarização precoce (RP) é um achado frequente na população, tendo geralmente um bom prognóstico.
- Recentemente, a presença de RP tem sido associada a maior risco de taquiarritmias ventriculares e morte súbita.
- Pacientes com RP e morte súbita abortada devem ser submetidos a implante de CDI.
- Embora existam fatores associados a maior risco de taquiarritmias ventriculares, a estratificação de risco de pacientes com RP ainda não está completamente estabelecida.

Introdução

As síndromes da onda J, representadas pela síndrome de Brugada (SBr) e pela síndrome de repolarização precoce (SRP), atraíram o interesse da comunidade cardiológica nas últimas décadas, após identificação das semelhanças eletrocardiográficas e clínicas entre ambas e do potencial de provocar eventos arrítmicos fatais em jovens sem doença cardíaca estrutural aparente.[1]

As duas síndromes apresentam em comum um perfil de maior risco em pacientes do sexo masculino, na terceira década de vida, com eventos arrítmicos ocorrendo em repouso/sono, além da boa resposta terapêutica à quinidina. O substrato arrítmico, na SBr, localiza-se geralmente na via de saída do ventrículo direito (porção anterior), enquanto, na SRP, se localiza na região inferior do ventrículo esquerdo.[2]

Síndrome de Brugada

A síndrome de Brugada (SBr) é uma canalopatia hereditária, autossômica dominante, caracterizada por alterações típicas ao eletrocardiograma (ECG): elevação do segmento ST ou das ondas J nas derivações precordiais V1 a V3, de pelo menos 2 mm, seguida de onda T negativa, formando a conhecida "corcova de golfinho". Na ausência dessas alterações, é apropriado utilizar o ECG modificado, alocando as derivações V1 a V3 para o segundo, o terceiro e o quarto espaços intercostais direitos (Figura 17.1), aproximando os eletrodos da via de saída do ventrículo direito e, dessa maneira, aumentando a sensibilidade diagnóstica. Atualmente, há tendência de agrupar os pacientes que apresentam padrão tipo 2 (supradesnivelamento de 2 mm, seguido de onda T positiva ou "formato em sela") ou tipo 3 (mesmo padrão, porém com supradesnivelamento entre 1 mm e 2 mm) em "tipos não 1", ou seja, suspeitos e não definitivos para SBr.

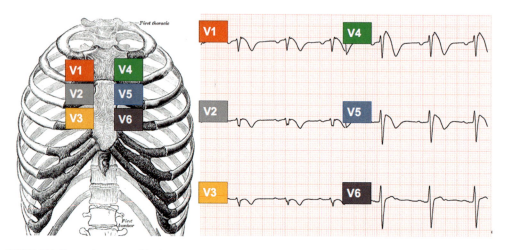

FIGURA 17.1. Eletrocardiograma modificado na síndrome de Brugada. Fonte: Acervo InCor.

O diagnóstico pode ser desafiador, pelo caráter dinâmico das alterações ao ECG. Há padrões de ECG que se aproximam do descrito e, em casos selecionados, é possível realizar testes provocativos com fármacos da classe I (procainamida, ajmalina e pilsicainida), na tentativa de desmascarar o padrão clássico (tipo 1) e confirmar o diagnóstico. O primeiro critério prognóstico baseia-se na manifestação eletrocardiográfica dos pacientes com SBr, sendo mais grave quando o tipo 1 aparece espontaneamente e menos grave quando é induzido pelas medicações mencionadas.[3]

A manifestação clínica inicial também constitui importante fator prognóstico. Jovens sintomáticos, com síncope de origem arrítmica ou parada cardíaca revertida, apresentam alto risco de morte súbita e, para esses pacientes, está indicado o cardiodesfibrilador implantável (CDI). Já nos assintomáticos com Brugada tipo 1 espontâneo, apesar da menor taxa de eventos (menos de 1% ao ano), por não serem isentos de risco, a decisão de implante de CDI deve ser individualizada. Até o momento, entende-se que esses pacientes devem realizar estudo eletrofisiológico com um ou dois extraestímulos (S2/S3) e, em caso de indução de arritmia ventricular sustentada, o CDI poderá ser indicado (Figura 17.2).[4]

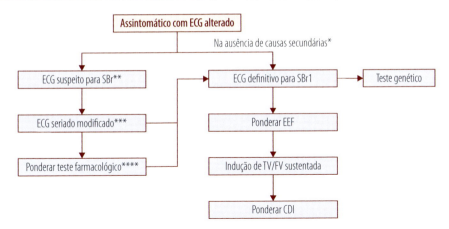

FIGURA 17.2. Fluxograma sugerido para pacientes assintomáticos com suspeita de SBr. ECG: eletrocardiograma de 12 derivações, SBr1: síndrome de Brugada tipo 1, EEF: estudo eletrofisiológico, TV/FV: taquicardia ou fibrilação ventricular, CDI: cardiodesfibrilador implantável. *Causas secundárias: distúrbios eletrolíticos ou medicações que induzem o padrão Brugada (exceto as medicações elencadas para teste farmacológico, cf. www.brugadadrugs.org). **ECG suspeito: os chamados tipos 2 e 3 antigamente. ***ECG indicado na figura 17.1, que também pode ser feito durante o teste ergométrico. ****Com ajmalina, procainamida ou pilsicainida. Adaptada de: Priori SG, et al. Eur Heart J. 2015;36(41):2757-9.

Pergunta 1: Quando não há indicação de CDI, o que fazer para proteger o paciente com SBr?

As diretrizes reconhecem o importante papel da mudança de estilo de vida dos pacientes. Evitar febre, conhecer as medicações que podem aumentar os riscos de arritmia (www.brugadadrugs.org) e evitar refeições copiosas são as principais medidas. Além disso, drogas como cocaína e *cannabis* podem facilitar o aparecimento de fibrilação ventricular. Infelizmente, a quinidina não está mais disponível no Brasil, pois é considerada medicação antiarrítmica segura para os pacientes com SBr.[4,5]

Pergunta 2: Quais fatores de risco podem ser identificados no eletrocardiograma?

Inúmeros marcadores eletrocardiográficos de risco, como a fragmentação do QRS nas derivações precordiais direitas, a presença de onda S na derivação D1, o padrão eletrocardiográfico de AVR (R em AVR $\geq 0{,}3$mV ou R/q $\geq 0{,}75$), a presença de bloqueio atrioventricular de primeiro grau e a coexistência de fibrilação atrial, foram descritos nos pacientes com SBr. Porém, não há, até o momento, consenso sobre a melhor conduta a ser adotada nessas situações.[6] Recentemente, a presença de repolarização precoce ou do padrão de Brugada em outras derivações foi agregada a um modelo de risco, conhecido como "Brugada-Risk", mas esse escore ainda não foi incorporado nas diretrizes vigentes.[7]

Pergunta 3: Os pacientes assintomáticos com SBr induzida devem fazer EEF?

Devido à mutabilidade eletrocardiográfica e ao padrão dinâmico das alterações, um dos grandes desafios na SBr é definir com precisão quais pacientes são de fato apenas "induzidos", diferenciando-os daqueles com Brugada tipo 1 espontânea. A análise de *holter* de 12 derivações modificadas, alocadas conforme a figura 17.1, mostra que 20% dos pacientes com "padrão induzido" são, na verdade, espontâneos. A avalição seriada do ECG modificado, na ausência do *holter* de 12 derivações, pode estabelecer esse diagnóstico com maior precisão.[8]

Os pacientes com SBr verdadeiramente induzida possuem baixo risco de eventos e a realização de EEF nessa população é ainda mais controversa. Conforme os critérios diagnósticos de Shanghai, não podemos considerar Brugada definitiva os pacientes que possuem apenas um ECG padrão tipo 1 induzido, sem outros comemorativos de história pessoal ou familiar dessa síndrome.[9]

Pergunta 4: Qual é o papel da ablação na SBr?

A ablação por radiofrequência, aparentemente contraditória nas canalopatias, possui aspecto peculiar na SBr. Em 2011, emergiu uma terapia alternativa para tratamento de FV recorrente em série de nove pacientes com SBr, com base na eliminação de extrassístoles "de gatilho" da via de saída do ventrículo direito, responsáveis por desencadear FV.[10] Nos últimos anos, houve progresso notável no entendimento do substrato epicárdico da via de saída e no potencial terapêutico da intervenção.[6] A indicação de ablação desse substrato para pacientes com SBr e FV é pautada nas atuais diretrizes, mas seu uso preventivo ainda é questionável.[4]

Síndrome da repolarização precoce

O padrão de repolarização precoce (RP) é definido pela presença de elevação do ponto J ≥ 0,1mV em duas ou mais derivações contíguas, excluindo V1 a V3, com QRS < 120 ms.[1,11] A elevação do ponto J pode se manifestar como espessamento ou entalhe na porção final do QRS. A prevalência do padrão de RP na população geral varia entre 1% e 13%, sendo mais comum em homens, atletas jovens e negros. Historicamente, o padrão de RP sempre foi considerado uma variante eletrocardiográfica de prognóstico benigno. Nos últimos anos, relatos de casos e estudos de coorte evidenciaram relação entre RP e ocorrência de taquiarritmias ventriculares e morte súbita.[12] A síndrome da RP é definida pela presença do padrão anteriormente descrito em pacientes com morte súbita reanimada ou taquiarritmia ventricular documentada. O mecanismo preciso da RP ainda não é bem conhecido, mas a maioria dos estudos aponta diferenças no gradiente transmural do potencial de ação entre o epicárdio e o endocárdio.[13]

Pergunta 1: Qual é a relação entre RP e morte súbita cardíaca?

Em 2008, Haissaguerre et al. publicaram o primeiro estudo que demonstrou haver associação entre RP e taquiarritmias ventriculares.[14] Em coorte de pacientes com fibrilação ventricular idiopática, o padrão de RP foi significativamente mais prevalente nesse grupo de pacientes, quando comparado ao grupo controle. Esses achados foram confirmados em outros estudos de caso-controle e de base comunitária, os quais, após serem analisados conjuntamente por meio de metanálise, mostraram que a presença de RP aumenta o risco de morte arrítmica.[15]

Pergunta 2: Como estratificar o risco de pacientes com RP?

A identificação de pacientes com RP e risco aumentado de morte súbita ainda é um grande desafio clínico. O padrão eletrocardiográfico de RP é relativamente comum na população geral, mas apenas uma pequena parte desses indivíduos apresentará eventos arrítmicos graves.[15]

Estudos observacionais mostram que presença de síncope de etiologia desconhecida, história familiar de morte súbita, elevação difusa (ou localizada na parede inferior) do ponto J, elevação do ponto J com amplitude > 0,2 mV, presença de segmento ST com padrão horizontal ou descendente, aumento da elevação do ponto J pausa-dependente e presença de extrassístoles ventriculares de acoplamento curto são fatores associados a maior risco de morte súbita.[12]

O estudo eletrofisiológico não é recomendado para avaliação diagnóstica e para prognóstico de pacientes com RP. Também não há recomendação de testagem genética específica para esses pacientes.[16]

Pergunta 3: Pacientes com RP precisam receber tratamento?

Pacientes com RP e morte súbita reanimada devem ser submetidos ao implante de CDI.[4,16] No caso de pacientes com episódios recorrentes de terapias pelo CDI, pode-se considerar tratamento com a quinidina e, mais recentemente, ablação por radiofrequência, fundamentada em mapeamento de substratos ou direcionada para eliminação de extrassístoles ventriculares deflagradores de taquiarritmias.[17] Pacientes com tempestade elétrica podem responder agudamente à infusão de isoproterenol.

Pacientes com RP assintomáticos e sem fatores de risco para ocorrência de morte súbita não devem receber nenhum tratamento específico.[16]

As indicações terapêuticas para pacientes com RP e síncope de causa indeterminada, bem como com outras alterações também consideradas de alto risco, não estão completamente estabelecidas. Recomendações de diretrizes sugerem que o implante de CDI pode ser considerado em pacientes com RP de alto risco, devido a síncope de etiologia desconhecida.[4,16]

Referências Bibliográficas

1. Antzelevitch C, Patocskai B. Brugada Syndrome: Clinical, Genetic, Molecular, Cellular, and Ionic Aspects. Curr Probl Cardiol. 2016;41(1):7-57.
2. Nademanee K, Veerakul G. Overlapping risks of early repolarization and Brugada syndrome. J Am Coll Cardiol. 2014;63(20):2139-40.
3. Sacilotto L, Scanavacca MI, Olivetti N, Lemes C, Pessente GD, Wulkan F, et al. Low rate of life-threatening events and limitations in predicting invasive and noninvasive markers of symptoms in a cohort of type 1 Brugada syndrome patients: Data and insights from the GenBra registry. J Cardiovasc Electrophysiol. 2020;31(11):2920-8.
4. Priori SG, Blomström-Lundqvist C. 2015 European Society of Cardiology Guidelines for the management of patients with ventricular arrhythmias and the prevention of sudden cardiac death summarized by co-chairs. Eur Heart J. 2015;36(41):2757-9.
5. Belhassen B, Glick A, Viskin S. Efficacy of quinidine in high-risk patients with Brugada syndrome. Circulation. 2004;110(13):1731-7.
6. Brugada J, Campuzano O, Arbelo E, Sarquella-Brugada G, Brugada R. Present Status of Brugada Syndrome: JACC State-of-the-Art Review. J Am Coll Cardiol. 2018;72(9):1046-59.
7. Honarbakhsh S, Providencia R, Garcia-Hernandez J, Martin CA, Hunter RJ, Lim WY, et al. A Primary Prevention Clinical Risk Score Model for Patients With Brugada Syndrome (BRUGADA-RISK). JACC Clin Electrophysiol. 2021;7(2):210-22.
8. Gray B, Kirby A, Kabunga P, Freedman SB, Yeates L, Kanthan A, et al. Twelve-lead ambulatory electrocardiographic monitoring in Brugada syndrome: Potential diagnostic and prognostic implications. Heart Rhythm. 2017;14(6):866-74.
9. Kawada S, Morita H, Antzelevitch C, Morimoto Y, Nakagawa K, Watanabe A, et al. Shanghai Score System for Diagnosis of Brugada Syndrome: Validation of the Score System and System and Reclassification of the Patients. JACC Clin Electrophysiol. 2018;4(6):724-30.

10. Nademanee K, Veerakul G, Chandanamattha P, Chaothawee L, Ariyachaipanich A, Jirasirirojanakorn K, et al. Prevention of ventricular fibrillation episodes in Brugada syndrome by catheter ablation over the anterior right ventricular outflow tract epicardium. Circulation. 2011;123(12):1270-9.
11. Macfarlane PW, Antzelevitch C, Haissaguerre M, Huikuri HV, Potse M, Rosso R, et al. The Early Repolarization Pattern: A Consensus Paper. J Am Coll Cardiol. 2015;66(4):470-7.
12. Mahida S, Derval N, Sacher F, Berte B, Yamashita S, Hooks DA, et al. History and clinical significance of early repolarization syndrome. Heart Rhythm. 2015;12(1):242-9.
13. Priori SG, Napolitano C. J-Wave Syndromes: Electrocardiographic and Clinical Aspects. Card Electrophysiol Clin. 2018;10(2):355-69.
14. Haïssaguerre M, Derval N, Sacher F, Jesel L, Deisenhofer I, de Roy L, et al. Sudden cardiac arrest associated with early repolarization. N Engl J Med. 2008;358(19):2016-23.
15. Wu SH, Lin XX, Cheng YJ, Qiang CC, Zhang J. Early repolarization pattern and risk for arrhythmia death: a meta-analysis. J Am Coll Cardiol. 2013;61(6):645-50.
16. Al-Khatib SM, Stevenson WG, Ackerman MJ, Bryant WJ, Callans DJ, Curtis AB, et al. 2017 AHA/ACC/HRS guideline for management of patients with ventricular arrhythmias and the prevention of sudden cardiac death: Executive summary: A Report of the American College of Cardiology/American Heart Association Task Force on Clinical Practice Guidelines and the Heart Rhythm Society. Heart Rhythm. 2018;15(10):e190-e252.
17. Nademanee K, Haissaguerre M, Hocini M, Nogami A, Cheniti G, Duchateau J, et al. Mapping and Ablation of Ventricular Fibrillation Associated With Early Repolarization Syndrome. Circulation. 2019;140(18):1477-90.

18 Distúrbios do intervalo QT

Luciana Sacilotto • Mauricio Pimentel

Pontos relevantes

- A síndrome do QT longo (SQTL) é a canalopatia mais prevalente na população geral.
- O tratamento adequado de pacientes sintomáticos reduz a taxa de mortalidade de 21% em um ano para 1% em 15 anos.
- Na ausência de causa secundária de SQTL, o diagnóstico é estabelecido pelo ECG de 12 derivações, na presença de intervalo QTc (intervalo QT corrigido pela FC, por meio da fórmula de Bazett) ≥ 480ms, ou QTc ≥ 460ms na presença de outros fatores, ou ainda quando o escore de Schwartz for ≥ 3,5 pontos (Tabela 18.1).
- O teste genético tem papel importante na distinção entre os subtipos de SQTL, fato que tem implicações diagnóstica, terapêutica e prognóstica.
- Síndrome do QT curto é uma canalopatia associada a maior risco de síncope e morte súbita.
- O diagnóstico de Síndrome do QT curto é estabelecido na presença de intervalo QTc ≤ 340ms ou ≤ 360ms na presença de outros fatores.
- Pacientes com Síndrome do QT curto sintomáticos devem ser submetidos a implante de CDI.

Introdução

O intervalo QT ao eletrocardiograma (ECG) é um marcador do tempo de repolarização da membrana celular. O funcionamento das correntes iônicas repolarizantes pode estar afetado por canalopatias hereditárias (formas congênitas) e/ou interferência secundária nos canais iônicos (formas adquiridas ou induzidas), resultando em prolongamento ou encurtamento do potencial de ação cardíaco, ambos com potencial arritmogênico por diferentes mecanismos.

Síndrome do QT longo

A SQTL é a canalopatia hereditária mais prevalente na população. O prolongamento da duração do potencial de ação cardíaco, por lentificação da repolarização, predispõe ao risco de arritmias potencialmente fatais, classicamente o *torsades de pointes* (TdP).[1] A atividade deflagrada por pós-potenciais precoces na fase 3 do potencial de ação gera extrassístoles ventriculares que provocam ou perpetuam TdP, taquicardia ventricular polimórfica e fibrilação ventricular (FV).[2]

A SQTL pode ter padrão autossômico dominante ou recessivo e, até o momento, foram descritas mutações em 17 genes. Entretanto, apenas mutações em alguns genes apresentam associação consistente com a doença. As demais permanecem em investigação. Em pacientes com diagnóstico clínico bem estabelecido, 85% a 95% apresentam mutações nos três principais genes: KCNQ1 (40% a 55%), responsável pela síndrome do QT longo tipo 1 (SQTL1), KCNH2 ou HERG, responsável pela SQTL2 (40% a 45%), e SCN5A, responsável pela SQTL3 (5% a 10%).[3]

Pergunta 1: Quais são as manifestações clínicas da SQTL?

Os pacientes com SQTL podem apresentar síncope ou convulsões pela ocorrência de TdP. A morte súbita pode ser a primeira manifestação da doença, mas muitos indivíduos são assintomáticos por toda a vida.[1]

Pergunta 2: Como diferenciar a SQTL congênita da SQTL adquirida?

A SQTL adquirida é muito mais prevalente do que a SQTL congênita. Geralmente, resulta do efeito adverso de medicamentos e/ou de anormalidades eletrolíticas. Os canais HERG, especificamente as subunidades formadoras de poros (Kv11.1) da corrente retificadora de potássio de ativação rápida (IKr), são suscetíveis ao bloqueio medicamentoso por diversos antibióticos, fármacos procinéticos, antiarrítmicos e anti-histamínicos (www.crediblemeds.org). Adicionalmente, drogas que aumentam a corrente tardia de sódio podem levar ao prolongamento do tempo de repolarização do potencial de ação cardíaco.[4,5]

A normalização do intervalo QT, após suspensão das medicações ou após correção de distúrbios eletrolíticos que prejudicam o funcionamento dos canais repolarizantes, sugere a forma adquirida da doença. Entretanto, é importante diferenciar as formas estritamente adquiridas das formas induzidas, nas quais há um componente genético associado. Nesses casos, ocorre prolongamento do intervalo QT em paciente com SQTL congênita e intervalo QT normal (fenótipo oculto), observado em 30% dos pacientes.[6] A análise cuidadosa da história familiar, do ECG de parentes de primeiro grau e de ECG seriados do paciente e a realização de testes provocativos, como o teste ergométrico, para avaliar o comportamento do intervalo QT sob estresse físico, são fundamentais para o esclarecimento diagnóstico (Figura 18.1).

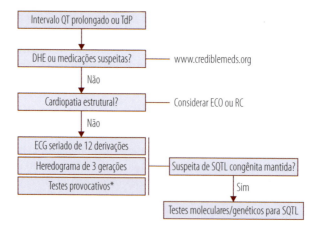

Figura 18.1. Fluxograma para diagnóstico de SQTL. TdP: *torsades de pointes*; DHE: distúrbios hidreletrolíticos; ECO: ecocardiograma transtorácico; RC: ressonância cardíaca; ECG: eletrocardiograma; SQTL: síndrome do QT longo. *Testes provocativos: teste ergométrico, teste de Viskin e considerações especiais para teste com epinefrina. Fonte: próprio autor.

Pergunta 3: Quais são os papéis do teste genético na SQTL congênita e o seu impacto no tratamento?

Em pacientes com alta probabilidade de SQTL congênita (escore de Schwartz ≥ 3,5 pontos, conforme Quadro 18.1), o rendimento do teste genético é de 70% a 90%. Isso confere um alto poder diagnóstico e, fundamentalmente, fortalece a identificação dos principais subtipos, SQTL1, SQTL2 e SQTL3, já que a classificação fenotípica com base apenas nos aspectos clínicos é desafiadora e tem suas limitações.[7]

QUADRO 18.1 Escore de Schwartz

Eletrocardiograma	Pontuação
QTc ≥ 480 ms	3
460 ms ≤ QTc ≤ 479ms	2
450 ms ≤ QTc ≤ 459ms	1
QTc, no quarto minuto da recuperação do TE ≥ 480ms	1
Torsades de pointes (sem uso de medicamento que possa aumentar QT)	2
Alternância de onda T	1
Entalhe de onda T em três derivações	1
FC baixa para a idade (em crianças)	0,5
História clínica	
Síncope com estresse	2
Síncope ao repouso	1
Surdez congênita	0,5
Antecedentes familiares	
Diagnóstico confirmado de SQTL	1
Morte súbita inexplicada em < 30 anos	0,5

Adaptado de: Schwartz PJ, et al. Circ Arrhythm Electrophysiol. 2012;5:868-77. TE: teste ergométrico.

Ao eletrocardiograma, as características típicas são onda T de base alargada (SQTL1), formato bífido (SQTL2) ou segmento ST retificado (SQTL3). O comportamento do intervalo QT em testes provocativos também contribui para distinção fenotípica, esperando-se um aumento do intervalo QTc do segundo ao quarto minutos da recuperação do teste ergométrico em pacientes com SQTL1 e aumento do intervalo QT com a mudança ativa do decúbito horizontal para a posição ortostática (teste de Viskin) em pacientes com SQTL2.[8] O heredograma de três gerações, buscando o fator desencadeante dos eventos arrítmicos familiares, fortalece o diagnóstico, sendo natação e emoções mais típicos na SQTL1, puerpério, despertar e susto auditivo, na SQTL2, e repouso/sono na SQTL3.[9]

A complementação da impressão clínica com o diagnóstico molecular permite tratamento gene-guiado. Quando possível, devem-se evitar os fatores desencadeantes específicos e focar no uso de medicamentos que aparentem reproduzir melhores resultados. Embora o propranolol possa ser utilizado por todos os pacientes diagnosticados, o nadolol é particularmente eficiente na SQTL2 e a mexiletina, na SQTL3. Em adultos, há também a possibilidade de se usar a ranolazina, já que a mexiletina está extinta no Brasil.[1]

Os pacientes com SQTL2 e SQTL3 apresentam maior risco de eventos cardíacos e o teste genético pode também influenciar na escolha dos pacientes que devem ser tratados com cardiodesfibrilador implantável (CDI).[10]

Pergunta 4: Qual é o papel do teste genético na SQTL adquirida/induzida?

O uso de teste genético em pacientes com SQTL adquirida/induzida deve ser individualizado. Aproximadamente 10% a 20% dos casos têm mutações associadas a SQTL.[11]

Na prática clínica, alguns indivíduos com diagnóstico inicial de SQTL adquirida apresentam, na verdade, SQTL congênita mascarada por medicamentos ou distúrbios eletrolíticos. Aplicando o escore de Schwartz, após resolução ou suspensão de quaisquer desses fatores, aproximadamente 90% dos pacientes com probabilidade intermediária de SQTL (escore entre 2 e 3) apresentam diagnóstico molecular positivo (detecção de variantes patogênicas ou possivelmente patogênicas). Pacientes com escore igual a 1 apresentam baixa probabilidade de teste positivo e pacientes com escore zero possivelmente não se beneficiam do teste molecular. Consultas de aconselhamento genético são úteis na tomada de decisões.[12]

Pergunta 5: Como tratar pacientes com SQTL?

Os pacientes com SQTL devem evitar o uso de medicamentos que prolongam o intervalo QT (http://www.crediblemeds.org) e corrigir prontamente eventuais anormalidades eletrolíticas (hipocalemia, hipomagnesemia, hipocalcemia), decorrentes de diarreia, vômito ou uso de alguns medicamentos. Deve ser dada atenção especial aos gatilhos dos genótipos específicos, como a natação na SQTL1 e a exposição a ruídos altos na SQTL2.[13]

O uso de betabloqueadores, consensualmente nadolol e propranolol, é recomendado para todos os pacientes com fenótipo definitivo e pode também ser indicado para pacientes com SQTL subclínica (genótipo positivo com fenótipo negativo).[14] Os bloqueadores do canal de sódio (mexiletina, flecainida ou ranolazina) podem ser considerados terapia complementar para encurtar o intervalo QT ou reduzir o número de choques do CDI em pacientes com SQTL3, desde que genótipo-guiada.[15]

A simpatectomia esquerda pode ser considerada em pacientes sintomáticos com SQTL, principalmente de tipos 1 e 2, quando os betabloqueadores não são tolerados, quando houver recusa de CDI ou quando, apesar do uso de betabloqueador, ainda houver terapias apropriadas do CDI.[10]

As indicações clássicas para implante de CDI são: sobreviventes de parada cardíaca e pacientes com síncopes, apesar de terapia betabloqueadora otimizada. Em pacientes assintomáticos, o implante de CDI pode ser considerado, além da terapia com betabloqueadores, naqueles com SQTL2 e SQTL3 de alto risco, em geral, com QTc maior que 500 ms, na ausência de causas secundárias.[10]

Pergunta 6: Na urgência, em caso de fibrilação ventricular ou TdP, há diferença no tratamento da SQTL congênita e adquirida?

Além das manobras atualizadas de reanimação cardiovascular, com desfibrilação imediata, o uso de antiarrítmicos para tratar ou evitar recorrências geralmente também é necessário. A administração endovenosa de sulfato de magnésio é atualmente recomendada como tratamento imediato de escolha para pacientes com TdP, na dose de 2 g (8 mmol) em adultos e de 25 a 50 mg/kg (0,1 a 0,2 mmol/kg) em crianças, até no máximo 2 g, em infusão de 10 a 15 minutos, e, posteriormente, conforme o magnésio plasmático, objetivando atingir nível sérico superior a 2 mg/dL.[16]

Outro objetivo do tratamento é evitar as arritmias pausa-induzidas, típicas da SQTL. O aumento da frequência cardíaca, com a passagem de marcapasso endovenoso ou acoplamento de marcapasso transcutâneo, é importante estratégia em pacientes com tempestade elétrica.

Antes da estratégia de utilização do marcapasso, é possível administrar fármacos que aumentam a frequência cardíaca. O isoproterenol tem ação agonista não seletiva nos receptores adrenérgicos β1/β2, encurtando o intervalo QT e o período refratário efetivo. Entretanto, pode ser particularmente deletério em pacientes com SQTL congênita, pelo prolongamento paradoxal do intervalo QT, pela indução de pós-potenciais precoces e pelo aumento da dispersão da repolarização, além de piorar as arritmias (taquicardia ou fibrilação ventricular) adrenérgicas dependentes.[10]

Síndrome do QT curto

A Síndrome do QT curto (SQTc) é uma canalopatia caracterizada por intervalo QT curto e associada à ocorrência de síncope, fibrilação atrial, arritmias ventriculares graves e morte súbita.[17] Os primeiros casos foram relatados em 2000 e, por se tratar de doença relativamente nova e com poucos casos descritos, há dificuldade na determinação de sua prevalência na população geral. Em análise de banco de dados com 6,4 milhões de ECG realizados em 1,7 milhões de pessoas de um sistema de saúde, a prevalência de QTc < 300 ms foi de 2,7 para cada 100 mil indivíduos.[18]

A maioria dos casos de SQTc são provenientes de heranças familiares, com padrão autossômico dominante (geralmente, gene KCNH2). Até o momento foram descritos 6 subtipos de SQTc, envolvendo mutações em seis genes reguladores de canais de potássio ou cálcio.[19] Por se tratar de doença bastante rara, as correlações genótipo-fenótipo ainda não estão bem definidas.

Pergunta 1: Quais são as manifestações clínicas da SQTc?

A principal manifestação clínica da SQTc é a morte súbita, podendo ocorrer síncope e fibrilação atrial.[19] A doença geralmente se manifesta na idade adulta, mas pode ocorrer desde os primeiros meses de vida até a sexta década. Diferentemente da síndrome do QT longo, não há fatores ou situações desencadeadoras específicas para ocorrência de episódios de taquiarritmias atriais ou ventriculares.

Pergunta 2: Como fazer o diagnóstico da SQTc?

O diagnóstico da SQTc baseia-se na história clínica, na história familiar e no ECG de 12 derivações. De acordo com a diretriz europeia, a SQTc é diagnosticada quando o intervalo QTc é ≤ 340 ms, na ausência de causas secundárias. O diagnóstico pode também ser considerado quando o intervalo QTc for ≤ 360 ms, na presença de um ou mais dos seguintes achados: confirmação de mutação patogênica, história familiar de SQTc, história familiar de MS em idade < 40 anos e episódio de morte súbita recuperada na ausência de doença cardíaca (Quadro 18.2). O rastreamento familiar é mandatório em indivíduos afetados.[13]

QUADRO 18.2 Diagnóstico da síndrome do QT curto
Recomendações
SQTc é diagnosticada na presença de QTc ≤ 340 ms
SQTc deve ser considerada na presença de QTc ≤ 360 ms e um ou mais dos seguintes fatores: • Confirmação de mutação patogênica • História familiar de SQTc • História de morte súbita em idade < 40 anos • Recuperação de episódio de taquicardia ou fibrilação ventricular na ausência de doença cardíaca

Adaptado de: Priori SG, et al. Eur Heart J. 2015;36(41):2757-9.

A avaliação genética pode ser considerada parte da investigação diagnóstica. Porém, como o número de casos geneticamente confirmados ainda é baixo, as relações entre fenótipo e genótipo não estão plenamente estabelecidas.[20] Teste genético negativo não exclui a possibilidade diagnóstica de SQTc.

O estudo eletrofisiológico não é recomendado na avaliação diagnóstica e na estratificação de risco de pacientes com SQTc.[10]

Pergunta 3: Como tratar pacientes com SQTc?

Para pacientes com SQTc que apresentam morte súbita reanimada ou documentação de taquiarritmia ventricular sustentada, o tratamento indicado é o implante de CDI.[10] Tratamento farmacológico com quinidina pode ser considerado para pacientes que têm indicação de CDI, mas que apresentam alguma contraindicação ou não desejam realizar o implante. O tratamento com quinidina pode reduzir o número de choques do CDI.[21]

Em pacientes assintomáticos, com achado de QTc curto no ECG, recomenda-se apenas acompanhamento clínico, sem indicação de tratamento específico. A diretriz europeia considera a possibilidade de uso de quinidina em pacientes assintomáticos que tenham diagnóstico de SQTc e que apresentem história familiar de morte súbita.

Referências Bibliográficas

1. Mazzanti A, Maragna R, Vacanti G, Monteforte N, Bloise R, Marino M, et al. Interplay Between Genetic Substrate, QTc Duration, and Arrhythmia Risk in Patients With Long QT Syndrome. J Am Coll Cardiol. 2018;71(15):1663-71.
2. Bohnen MS, Peng G, Robey SH, Terrenoire C, Iyer V, Sampson KJ, et al. Molecular Pathophysiology of Congenital Long QT Syndrome. Physiol Rev. 2017;97(1):89-134.

3. Kutyifa V, Daimee UA, McNitt S, Polonsky B, Lowenstein C, Cutter K, et al. Clinical aspects of the three major genetic forms of long QT syndrome (LQT1, LQT2, LQT3). Ann Noninvasive Electrocardiol. 2018;23(3):e12537.
4. El-Sherif N, Turitto G, Boutjdir M. Acquired Long QT Syndrome and Electrophysiology of Torsade de Pointes. Arrhythm Electrophysiol Rev. 2019;8(2):122-30.
5. Giudicessi JR, Wilde AAM, Ackerman MJ. The genetic architecture of long QT syndrome: A critical reappraisal. Trends Cardiovasc Med. 2018;28(7):453-64.
6. Goldenberg I, Horr S, Moss AJ, Lopes CM, Barsheshet A, McNitt S, et al. Risk for life-threatening cardiac events in patients with genotype-confirmed long-QT syndrome and normal-range corrected QT intervals. J Am Coll Cardiol. 2011;57(1):51-9.
7. Bai R, Napolitano C, Bloise R, Monteforte N, Priori SG. Yield of genetic screening in inherited cardiac channelopathies: how to prioritize access to genetic testing. Circ Arrhythm Electrophysiol. 2009;2(1):6-15.
8. Chorin E, Havakuk O, Adler A, Steinvil A, Rozovski U, van der Werf C, et al. Diagnostic value of T-wave morphology changes during "QT stretching" in patients with long QT syndrome. Heart Rhythm. 2015;12(11):2263-71.
9. Schwartz PJ, Priori SG, Spazzolini C, Moss AJ, Vincent GM, Napolitano C, et al. Genotype-phenotype correlation in the long-QT syndrome: gene-specific triggers for life-threatening arrhythmias. Circulation. 2001;103(1):89-95.
10. Al-Khatib SM, Stevenson WG, Ackerman MJ, Bryant WJ, Callans DJ, Curtis AB, et al. 2017 AHA/ACC/HRS guideline for management of patients with ventricular arrhythmias and the prevention of sudden cardiac death: Executive summary: A Report of the American College of Cardiology/American Heart Association Task Force on Clinical Practice Guidelines and the Heart Rhythm Society. Heart Rhythm. 2018;15(10):e190-e252.
11. Itoh H, Crotti L, Aiba T, Spazzolini C, Denjoy I, Fressart V, et al. The genetics underlying acquired long QT syndrome: impact for genetic screening. Eur Heart J. 2016;37(18):1456-64.
12. Hofman N, Wilde AA, Kääb S, van Langen IM, Tanck MW, Mannens MM, et al. Diagnostic criteria for congenital long QT syndrome in the era of molecular genetics: do we need a scoring system? Eur Heart J. 2007;28(5):575-80.
13. Priori SG, Blomström-Lundqvist C. 2015 European Society of Cardiology Guidelines for the management of patients with ventricular arrhythmias and the prevention of sudden cardiac death summarized by co-chairs. Eur Heart J. 2015;36(41):2757-9.
14. Chockalingam P, Crotti L, Girardengo G, Johnson JN, Harris KM, van der Heijden JF, et al. Not all beta-blockers are equal in the management of long QT syndrome types 1 and 2: higher recurrence of events under metoprolol. J Am Coll Cardiol. 2012;60(20):2092-9.
15. Mazzanti A, Maragna R, Faragli A, Monteforte N, Bloise R, Memmi M, et al. Gene-Specific Therapy With Mexiletine Reduces Arrhythmic Events in Patients With Long QT Syndrome Type 3. J Am Coll Cardiol. 2016;67(9):1053-8.
16. Thomas SH, Behr ER. Pharmacological treatment of acquired QT prolongation and torsades de pointes. Br J Clin Pharmacol. 2016;81(3):420-7.
17. Gaita F, Giustetto C, Bianchi F, Wolpert C, Schimpf R, Riccardi R, et al. Short QT Syndrome: a familial cause of sudden death. Circulation. 2003;108(8):965-70.
18. Iribarren C, Round AD, Peng JA, Lu M, Klatsky AL, Zaroff JG, et al. Short QT in a cohort of 1.7 million persons: prevalence, correlates, and prognosis. Ann Noninvasive Electrocardiol. 2014;19(5):490-500.
19. Dewi IP, Dharmadjati BB. Short QT syndrome: The current evidences of diagnosis and management. J Arrhythm. 2020;36(6):962-6.
20. El-Battrawy I, Besler J, Liebe V, Schimpf R, Tülümen E, Rudic B, et al. Long-Term Follow-Up of Patients With Short QT Syndrome: Clinical Profile and Outcome. J Am Heart Assoc. 2018;7(23):e010073.
21. Mazzanti A, Underwood K, Nevelev D, Kofman S, Priori SG. The new kids on the block of arrhythmogenic disorders: Short QT syndrome and early repolarization. J Cardiovasc Electrophysiol. 2017;28(10):1226-36.

19 Síndrome de Wolff-Parkinson-White

Frederico Soares Correa • Eduardo Back Sternick

Pontos relevantes

- A síndrome de Wolff-Parkinson-White (WPW) caracteriza-se pela presença de conexão anormal (direta) entre átrios e ventrículos, por meio de via acessória de origem congênita, associada à presença de taquiarritmias regulares por movimento circular (macrorreentrante), utilizando nó AV e via acessória na manutenção do circuito arritmogênico.
- A ativação ventricular precoce, fazendo-se inicialmente de maneira rápida pela via anômala, encurta o intervalo PR (< 120 ms), empasta a porção inicial do complexo QRS (onda delta) e alarga o QRS (> 120 ms), constituindo o padrão clássico de pré-excitação ventricular ao ECG.
- A prevalência de pré-excitação ventricular no ECG de superfície é estimada em 0,1% a 0,3% na população em geral. Esse padrão pode ser intermitente ou até mesmo desaparecer permanentemente com o tempo, dependendo das propriedades de condução e refratariedade da via acessória.
- As taquicardias associadas à síndrome de WPW podem ser classificadas em dois tipos: aquelas em que a via acessória é necessária para início e manutenção da arritmia (taquicardias reentrantes atrioventriculares – TRAV) e aquelas em que a via anômala não participa do mecanismo de perpetuação, mas intermedeia a resposta ventricular elevada de taquiarritmias atriais primárias, como a fibrilação atrial ou o *flutter* atrial.
- As duas formas de TRAV são ortodrômica (QRS usualmente estreito, 95% dos casos) e antidrômica (QRS largo, 5%), definidas pela direção de condução da alça reentrante através do nó AV e da via acessória, ou seja, anterógrada pelo nó AV e retrógrada pela via anômala no primeiro caso, mas anterógrada pela via anômala e retrógrada pelo nó AV no segundo.
- A maioria das vias acessórias é capaz de condução anterógrada (isolada ou, mais frequentemente, bidirecional) do átrio para o ventrículo, evidenciando o padrão de pré-excitação ventricular no ECG, sendo essa modalidade denominada "manifesta". No entanto, algumas vias conduzem apenas de forma retrógrada, do ventrículo para o átrio. Como não há condução anterógrada através da via acessória, o padrão WPW característico está ausente no ECG e a via é considerada "oculta". Apesar de oculta, vale lembrar que ela pode formar o braço retrógrado do circuito ortodrômico da taquicardia reentrante atrioventricular.
- O tratamento da TRAV ortodrômica objetiva alterar a capacidade de condução no nó AV (betabloqueadores, diltiazen, verapamil, amiodarona ou adenosina) ou diretamente na via anômala (propafenona ou amiodarona). A TRAV antidrômica está potencialmente associada à possibilidade de degeneração em arritmas malignas, em virtude de condução rápida pela via anômala. Nesse contexto, devem-se utilizar apenas drogas que atuem diretamente na via anômala.
- Pacientes com fibrilação atrial pré-excitada e instabilidade hemodinâmica devem ser submetidos à cardioversão elétrica, em caráter de urgência. O uso de medicamentos que atuam retardando a condução do impulso elétrico no nó AV, como adenosina, verapamil, digoxina, diltiazem e betabloqueadores, deve ser evitado, podendo-se utilizar amiodarona ou propafenona.

- O tratamento definitivo de escolha para pacientes com TRAV sintomáticos ou no contexto clínico de FA pré-excitada é a ablação por cateter. Para pacientes assintomáticos, a conduta deve ser individualizada, considerando-se o período refratário efetivo anterógrado do feixe acessório.

Introdução

Entende-se por pré-excitação ventricular a ocorrência de despolarização elétrica ventricular precoce por uma via extrínseca a estruturas do nó atrioventricular. Atribui-se a descrição dessas vias a John Wolff, James Parkinson e Paul Dudley White, os quais publicaram, em 1930, uma série com 11 pacientes jovens que apresentavam taquicardia paroxística associada a alterações eletrocardiográficas, pouco compreendidas à época.[1]

O termo pré-excitação ventricular foi proposto por Ohnell, em 1944, após a comprovação, por estudo histológico, de substrato anatômico representado por via acessória atrioventricular.[1] A prevalência de pré-excitação ventricular é estimada em 0,1% a 0,3%, ou 1 a 3 para 1.000 pessoas na população em geral.

A taquicardia reentrante atrioventricular é a manifestação clinica mais frequente, fazendo parte do atendimento diário de clínicos e cardiologistas.

O objetivo deste capítulo é abordar as medidas de tratamento clínico e invasivo dessas arritmias de maneira prática e objetiva. Antes da abordagem do tratamento, faz-se necessária a compreensão dos substratos eletrofisiológicos e das várias formas de manifestações clínicas envolvidas no contexto de vias anômalas de condução elétrica.

Pergunta 1: O que são as arritmias reentrantes atrioventriculares?

As arritmias atrioventriculares utilizam um circuito reentrante que se caracteriza por duas vias: uma composta pelo nó atrioventricular e pelo sistema His-Purkinje (NAV-SHP), outra composta pela via acessória (anômala). Essas duas vias de condução apresentam diferenças em seus períodos refratários e em suas velocidades de condução, que serão criticamente afetadas por um batimento prematuro (atrial ou ventricular), o qual iniciará a arritmia reentrante.

Pergunta 2: O que são e onde se localizam as vias anômalas?

As vias anômalas são conexões de células miocárdicas ordinárias (únicas ou múltiplas) que possuem a capacidade de transpassar o sistema de condução atrioventricular normal, realizando conexão direta entre os tecidos atrial e ventricular.[1]

Essas conexões originam-se do desenvolvimento embriológico incompleto do anel atrioventricular, possibilitando junção direta entre átrios e ventrículos. Sabe-se que existem diferentes tipos de vias anômalas, com características peculiares de condução elétrica. A maioria, porém, realiza as conexões atrioventriculares por meio dos vestíbulos atrioventriculares tricúspide e mitral.[2,3]

Aproximadamente 60% das vias anômalas estendem-se ao longo do anel valvar mitral e são denominadas vias anômalas de parede livre esquerda, um quarto delas insere-se ao longo das regiões parasseptais, incluindo as vias anômalas localizadas na região supero-parasseptal (para-hissianas), na proximidade do sistema de condução normal (NAV-SHP)[4,5], e 15% das vias localizam-se na parede livre direita[3] (Figura 19.1).

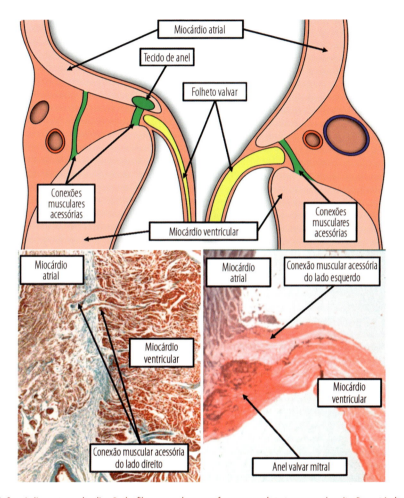

FIGURA 19.1. Os painéis mostram a localização das fibras musculares, que fornecem o substrato para a pré-excitação ventricular na síndrome de WPW. Os painéis à esquerda mostram o arranjo da junção AV direita, enquanto os da direita mostram a disposição típica da junção AV esquerda. As vias estendem-se através do tecido fibroadiposo no aspecto epicárdico dos folhetos das valvas atrioventriculares. A via acessória mostrada no painel inferior direito é virtualmente idêntica à do desenho feito originalmente por Ohnell, em 1944. O painel superior esquerdo mostra que, na junção AV direita, é possível a ocorrência de uma via acessória, originando-se a partir de um nó AV acessório, derivado de tecido remanescente do anel primário, encontrado durante o desenvolvimento embriológico. As vias originárias desses remanescentes formam a inserção atrial das conexões atriofasciculares. Adaptada de: Anderson RH, et al. J Cardiovasc Electrophysiol. 2019;30(10):2170-80.

As características da condução eletrofisiológica das vias anômalas são diferentes das de células do NAV-SHP. Elas se assemelham às células de resposta rápida, dependente de correntes iônicas mediadas pelos canais de sódio, como é o caso das células miocárdicas. Tipicamente, essas células possibilitam a condução elétrica em ambas as direções (condução anterógrada e condução retrógrada).[4,5]

Quando as vias anômalas se manifestam com condução anterógrada basal, evidencia-se ao eletrocardiograma (ECG) o padrão de pré-excitação ventricular (ver a seguir), sendo essa via denominada manifesta. Convencionalmente, as vias anômalas são denominadas ocultas quando exibem condução unicamente retrógrada, não se manifestando em ECG de repouso.[5,6]

Pergunta 3: Quais são as características da síndrome de Wolff-Parkinson-White (WPW)?

Múltiplas vias anômalas manifestam-se em aproximadamente 12% dos pacientes com pré--excitação ventricular, sendo mais frequentes (até 50%) nos pacientes com anomalia de Ebstein.[7]

As arritmias reentrantes atrioventriculares são as arritmias cardíacas mais frequentemente observadas em presença de vias anômalas, sendo descritas basicamente duas possibilidades de mecanismos reentrantes, de acordo com a utilização da via acessória, seja no sentido retrógrado (ventrículo-atrial), seja no sentido anterógrado (atrioventricular), configurando os circuitos orto-drômico ou antidrômico, respectivamente.[1-5]

A síndrome de WPW (Figuras 19.2 e 19.3) refere-se ao contexto clínico de taquiarritmias regulares por movimento circular (reentrante), associado ao padrão eletrocardiográfico de pré--excitação ventricular durante ritmo sinusal, caracterizado por presença de intervalo PR curto (< 120 ms), empastamento da porção inicial do complexo QRS (onda delta) e complexo QRS entre normal e alargado (> 120 ms).

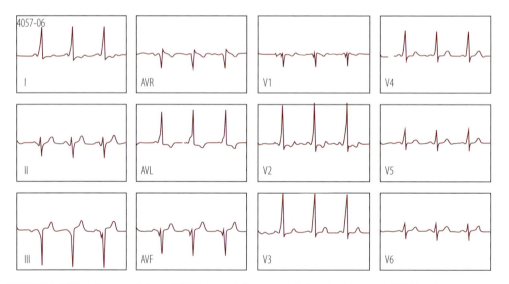

FIGURA 19.2. ECG de paciente com síndrome de WPW mostrando PR curto, onda delta mais evidente em I e AVL, V2-3. Observe a transição de delta negativa em V1 para bem positiva em V2 e negativa em parede inferior, sugerindo via acessória inferoparasseptal. Fonte: próprio autor.

A manifestação de pré-excitação ventricular plena é mais comum em vias anômalas loca-lizadas no ânulo tricúspide. Na maioria dos casos evidencia-se padrão de pré-excitação ven-tricular em corações estruturalmente normais. São descritas raras associações com doenças genéticas e com padrão de hipertrofia ventricular, como na mutação do gene PRKAG2 e na do gene LAMP2.[8,9] Na literatura, existem algoritmos que facilitam a localização das vias anômalas, baseando-se na polaridade da onda delta ou do complexo QRS pré-excitado nas 12 derivações do ECG.[10-12]

Pergunta 4: Como identificar a taquicardia atrioventricular ortodrômica?

A taquicardia reentrante atrioventricular (TRAV) ortodrômica é a arritmia mais comum na síndrome de WPW, compreendendo, aproximadamente, 90% das TRAV e 30% das taquicardias supraventriculares em geral (figura 19.3). A frente de despolarização progride das estruturas atriais para as ventriculares pelo NAV-SHP (via anterógrada do circuito), enquanto a despolarização retrógrada ventrículo-atrial ocorre pela via anômala, sendo esta a estrutura de retorno do circuito reentrante.[1]

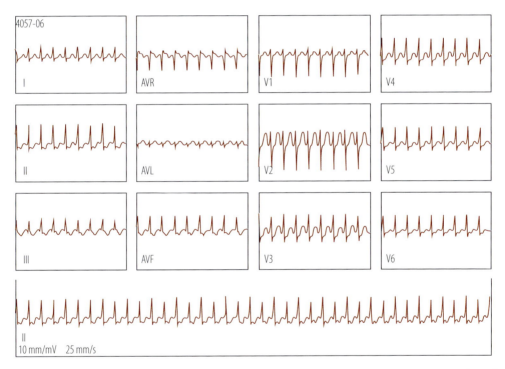

FIGURA 19.3. Mesmo paciente da Figura 19.2, com taquicardia de QRS estreito, relação QRS-P 1:1 (P negativa em II, III, AVF) e nítida alternância elétrica do QRS em II longo. Achados consistentes com taquicardia ortodrômica A-V utilizando via acessória inferoparasseptal.
Fonte: próprio autor.

As arritmias ortodrômicas geralmente apresentam frequências elevadas durante taquicardia (150 bpm a 220 bpm) em adultos e intervalo RP' > 70 ms.

Durante TRAV ortodrômica, podem-se destacar as seguintes características eletrocardiográficas: intervalo RP constante, complexos QRS estreitos ou alargados por aberrância de condução, com aumento do ciclo e do intervalo ventrículo-atrial quando o bloqueio for do mesmo lado da via anômala (p. ex., bloqueio de ramo esquerdo e uma via em parede livre esquerda) e, em alguns casos, alterações do segmento ST e da onda T.

Pergunta 5: E a taquicardia atrioventricular antidrômica?

As TRAV antidrômicas representam cerca de 10% das TRAV observadas em pacientes com WPW. O impulso reentrante origina-se nas camadas atriais e despolariza os ventrículos por meio de condução pela via anômala (via anterógrada do circuito), ao passo que a despolarização atrial retrógrada se realiza pelo SHP-NAV. Em casos raros, a condução retrógrada poderá ocorrer por outra via (contexto clínico de presença concomitante de múltiplas vias)[13-15] (Figura 19.4).

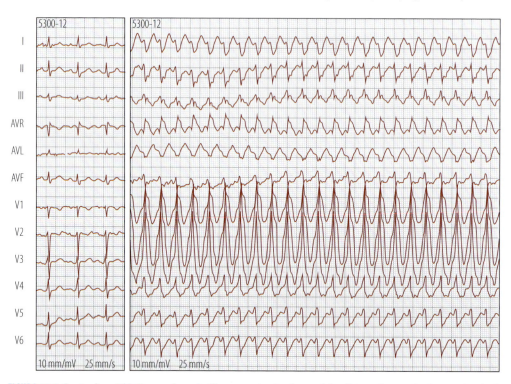

FIGURA 19.4. Taquicardia antidrômica em criança de 12 anos com taquicardia paroxística. Eletrocardiograma basal sem pré-excitação ventricular. Estudo eletrofisiológico mostrou tratar-se de uma via acessória decremental atrioventricular curta em região inferoparasseptal esquerda. Fonte: próprio autor.

A TRAV antidrômica possui as seguintes características eletrocardiográficas: complexo QRS largo (totalmente pré-excitado) e difícil visualização de onda P retrógrada (usualmente inscrita no segmento ST-T).[14,15]

Pergunta 6: Qual é a importância da fibrilação atrial pré-excitada?

Episódios paroxísticos de fibrilação atrial podem ocorrer em até 50% dos pacientes com síndrome de WPW. Esses pacientes geralmente são jovens e não possuem doença cardíaca estrutural. TRAV com frequência elevada pode deflagrar ritmo fibrilatório.[16]

Fibrilação atrial com elevada resposta ventricular, secundária à condução anterógrada pelas vias anômalas com período refratário efetivo (PRE) curto é arritmia potencialmente fatal, podendo degenerar-se em fibrilação ventricular[16,17] (Figura 19.5).

Capítulo 19 – Síndrome de Wolff-Parkinson-White

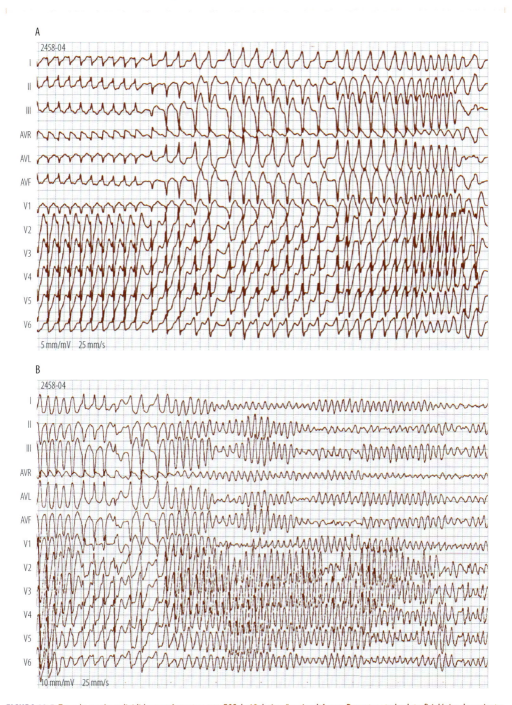

FIGURA 19.5. Traçado contínuo dividido em três partes, com ECG de 12 derivações simultâneas. Durante estudo eletrofisiológico de paciente com WPW inferoparasseptal direito, induziu-se taquicardia atrioventricular ortodrômica **(A)**. A taquicardia degenera espontaneamente em fibrilação atrial pré-excitada, que em poucos segundos apresenta resposta ventricular muito rápida e intervalo RR mínimo de 200 ms. FA degenera em fibrilação ventricular **(B)**, logo no início do traçado. (Continua)

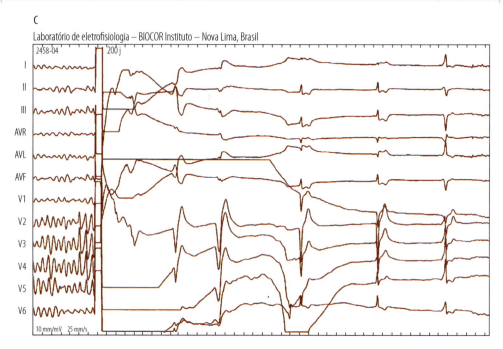

FIGURA 19.5. (Continuação) Cardioversão elétrica restaura o ritmo sinusal **(C)**. Fonte: próprio autor.

Pergunta 7: O que são vias anômalas ocultas?

As vias anômalas ocultas determinam circuitos de TRAV exclusivamente ortodrômicos, pois são incapazes de conduzir impulsos elétricos no sentido anterógrado.

É impossível determinar sua prevalência, uma vez que sua presença não pode ser evidenciada no ECG basal, sendo constatada somente durante registro de taquicardia ou em estimulação elétrica realizada durante estudo eletrofisiológico (EEF).[13]

As vias anômalas ocultas localizam-se predominantemente na parede livre esquerda (65%), sendo menos usuais no septo e na parede livre direita (31%). A apresentação clínica é de taquicardia reentrante atrioventricular e geralmente não está relacionada a maior risco de morte súbita cardíaca.[10,13]

O tratamento da TRAV secundária às vias anômalas ocultas é semelhante ao dos demais casos de condução elétrica mediada por vias anômalas manifestas.[3]

Pergunta 8: O que devo saber sobre a taquicardia juncional permanente reciprocante (FPTJ)?

A FPTJ é uma forma rara de taquicardia reentrante atrioventricular e utiliza uma via anômala oculta com características de condução retrógrada e decremental.

Geralmente, essas vias, originalmente descritas por Coumel, localizam-se na região infero-parasseptal. A FPTJ é taquicardia com intervalo RP' longo, em decorrência das características de condução lenta da via anômala. Ao ECG, observam-se ondas P negativas típicas nas paredes inferior (II, III e avF) e anterolateral esquerda (V5 e V6), em virtude da natureza de despolarização retrógrada atrial, mas com polaridade de P que pode variar, particularmente quando a localização da via anômala for diferente da usual (Figura 19.6).[18]

A forma incessante da arritmia associa-se à disfunção ventricular em decorrência de taquicardiomiopatia, contexto clínico frequentemente revertido após terapia ablativa, particularmente em pacientes pediátricos.[18,19]

Outras potencias causas de diagnóstico diferencial de taquicardias com RP' longo são taquicardia atrial (especialmente de óstio de seio coronário), taquicardia por reentrada nodal em sua forma atípica e taquicardia juncional ectópica com condução VA 1:1.[19]

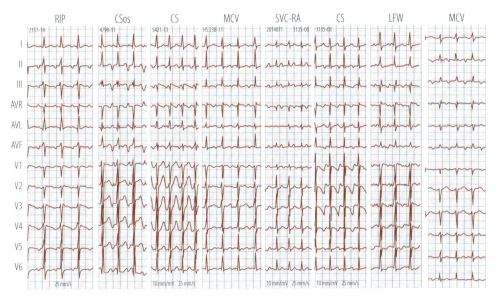

FIGURA 19.6. ECG durante taquicardia em pacientes com FPTJ ablacionados com sucesso em diferentes locais. Observe que a morfologia e a polaridade da onda P variam conforme a localização. RIP: inferoparasseptal direito; CSos: óstio do seio coronariano; CS: seio coronariano; MCV: veia cardíaca média; SVC-RA: veia cava superior-AD; LFW: posterior esquerda. Adaptada de: Soares Correa F, et al. J Cardiovasc Electrophysiol. 2019;30(12):3097-115.19.

Pergunta 9: Quais são as formas atípicas de pré-excitação?

Vias anômalas atípicas (conhecidas como "fibras de Mahaim") são conexões localizadas geralmente entre o átrio direito ou o nó atrioventricular e o ventrículo direito, diretamente ou nas proximidades dos ramos do feixe de His. Configuram as conexões atriofasciculares (nó atrioventricular acessório), fasciculoventriculares, atrioventriculares curtas, nodoventriculares ou nodofasciculares, dependendo de sua inserção distal ser no septo interventricular ou em ramo do feixe de His.[20-25]

As vias anômalas atípicas normalmente incorporam tecido nodal em suas estruturas, o que determina propriedades de condução decremental, ou estão conectadas ao nó atrioventricular, que é o responsável pela condução decremental, como nas conexões nodoventriculares e nas fasciculoventriculares (as originalmente descritas por Mahaim) (Figura 19.7). Ainda mais raras são as descrições de vias anômalas atípicas localizadas ao longo do vestíbulo mitral. A condução é usualmente anterógrada. Condução retrógrada por vias decrementais com pré-excitação manifesta é exceção absoluta.[26,27]

Podem-se destacar como características das vias atípicas as seguintes manifestações: ECG basal com complexos QRS normais ou associados a padrão de pré-excitação mínima – um padrão descrito por Sternick et al.[24] como uma onda rS em III associada à ausência de despolarização septal nas derivações esquerdas (I, aVL, V5-6).

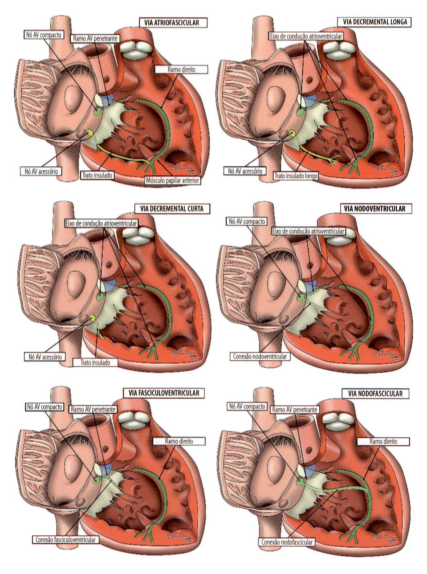

FIGURA 19.7. Vias acessórias atípicas. Adaptada de: Soares Correa F, et al. J Cardiovasc Electrophysiol. 2019;30(12):3079-96.

No estudo eletrofisiológico, a utilização de estimulação atrial com frequência cardíaca crescente promove aumento progressivo do padrão de pré-excitação ventricular (QRS cada vez mais aberrante e largo – "efeito concertina"), seguido de aumento do intervalo atrioventricular, com progressiva redução do intervalo HV (condução His-Purkinje), associada a ciclos de estimulação mais curtos.[27]

A TRAV produzida por via anômala atípica caracteriza-se geralmente por QRS alargado com padrão de BRE, R em DI, rS em V1, transição (R/S nas precordiais) > V4 e âQRS superior.[27]

O mapeamento elétrico, realizado por EEF, identifica as inserções ventriculares das vias atrioventriculares curtas, pelo mapeamento do potencial de via anômala ("M") nas vias atriofasciculares ou por abordagem anatômica nos feixes nodoventriculares.[27,28]

A ablação por cateter apresenta elevada taxa de sucesso e baixo índice subsequente de recorrência de condução. Por esse motivo, é recomendada como maneira de tratamento para os pacientes que apresentam TRAV sintomática e recorrente.[24-27]

Pergunta 10: Como deve ser feito o tratamento na síndrome de WPW?

Tratamento da taquicardia atrioventricular em fase aguda

A adenosina pode ser utilizada em pacientes com TRAV, mas é preciso atentar-se ao potencial risco de indução de fibrilação atrial com resposta ventricular rápida e eventual degeneração em fibrilação ventricular. Assim, a administração desse medicamento deverá ser realizada em ambiente que possua todos os dispositivos para adequado suporte avançado à vida.

Durante episódio de TRAV, a terapia medicamentosa deverá atuar em um dos componentes do circuito, objetivando alterar a capacidade de condução no NAV (betabloqueadores, diltiazen, verapamil, amiodarona ou adenosina, já mencionada), ou diretamente na via anômala (propafenona ou amiodarona).[29-32]

TRAV antidrômica está potencialmente associada à possibilidade de degeneração em arritmas malignas, em virtude de condução rápida pela via anômala. Nesse contexto, devem-se utilizar apenas drogas que atuem diretamente na via anômala.[31-35]

Pacientes com fibrilação atrial pré-excitada e instabilidade hemodinâmica deverão ser submetidos à cardioversão elétrica em caráter de urgência. Nesse contexto, a condução elétrica ocorre preferencialmente pela via anômala, em detrimento da condução pelo NAV (em decorrência do menor período refratário apresentado pelas vias anômalas).[36]

Em presença de fibrilação atrial pré-excitada, deve-se evitar o uso de medicamentos que atuem diretamente no NAV, como adenosina, verapamil, digoxina, diltiazen e betabloqueadores, podendo-se utilizar amiodarona ou propafenona.[37-38]

Ablação por cateter

O tratamento de escolha para pacientes com TRAV sintomáticos ou no contexto clínico de FA pré-excitada é a ablação por cateter. Para pacientes com episódios esporádicos ou para aqueles que estejam assintomáticos, a decisão terapêutica deverá se basear no risco-benefício entre a vantagem de uma terapia invasiva curativa, contrastando-se com proposta de terapia medicamentosa paliativa, de longa duração.

Sabe-se que a terapia ablativa está associada a elevadas taxas de sucesso e a baixo risco de complicações [devem-se considerar os riscos inerentes ao posicionamento das vias – vias supero-parasseptais ou septais (septo membranoso) – estão associadas a maior risco de danos no nó-AV] (Figuras 19.8 e 19.9).[39-41] A abordagem destas vias com crioablação apresenta menor risco de BAVT, mas às custas de maior chance de recorrência.[39]

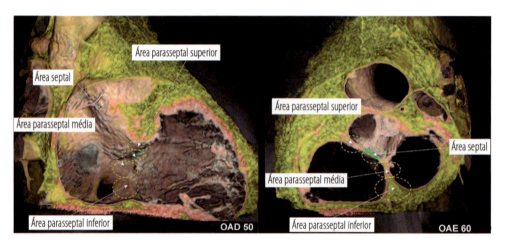

FIGURA 19.8. Imagens de tomografia de alta resolução, latitudinalmente corretas (coração na exata posição em que aparece nos seres vivos), em oblíqua anterior direita e esquerda, para mostrar classificação atualizada das vias acessórias septais e parasseptais. As vias para-hissianas podem ser supero-parasseptais, septais e médio-parasseptais). A região inferoparasseptal corresponde à posterosseptal). Fonte: próprio autor.

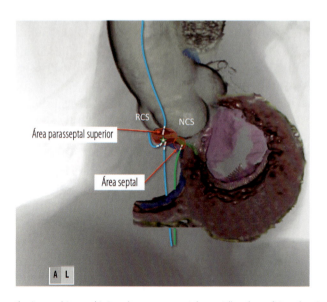

FIGURA 19.9. Abordagem de via acessória para-hissiana (supero-parasseptal e septal) pode ser feita pelo seio aórtico de valsalva não coronariano ou até mesmo pelo direito, por abordagem jugular direita ou via femoral direita (cateter verde), geralmente com apoio de bainha longa e direcional. Fonte: próprio autor.

Terapia medicamentosa crônica

Em situação clínica em que a ablação por cateter não é factível ou aceita por pacientes com síndrome de WPW, na ausência de doença cardíaca estrutural ou isquêmica, antiarrítmicos da classe IC (propafenona ou flecainida) podem ser utilizados. Essas drogas atuam predominantemente sobre a via anômala, possibilitando seu uso inclusive durante episódios de taquicardias antidrômicas.[42,43]

Além das drogas de classe IC, pode-se considerar a utilização de betabloqueadores, diltiazen e verapamil em TRAV ortodrômicas, caso não se observem sinais de pré-excitação ventricular no ECG basal (vias ocultas).[44,45]

Pacientes assintomáticos com pré-excitação ventricular

A grande maioria dos pacientes assintomáticos com pré-excitação ventricular permanecem toda a vida sem apresentar eventos arrítmicos sintomáticos. Apenas um em cada cinco pacientes vai apresentar, ao longo da vida, um episódio de taquiarritmia (configurando síndrome de WPW). A apresentação clínica mais comum é a TRAV (90%), seguida de presença de fibrilação atrial em 20% a 50% dos casos.[46-52]

Morte súbita cardíaca secundária à fibrilação ventricular desencadeada por fibrilação atrial pré-excitada, é, sem dúvida, a situação clínica mais temida nos pacientes com síndrome de WPW.[40]

O risco de parada cardiorrespiratória (PCR) é estimado em 2,4 para 1.000 pessoas por ano. Em registro realizado por Pappone et al., com acompanhamento de 2.169 pacientes por período de 8 anos, nenhuma morte súbita foi observada.[40] Um registro dinamarquês, avaliando coorte de 310 indivíduos com pré-excitação ventricular (faixa etária de 8 a 85 anos), evidenciou maior risco de fibrilação atrial e insuficiência cardíaca em pacientes com vias supero-parassepais (figura 19.8) e naqueles com idade superior a 65 anos de idade. Os pacientes dessa faixa etária também apresentaram maior risco de morte súbita cardíaca.[46]

As características clínicas e eletrofisiológicas relacionadas a maior risco de morte súbita são pacientes jovens, indutibilidade de TRAV durante estudo eletrofisiológico (EEF), presença de múltiplas vias anômalas e demonstração da capacidade de condução elétrica rápida pelas vias anômalas.[47-54]

O risco de eventos malignos pode ser avaliado por meio de parâmetros como o intervalo RR mais curto durante fibrilação atrial pré-excitada (< 250 ms) ou a aferição de condução anterógrada pela medida do período refratário efetivo (< 250 ms durante realização de estudo eletrofisiológico)[53-58] (Figura 19.10).

Como método de avaliação não invasiva, pode-se destacar a normalização abrupta do intervalo PR durante teste de esforço ou após utilização de medicamentos da classe IC, sendo esses marcadores compatíveis com menor risco de gravidade clínica.[59,60]

Nas últimas três décadas, inúmeros registros da literatura médica abordaram estes importantes tópicos: avaliação, manejo clínico e estratificação de risco de pacientes assintomáticos com pré-excitação ventricular. Dentre os estudos, destacam-se aqueles que descreveram fatores de riscos clínico e eletrofisiológico de pacientes com pré-excitação ventricular, que evoluíram com PCR, assim como pacientes com pré-excitação ventricular (sintomáticos ou assintomáticos) que foram acompanhados ao longo dos anos.[49-56,60-63]

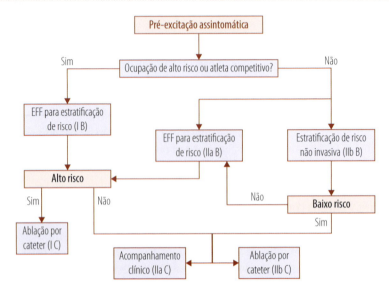

FIGURA 19.10. Estratificação de risco e tratamento de pacientes com pré-excitação assintomática. Parâmetros eletrofisiológicos indicativos de alto risco de morte súbita incluem RR mínimo pré-excitado durante fibrilação atrial < 250 ms, período refratário efetivo anterógrado da via < 250 ms, múltiplas vias e indução de TRAV. Baixo risco na avaliação não invasiva inclui perda abrupta e total de pré-excitação durante exercício, em repouso no ECG ou na monitorização ambulatorial. EEF: estudo eletrofisiológico. Fonte: próprio autor.

Em ensaio clínico controlado randomizado, comparou-se a evolução clínica de 37 pacientes assintomáticos com pré-excitação ventricular submetidos à ablação por cateter à evolução de grupo controle tratado clinicamente ($n = 35$). O risco de eventos arrítmicos ao longo de cinco anos subsequentes foi significativamente menor no grupo tratado com ablação (7% *versus* 77%, $p < 0,0001$).[51]

A avaliação invasiva por EEF é proposta, atualmente, para pacientes assintomáticos com pré-excitação ventricular que possuem atividades laborativas consideradas de risco (p. ex., pilotos, motoristas profissionais etc.), ou que são atletas competitivos.

Teste de esforço e testes farmacológicos constituem as opções não invasivas para rastreamento de malignidade potencial em pacientes assintomáticos com pré-excitação ventricular.

Em contexto de estratificação invasiva, uma vez evidenciada via acessória com características eletrofisiológicas de alto risco, a terapia ablativa está indicada. A ablação por cateter, quando realizada em centros experientes, está associada a taxas de sucesso superiores a 95% e índices de complicações inferiores a 0,5%.[39-41]

A ablação por cateter de pacientes de "baixo risco" poderá ser considerada se realizada em centros de referência e mediante consentimento informado dos pacientes. Deve-se atentar para o risco adicional de BAVT durante a abordagem das vias de localização médio-parasseptal e supero-parasseptal, considerando o risco-benefício mediante sua ablação.[64-66]

O estudo CASPED, que avaliou 182 crianças e adolescentes assintomáticos com pré-excitação ventricular, demonstrou taxa de sucesso da terapia ablativa de 91%, sem complicações significativas.[67]

Em síntese, a decisão pela ablação por cateter de pacientes assintomáticos com pré-excitação ventricular que não possuam vias consideradas de risco elevado evidenciadas ao EEF dependerá da experiência profissional do grupo de eletrofisiologistas envolvidos no tratamento, levando-se em consideração, também, a preferência do paciente.

Referências Bibliográficas

1. Ho SY. Accessory atrioventricular pathways: getting to the origins. Circulation. 2008;117:1502-4.
2. Jackman WM, Wang XZ, Friday KJ, Roman CA, Moulton KP, Beckman KJ, et al. Catheter ablation of accessory atrioventricular pathways (Wolff-Parkinson-White syndrome) by radiofrequency current. N Engl J Med. 1991;324:1605-11.
3. Katritsis D, Bashir Y, Heald S, Poloniecki J, Ward DE. Radiofrequency ablation of accessory pathways: implications of accumulated experience and time dedicated to procedures. Eur Heart J. 1994;15:339-44.
4. Schluter M, Geiger M, Siebels J, Duckeck W, Kuck KH. Catheter ablation using radiofrequency current to cure symptomatic patients with tachyarrhythmias related to an accessory atrioventricular pathway. Circulation. 1991;84:1644-61.
5. Liu Q, Shehata M, Lan DZ, Ehdaie A, Cingolani E, Chugh SS, et al. Accurate localization and catheter ablation of superoparaseptal accessory pathways. Heart Rhythm. 2018;15:688-95.
6. Anderson RH, Sánchez-Quintana D, Mori S, Lokhandwala Y, Soares Correa F, Wellens HJJ, et al. Unusual variants of pre-excitation: From anatomy to ablation: Part I – Understanding the anatomy of the variants of ventricular pre-excitation. J Cardiovasc Electrophysiol. 2019;30:2170-80.
7. Cappato R, Schluter M, Weiss C, Antz M, Koschyk DH, Hofmann T, et al. Radiofrequency current catheter ablation of accessory atrioventricular pathways in Ebstein's anomaly. Circulation. 1996;94:376-83.
8. Bhatia A, Sra J, Akhtar M. Preexcitation syndromes. Curr Probl Cardiol. 2016;41:99-137.
9. Koneru JN, Wood MA, Ellenbogen KA. Rare forms of preexcitation: a case study and brief overview of familial forms of preexcitation. Circ Arrhythm Electrophysiol. 2012;5:e82-e87.
10. Xie B, Heald SC, Bashir Y, Katritsis D, Murgatroyd FD, Camm AJ, et al. Localization of accessory pathways from the 12-lead electrocardiogram using a new algorithm. Am J Cardiol. 1994;74:161-5.
11. Pambrun T, El Bouazzaoui R, Combes N, Combes S, Sousa P, Le Bloa M, et al. Maximal pre-excitation based algorithm for localization of manifest accessory pathways in adults. JACC Clin Electrophysiol. 2018;4:1052-61.
12. Basiouny T, de Chillou C, Fareh S, Kirkorian G, Messier M, Sadoul N, et al. Accuracy and limitations of published algorithms using the twelve-lead electrocardiogram to localize overt atrioventricular accessory pathways. J Cardiovasc Electrophysiol. 1999;10:1340-9.
13. Packer DL, Gallagher JJ, Prystowsky EN. Physiological substrate for antidromic reciprocating tachycardia. Prerequisite characteristics of the accessory pathway and atrioventricular conduction system. Circulation. 1992;85:574-88.
14. Brembilla-Perrot B, Pauriah M, Sellal JM, Zinzius PY, Schwartz J, de Chillou C, et al. Incidence and prognostic significance of spontaneous and inducible antidromic tachycardia. Europace. 2013;15:871-6.
15. Ceresnak SR, Tanel RE, Pass RH, Liberman L, Collins KK, Van Hare GF, et al. Clinical and electrophysiologic characteristics of antidromic tachycardia in children with Wolff-Parkinson-White syndrome. Pacing Clin Electrophysiol. 2012;35:480-8.
16. Etheridge SP, Escudero CA, Blaufox AD, Law IH, Dechert-Crooks BE, Stephenson EA, et al. Life-threatening event risk in children with Wolff-Parkinson-White syndrome: a multicenter international study. JACC Clin Electrophysiol. 2018;4:433-44.
17. Gemma LW, Steinberg LA, Prystowsky EN, Padanilam BJ. Development of rapid preexcited ventricular response to atrial fibrillation in a patient with intermittent preexcitation. J Cardiovasc Electrophysiol. 2013;24:347-50.
18. Kang KT, Potts JE, Radbill AE, La Page MJ, Papagiannis J, Garnreiter JM, et al. Permanent junctional reciprocating tachycardia in children: a multicenter experience. Heart Rhythm. 2014;11:1426-32.
19. Soares Correa F, Lokhandwala Y, Sanchez-Quintana D, Mori S, Anderson RH, Wellens HJJ, et al. Unusual variants of pre-excitation: From anatomy to ablation: Part III – Clinical presentation, electrophysiologic characteristics, when and how to ablate nodoventricular, nodofascicular, fasciculoventricular pathways, along with considerations of permanent junctional reciprocating tachycardia. J Cardiovasc Electrophysiol. 2019;30:3097-115.

20. Kottkamp H, Hindricks G, Shenasa H, Chen X, Wichter T, Borggrefe M, et al. Variants of preexcitation–specialized atriofascicular pathways, nodofascicular pathways, and fasciculoventricular pathways: electrophysiologic findings and target sites for radiofrequency catheter ablation. J Cardiovasc Electrophysiol. 1996;7:916-30.
21. Gandhavadi M, Sternick EB, Jackman WM, Wellens HJJ, Josephson ME. Characterization of the distal insertion of atriofascicular accessory pathways and mechanisms of QRS patterns in atriofascicular antidromic tachycardia. Heart Rhythm. 2013;10:1385-92.
22. Haissaguerre M, Cauchemez B, Marcus F, Le Metayer P, Lauribe P, Poquet F, et al. Characteristics of the ventricular insertion sites of accessory pathways with anterograde decremental conduction properties. Circulation. 1995;91:1077-85.
23. Hluchy JAN, Schlegelmilch P, Schickel S, Jorger URS, Jurkovicova O, Sabin GV. Radiofrequency ablation of a concealed nodoventricular Mahaim fiber guided by a discrete potential. J Cardiovasc Electrophysiol. 1999;10:603-10.
24. Sternick EB, Timmermans C, Sosa E, Cruz FES, Rodriguez LM, Fagundes MA, et al. The electrocardiogram during sinus rhythm and tachycardia in patients with Mahaim fibers: the importance of an 'rS' pattern in lead III. J Am Coll Cardiol. 2004;44:1626-35.
25. de Alencar Neto JN, Ramalho de Moraes SR, Back Sternick E, Wellens HJJ. Atypical bypass tracts: can they be recognized during sinus rhythm? Europace. 2019;21:208-18.
26. Francia P, Pittalis MC, Ali H, Cappato R. Electrophysiological study and catheter ablation of a Mahaim fibre located at the mitral annulus-aorta junction. J Interv Card Electrophysiol. 2008;23:153-7.
27. Soares Correa F, Lokhandwala Y, Cruz Filho F, Sanchez-Quintana D, Mori S, Anderson RH, et al. Part II – Clinical presentation, electrophysiologic characteristics, and when and how to ablate atriofascicular pathways and long and short decrementally conducting accessory pathways. J Cardiovasc Electrophysiol. 2019;30:3079-96.
28. Yamabe H, Okumura K, Minoda K, Yasue H. Nodoventricular Mahaim fiber connecting to the left ventricle. Am Heart J. 1991;122:232-4.
29. Hamer A, Peter T, Platt M, Mandel WJ. Effects of verapamil on supraventricular tachycardia in patients with overt and concealed Wolff-Parkinson-White syndrome. Am Heart J. 1981;101:600-12.
30. Huycke EC, Sung RJ, Dias VC, Milstein S, Hariman RJ, Platia EV. Intravenous diltiazem for termination of reentrant supraventricular tachycardia: a placebo controlled, randomized, double-blind, multicenter study. J Am Coll Cardiol. 1989;13:538-44.
31. Glatter KA, Dorostkar PC, Yang Y, Lee RJ, Van Hare GF, Keung E, et al. Electrophysiological effects of ibutilide in patients with accessory pathways. Circulation. 2001;104:1933-9.
32. Sellers TD Jr, Campbell RW, Bashore TM, Gallagher JJ. Effects of procainamide and quinidine sulfate in the Wolff-Parkinson-White syndrome. Circulation. 1977;55:15-22.
33. Wellens HJJ, Brugada P, Abdollah H. Effect of amiodarone in paroxysmal supraventricular tachycardia with or without Wolff-Parkinson-White syndrome. Am Heart J. 1983;106:876-80.
34. Holt P, Crick JCP, Davies DW, Curry P. Intravenous amiodarone in the acute termination of supraventricular arrhythmias. Int J Cardiol. 1985;8:67-76.
35. Levy S, Ricard P. Using the right drug: a treatment algorithm for regular supraventricular tachycardias. Eur Heart J. 1997;18:27-32.
36. Fujimura O, Kuo C-S, Smith BA. Pre-excited RR intervals during atrial fibrillation in the Wolff-Parkinson-White syndrome: influence of the atrioventricular node refractory period. J Am Coll Cardiol. 1991;18:1722-26.
37. Morady F, DiCarlo LA Jr, Baerman JM, De Buitleir M. Effect of propranolol on ventricular rate during atrial fibrillation in the Wolff-Parkinson-White syndrome. Pacing Clin Electrophysiol. 1987;10:492-96.
38. Sellers TD Jr, Bashore TM, Gallagher JJ. Digitalis in the pre-excitation syndrome. Analysis during atrial fibrillation. Circulation. 1977;56:260-7.
39. Bravo L, Atienza F, Eidelman G, Avila P, Pelliza M, Castellanos E, et al. Safety and efficacy of cryoablation vs. radiofrequency ablation of septal accessory pathways: systematic review of the literature and meta-analyses. Europace. 2017;20:1334-42.
40. Pappone C, Vicedomini G, Manguso F, Saviano M, Baldi M, Pappone A, et al. Wolff-Parkinson-White syndrome in the era of catheter ablation: insights from a registry study of 2169 patients. Circulation. 2014;130:811-9.
41. Xue Y, Zhan X, Wu S, Wang H, Liu Y, Liao Z, et al. Experimental, pathologic, and clinical findings of radiofrequency catheter ablation of para-Hisian region from the right ventricle in dogs and humans. Circ Arrhythm Electrophysiol. 2017;10:e005207.
42. Vassiliadis I, Papoutsakis P, Kallikazaros I, Stefanadis C. Propafenone in the prevention of non-ventricular arrhythmias associated with the Wolff-Parkinson-White syndrome. Int J Cardiol. 1990;27:63-70.

43. Cockrell JL, Scheinman MM, Titus C, Helmy I, Langberg JJ, Lee MA, Griffin JC. Safety and efficacy of oral flecainide therapy in patients with atrioventricular reentrant tachycardia. Ann Intern Med. 1991;114:189-94.
44. Mauritson DR, Winniford MD, Walker W, Rude RE, Cary JR, Hillis L. Oral verapamil for paroxysmal supraventricular tachycardia: a long-term, double-blind randomized trial. Ann Intern Med. 1982;96:409-12.
45. Sakurai M, Yasuda H, Kato N, Nomura A, Fujita M, Nishino T, et al. Acute and chronic effects of verapamil in patients with paroxysmal supraventricular tachycardia. Am Heart J. 1983;105:619-28.
46. Skov MW, Rasmussen PV, Ghouse J, Hansen SM, Graff C, Olesen MS, et al. Electrocardiographic pre-excitation and risk of cardiovascular morbidity and mortality. Results from the Copenhagen ECG Study. Circ Arrhythm Electrophysiol. 2017;10:e004778.
47. Obeyesekere MN, Leong-Sit P, Massel D, Manlucu J, Modi S, Krahn AD, et al. Risk of arrhythmia and sudden death in patients with asymptomatic preexcitation. A meta-analysis. Circulation. 2012;125:2308-15.
48. Santinelli V, Radinovic A, Manguso F, Vicedomini G, Gulletta S, Paglino G, et al. The natural history of asymptomatic ventricular pre-excitation: a long-term prospective follow-up study of 184 asymptomatic children. J Am Coll Cardiol. 2009;53:275-80.
49. Klein GJ, Bashore TM, Sellers TD, Pritchett ELC, Smith WM, Gallagher JJ. Ventricular fibrillation in the Wolff-Parkinson-White syndrome. N Engl J Med. 1979;301:1080-5.
50. Kubus P, Vıt P, Gebauer RA, Materna O, Janousek J. Electrophysiologic profile and results of invasive risk stratification in asymptomatic children and adolescents with the Wolff-Parkinson-White electrocardiographic pattern. Circ Arrhythm Electrophysiol. 2014;7:218-23.
51. Pappone C, Santinelli V, Manguso F, Augello G, Santinelli O, Vicedomini G, et al. A randomized study of prophylactic catheter ablation in asymptomatic patients with the Wolff-Parkinson-White Syndrome. N Engl J Med. 2003;349:1803-11.
52. Santinelli V, Radinovic A, Manguso F, Vicedomini G, Ciconte G, Gulletta S, et al. Asymptomatic ventricular preexcitation: a long-term prospective follow-up study of 293 adult patients. Circ Arrhythm Electrophysiol. 2009;2:102-107.
53. Montoya PT, Brugada P, Smeets J, Talajic M, Della Bella P, Lezaun R, et al. Ventricular fibrillation in the Wolff-Parkinson-White syndrome. Eur Heart J. 1991;12:144-50.
54. Pappone C, Vicedomini G, Manguso F, Baldi M, Pappone A, Petretta A, et al. Risk of malignant arrhythmias in initially symptomatic patients with Wolff-Parkinson-White syndrome: results of a prospective long-term electrophysiological follow-up study. Circulation. 2012;125:661-8.
55. Leitch JW, Klein GJ, Yee R, Murdock C. Prognostic value of electrophysiology testing in asymptomatic patients with Wolff-Parkinson-White pattern. Circulation. 1990;82:1718-23.
56. Rinne C, Klein GJ, Sharma AD, Yee R, Milstein S, Rattes MF. Relation between clinical presentation and induced arrhythmias in the Wolff-Parkinson-White syndrome. Am J Cardiol. 1987;60:576-9.
57. Sharma AD, Yee R, Guiraudon G, Klein GJ. Sensitivity and specificity of invasive and noninvasive testing for risk of sudden death in Wolff-Parkinson-White syndrome. J Am Coll Cardiol. 1987;10:373-81.
58. Moore JP, Kannankeril PJ, Fish FA. Isoproterenol administration during general anesthesia for the evaluation of children with ventricular preexcitation. Circ Arrhythm Electrophysiol. 2011;4: 73-8.
59. Wackel P, Irving C, Webber S, Beerman L, Arora G. Risk stratification in Wolff-Parkinson-White syndrome: the correlation between noninvasive and invasive testing in pediatric patients. Pacing Clin Electrophysiol. 2012;35:1451-7.
60. Gaita F, Giustetto C, Riccardi R, Mangiardi L, Brusca A. Stress and pharmacologic tests as methods to identify patients with Wolff-Parkinson-White syndrome at risk of sudden death. Am J Cardiol. 1989;64:487-90.
61. Beckman KJ, Gallastegui JL, Bauman JL, Hariman RJ. The predictive value of electrophysiologic studies in untreated patients with Wolff-Parkinson-White syndrome. J Am Coll Cardiol. 1990;15:640-7.
62. Bunch TJ, May HT, Bair TL, Anderson JL, Crandall BG, Cutler MJ, et al. Long-term natural history of adult Wolff-Parkinson-White syndrome patients treated with and without catheter ablation. Circ Arrhythm Electrophysiol. 2015;8:1465-71.
63. Cain N, Irving C, Webber S, Beerman L, Arora G. Natural history of Wolff-Parkinson-White syndrome diagnosed in childhood. Am J Cardiol. 2013;112:961-5.
64. Schaffer MS, Silka MJ, Ross BA, Kugler JD. Inadvertent atrioventricular block during radiofrequency catheter ablation. Results of the Pediatric Radiofrequency Ablation Registry. Pediatric Electrophysiology Society. Circulation. 1996;94:3214-20.

65. Bravo L, Atienza F, Eidelman G, Avila P, Pelliza M, Castellanos E, et al. Safety and efficacy of cryoablation vs. radiofrequency ablation of septal accessory pathways: systematic review of the literature and meta-analyses. Europace. 2017;20:1334-42.
66. Dai C, Guo B, Li W, Xiao Y, Jin M, Han L, et al. The effect of ventricular preexcitation on ventricular wall motion and left ventricular systolic function. Europace. 2018;20:1175-81.
67. Telishevska M, Hebe J, Paul T, Nurnberg JH, Krause U, Gebauer R, et al. Catheter ablation in ASymptomatic PEDiatric patients with ventricular preexcitation: results from the multicenter CASPED study. Clin Res Cardiol. 2018;108:683-90.

20 Arritmias em pediatria

Sissy Lara de Melo • Stephanie Ondracek Lemouche • Maurício Ibrahim Scanavacca

Pontos relevantes

- As arritmias na faixa etária pediátrica podem se apresentar com sintomas inespecíficos, como inapetência, sudorese, dificuldade de mamada e irritabilidade.
- A taquicardia sinusal deve ser diferenciada das demais taquiarritmias e seu manejo requer o tratamento da doença de base e de problemas clínicos associados.
- A taquiarritmia mais prevalente em crianças com coração estruturalmente normal é a taquicardia por reentrada atrioventricular (da síndrome de Wolf-Parkinson-White) e a estratificação de risco de morte súbita deve ser realizada em todos os pacientes que apresentam padrão de pré-excitação no eletrocardiograma.
- No período neonatal, o *flutter* atrial tem elevada prevalência e normalmente é autolimitado.
- As taquicardias atriais macrorreentrantes são complicações frequentemente observadas na evolução tardia das correções cirúrgicas de cardiopatias congênitas.
- Os pacientes com tetralogia de Fallot devem ser estratificados quanto ao risco de morte súbita de forma seriada ao longo do seguimento.
- A ablação de taquicardias em pacientes com cardiopatias congênitas é opção segura quando realizada em centros especializados, mas com taxa de recorrência maior que na população com coração estruturalmente normal.
- Em pacientes com alteração anatômica de baixa a moderada complexidade, deve-se dar preferência ao tratamento invasivo das arritmias, enquanto, nas cardiopatias complexas, a decisão deve ser individualizada e a intervenção deve ser realizada em centros com maior experiência.

Introdução

O manuseio de arritmias cardíacas em crianças é, em geral, um grande desafio. Não é fácil a obtenção de traçados de ECG com boa qualidade, em razão de movimentação frequente, choro, soluço e tosse. Além disso, as taquicardias sinusais são muito rápidas, tornando o diagnóstico diferencial entre elas e as taquicardias supraventriculares mais difícil. Cada faixa etária tem sua média de frequência cardíaca normal (Quadro 20.1) e um número significativo de pacientes com cardiopatias congênitas previamente tratadas com cirurgias desenvolve arritmias potencialmente malignas, às vezes de difícil reconhecimento.

QUADRO 20.1	Limites normais da FC para a idade	
Idade	FC (bpm)	
	Vigília	Sono
RN	100 a 180	80 a 160
1 semana a 3 meses	100 a 220	80 a 200
3 meses a 2 anos	80 a 170	70 a 120
2 anos a 10 anos	70 a 110	60 a 90
Acima de 10 anos	55 a 90	50 a 90

Fonte: próprio autor.

Pergunta 1: Quais são as alterações esperadas no ECG pediátrico?

As alterações esperadas no ECG da população pediátrica acompanham a transição da circulação do padrão fetal para o padrão adulto, que ocorre durante o período neonatal e os primeiros meses de vida. Após a 32ª semana de gestação o ventrículo direito fetal tem dominância sobre o ventrículo esquerdo pela repercussão da hipertensão pulmonar, achado fisiológico nessa faixa etária. Após o nascimento, tem início a queda da resistência vascular pulmonar, com transição lenta do ECG para o padrão de dominância esquerda do adulto.

Portanto, é esperado que crianças que nascem após 32 semanas de gestação apresentem eixo do QRS desviado para direita e para baixo, com um R/S > 1 em V1, aspecto fisiológico até o quinto ano de vida. Com relação à repolarização ventricular, a onda T é positiva no nascimento, mas deve negativar dentro das primeiras 72 horas de vida. Caso permaneça positiva de V1 a V3 após a primeira semana de vida, traduz sobrecarga de ventrículo direito. A onda T se torna gradualmente positiva das precordiais esquerdas em direção às direitas, com o padrão *minus-plus* sendo um achado frequente. A onda T deve ter o padrão adulto (positiva em V1) até a puberdade no sexo masculino, ao passo que, no sexo feminino, o padrão de T juvenil pode permanecer até a idade adulta.

Com relação aos valores normais dos intervalos aferidos no ECG existe grande variabilidade durante o crescimento, sendo mais indicado verificar os valores de referência em tabelas como a de Davignon. A duração normal máxima do complexo QRS é de 80 ms em crianças menores de 3 anos, 90 ms entre 3 e 12 anos e 100 ms acima de 12 anos.

Pergunta 2: Quais são os sintomas de taquicardia na população pediátrica?

Episódios de taquicardia são comuns em crianças e geralmente têm prognóstico benigno. Habitualmente, os pais ou o cuidador tomam conhecimento dos episódios a partir da mudança de comportamento das crianças. Em lactentes e neonatos, interrupção frequente do ato de mamar, desconforto respiratório, palidez e cianose são manifestações comuns. Já na fase escolar, as crianças podem se queixar de palpitação, cansaço fácil e dor precordial. A percepção da ocorrência súbita desses sintomas em associação a batimentos rápidos ao nível das veias do pescoço ou ao palpar o precórdio pode sugerir um episódio de taquiarritmia. Essas manifestações, associadas a palidez cutânea, sudorese fria ou perda de consciência, tornam o diagnóstico de arritmia cardíaca altamente provável. Por outro lado, a maioria dos pacientes pediátricos saudáveis com taquicardia sinusal apresenta doença febril, desidratação leve a moderada ou ansiedade. O exame clínico e o ECG determinam o diagnóstico correto, na maioria dos casos.

A definição de taquicardia em crianças é estabelecida pela faixa etária: menores de 2 anos > 160 bpm, de 2 a 12 anos > 140 bpm e adolescentes > 100 bpm.

Pergunta 3: Como fazer o manejo inicial da criança com taquicardia?

O atendimento de emergência de um paciente pediátrico com taquicardia deve ser feito conforme as diretrizes do suporte à vida pediátrico avançado (Figura 20.1).

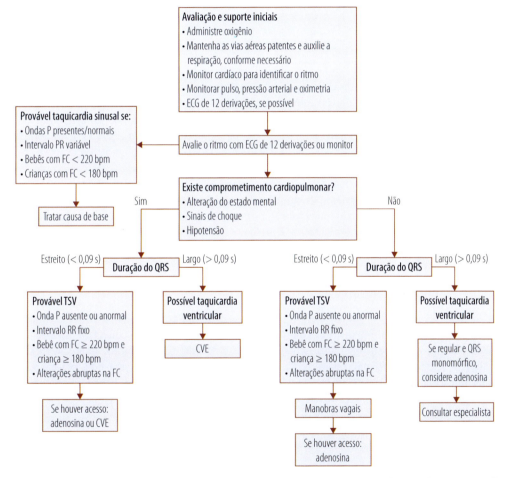

Figura 20.1. Fluxograma de atendimento inicial ao paciente pediátrico com taquicardia. CVE: cardioversão elétrica sincronizada; TSV: taquicardia supraventricular. Usar 0,5 a 1 J/kg, com aumento para 2 J/kg em caso de insucesso. Realizar sedação, mas sem postergar o tratamento. Adenosina: 0,1 mg/kg/dose (máximo de 6 mg) com segunda dose de 0,2 mg/kg/dose (máximo de 12 mg). Manobra vagal: em lactentes e crianças menores, colocar uma bolsa de gelo ou água gelada na face por 15 a 30 segundos ou realizar estímulo no reto com um termômetro. Em crianças maiores, ensinar alguma manobra vagal. Compressão de seio carotídeo ou pressão na órbita ocular não devem ser realizados em crianças. Adaptada de: Topjian AA, et al. Circulation. 2020;142(16_suppl_2):S469-S523.

Pergunta 4: Quais são as taquiarritmias mais frequentes em crianças com coração estruturalmente normal?

As taquicardias supraventriculares (TSV) são as arritmias mais frequentes no grupo pediátrico. Definidas pela presença de ritmo cardíaco acelerado, originam-se acima dos ventrículos e, comumente, mas não sempre, apresentam QRS estreitos. Dentro da denominação de TSV, a mais comum é a taquicardia por reentrada atrioventricular (da síndrome de WPW com pré-excitação manifesta ou oculta). A maioria dos pacientes com TSV apresenta coração estruturalmente normal. Os episódios de taquicardia podem se iniciar na vida fetal ou nos primeiros meses de vida, manifestar de maneira paroxística ou mesmo persistente e causar insuficiência cardíaca por taquicardiomiopatia em neonatos.

Taquicardia sinusal (TS)

Trata-se de taquicardia regular com onda P sinusal e FC superior à esperada para a idade (ver Quadro 20.1). Em lactentes e crianças, a TS geralmente excede 230 bpm. A TS pode indicar febre, hipovolemia, hipóxia, dor ou falência miocárdica. Uma forma patológica de TS, conhecida com taquicardia sinusal inapropriada, pode ocorrer em adolescentes do sexo feminino. TS também é observada em pacientes com síndrome postural taquicárdica (POTS). É importante determinar a causa da TS, uma vez que o tratamento dependerá do diagnóstico de base. Nos pacientes com TS secundária (febre, dor, ICC), não se deve diminuir a FC utilizando medicações cronotrópicas negativas, mas tratar a doença de base. Com essa medida, a FC normalizará, com melhora dos parâmetros hemodinâmicos. Já na TS inapropriada, utilizam-se drogas que diminuem a FC, sendo os betabloqueadores a primeira linha de escolha. Na POTS, preferem-se utilizar meios de compressão dos MMII que facilitem o retorno venoso, associados ou não ao uso de betabloqueadores ou de fludrocortisona.

Taquicardia por reentrada atrioventricular (TAV)

A TAV é a forma patológica mais comum de taquicardia em lactentes e crianças. Trata-se de taquicardia por reentrada que utiliza o NAV e uma via acessória que conecta o átrio ao ventrículo. Caso a via acessória conduza em sentido anterógrado durante ritmo sinusal, o ECG de 12 derivações pode evidenciar a presença de onda delta, a qual representa uma pré-excitação ventricular (Figura 20.2), que utiliza feixes musculares em seu percurso, propiciando conexão direta do estímulo elétrico entre átrios e ventrículos.

Pacientes com síndrome de WPW são aqueles com episódios de TAV e presença de onda delta no ECG durante ritmo sinusal. Caso a onda delta não seja aparente no ECG, a via acessória é considerada oculta.

A forma mais comum de TAV é denominada ortodrômica (Figuras 20.3 e 20.4) e consiste em circuito macrorreentrante, que envolve o NAV, durante a condução anterógrada, e a VA, durante a condução retrógrada. As TAV ortodrômicas podem ser iniciadas por extrassístole atrial ou ventricular ou mesmo por ritmo juncional acelerado. Como os ventrículos são despolarizados por meio da condução do estímulo pelo NAV, o complexo QRS geralmente é estreito e não se observa onda delta. Exceção se dá pela presença de bloqueio de ramo funcional (dependente de frequência cardíaca), situação em que o complexo QRS é largo e se torna necessário fazer diagnóstico diferencial com taquicardia ventricular. Em paciente com TAV típica, podemos observar ao ECG um intervalo RP curto, porém com onda P retrógrada caindo após o QRS (intervalo RP < intervalo PR). A morfologia da onda P retrógrada durante TAV ortodrômica é influenciada pela localização da VA: vias acessórias septais produzem ondas P similares às encontradas durante TRN, vias acessórias localizadas à direita produzem ondas P positivas em DI e AVL, vias acessórias localizadas à esquerda produzem ondas P negativas em DI e AVL.

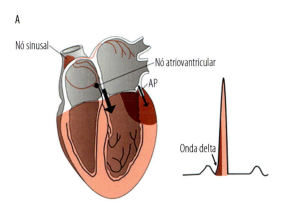

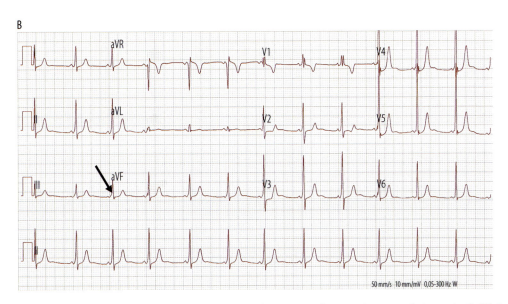

FIGURA 20.2. Representação esquemática da condução atrioventricular na presença de via acessória com condução anterógrada **(A)**. O NS ativa os átrios, enquanto a ativação ventricular se dá pelo NAV (região mais clara) e pela VA (região escura). O grau de pré-excitação depende da quantidade de miocárdio ventricular ativado pelo sistema normal de condução (NAV) *versus* aquele pela via acessória (VA). A presença de condução simultânea por essas duas vias, NAV e VA, manifesta-se ao ECG por intervalo PR curto, onda delta e prolongamento da duração do QRS. ECG do INCOR-FMUSP de 12 derivações com pré-excitação ventricular **(B)**. Presença de intervalo PR curto e onda delta indicada pela seta. Fonte: próprio autor.

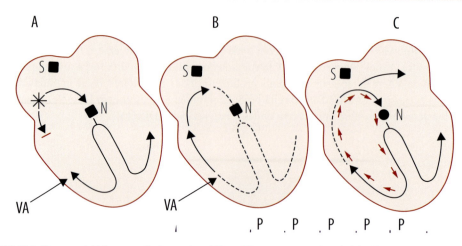

FIGURA 20.3. Observa-se, inicialmente, um batimento sinusal (S) com PR curto e presença de onda delta (d). Presença de um batimento atrial prematuro **(A)**, o qual é bloqueado anterogradamente pela via acessória (VA), mas é conduzido pelo NAV, resultando em QRS normal e estreito. Após a ativação miocárdica, o impulso é conduzido retrogradamente pela VA, ativando os átrios **(B)**. Quando ocorre perpetuação da ativação, instala-se a TAV ortodrômica **(C)**. RS: ritmo sinusal; EA: extrassístole atrial; TAV: taquicardia atrioventricular. Fonte: próprio autor.

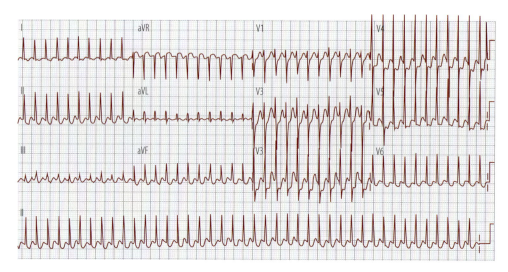

FIGURA 20.4. TAV ortodrômica com evidência de depressão do segmento ST ≥ 2 mm e onda P retrógrada após o complexo QRS, melhor visualizada em V3. Fonte: próprio autor.

A TAV antidrômica ocorre em menos de 10% dos pacientes com VA. O mecanismo de reentrada é a condução do estímulo por via anterógrada pela VA e por via retrógrada pelo NAV. Uma vez que a condução anterógrada é feita pela VA, o complexo QRS durante a taquicardia será largo e com pré-excitação máxima.

Taquicardia por reentrada nodal (TRN)

A TRN raramente é observada na primeira infância, mas pode ser detectada na adolescência e em adultos jovens, geralmente na ausência de cardiopatia estrutural. Nos pacientes com TRN (comumente paroxística), acredita-se que o NAV esteja funcionalmente dissociado em duas vias com características eletrofisiológicas diferentes. A chamada dupla via nodal apresenta uma via de condução rápida (período refratário longo) e uma via de condução lenta (período refratário curto), com pelo menos uma das vias conduzindo bidirecionalmente.

Comumente, a taquicardia inicia-se por uma extrassístole atrial, cujo estímulo é bloqueado na via rápida e conduzido pela via lenta, permitindo seu retorno pela via rápida, agora já capaz de conduzir o estímulo elétrico. A perpetuação dessa situação mantém a taquicardia. Durante a reentrada nodal comum, a condução retrógrada se faz pela via rápida e despolariza os átrios, ao mesmo tempo que o impulso anterógrado despolariza os ventrículos, de maneira que a despolarização atrial pode não ser observada no ECG de superfície. A derivação V1 é a mais sensível para visualizar a onda P retrógrada, em que uma pseudo-r' é frequentemente visível (Figura 20.5). Na derivação D2, uma pseudo-s também pode ser observada. Raramente a reentrada no NAV ocorre em sentido inverso (incomum), sendo a condução anterógrada pela via rápida e a retrógrada, pela via lenta. Como a condução retrógrada é lenta, o intervalo RP é longo e as ondas P são aparentes e negativas na parede inferior (DII, DIII e AVF).

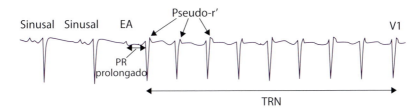

FIGURA 20.5. Taquicardia por reentrada nodal (TRN), com evidência de pseudo-r' em V1. EA: extrassístole atrial. Fonte: próprio autor.

Flutter atrial e taquicardia por reentrada intra-atrial

O *flutter* atrial (FLA) é uma taquicardia atrial rápida, com frequência atrial entre 200 bpm e 500 bpm em crianças, com ondas atriais tipo "serra dentada", as quais são mais bem identificadas nas derivações II, III e AVF do ECG. Geralmente, consiste em circuito macrorreentrante, frequentemente relacionado a uma cicatriz cirúrgica após correção de cardiopatia congênita.

Menos de 10% das crianças com FLA apresentam coração estruturalmente normal. Nessa condição, é mais prevalente em recém-natos e fetos, geralmente desaparecendo espontaneamente, sem necessidade de uso de antiarrítmicos após reversão para ritmo sinusal.

Os orifícios das veias cavas (especialmente a cava inferior) e o anel da valva tricúspide servem como barreiras anatômicas naturais para a frente de onda e são responsáveis pela organização do circuito. O FLA mais frequente, denominado *flutter* comum ou tipo I, roda no sentido anti-horário no átrio direito (observando-o como um visor de relógio) e apresenta ondas F (denominação das ondas do *flutter*) negativas nas derivações II, III e AVF, sem intervalo isoelétrico entre elas (Figura 20.6). Já o FLA incomum, tipo II, roda no sentido horário no átrio direito e apresenta ondas F positivas nas derivações II, III e AVF.

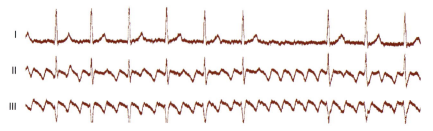

FIGURA 20.6. ECG de *flutter* atrial com resposta ventricular variável. Fonte: próprio autor.

Crianças com cardiopatia estrutural submetidas a cirurgia de reparo, em que uma cicatriz envolvendo os átrios é provocada, podem apresentar istmos com condução lenta adjacentes à cicatriz cirúrgica, favorecendo circuitos de reentrada. Esse tipo de circuito é denominado taquicardia por reentrada intra-atrial (TRIA) ou taquicardia atrial cicatricial. A distinção entre FLA e TRIA ao ECG pode ser menos clara. No FLA, a frequência atrial está tipicamente entre 240 bpm e 360 bpm, observando-se ativação atrial contínua no ECG. Na TRIA, a frequência atrial geralmente é mais baixa e um segmento isoelétrico é observado entre as ondas P (Figura 20.7).

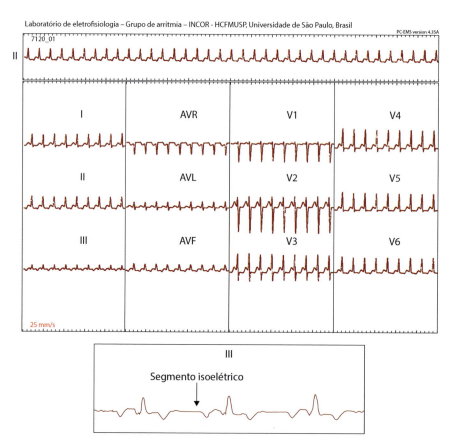

FIGURA 20.7. Taquicardia atrial. Após manobra para diminuir a condução pelo NAV, observa-se segmento isoelétrico entre as ondas P. Fonte: próprio autor.

As condutas terapêuticas são direcionadas a diminuir a resposta ventricular, evitar formação de trombos, restabelecer o rimo sinusal e evitar recorrências.

Crianças com história de *flutter* atrial há mais de 24 a 48 horas apresentam maior risco de formação de trombo. Em casos de estabilidade hemodinâmica, pode-se optar inicialmente pelo controle da resposta ventricular, dando preferência aos betabloqueadores e aos bloqueadores dos canais de cálcio (em maiores de um ano), em vez de à digoxina. Após realização de ecocardiograma transesofágico, na ausência de trombos intracardíacos, deve-se programar a cardioversão elétrica (CVE), uma vez que esses circuitos não apresentam boa resposta à cardioversão química.

O próximo passo consiste em manter o ritmo sinusal. Os antiarrítmicos com melhores resultados na manutenção do ritmo sinusal são do grupo IC (propafenona) e III (amiodarona). A ablação por cateter de RF é outra estratégia que pode ser considerada, uma vez que é capaz de interromper e destruir o circuito arritmogênico

Fibrilação atrial

A fibrilação atrial (FA) é um ritmo irregular, sem nítida evidência de ondas P ao ECG (Figura 20.8), devido a múltiplos circuitos microrreentrantes, geralmente presentes em átrio com cicatriz. Em crianças, a FA é bem menos frequente que o *flutter* atrial. Entretanto, a FA tem sido problema comum em adolescentes e adultos com cardiopatia congênita, submetidos ou não à correção cirúrgica. Na ausência de cardiopatia estrutural, a ocorrência de FA em crianças e adolescentes pode ser devida à presença de vagotonia excessiva, à associação com WPW ou, mais raramente, constituir uma forma isolada, considerada desordem de origem familiar. O tratamento segue as mesmas recomendações do FLA.

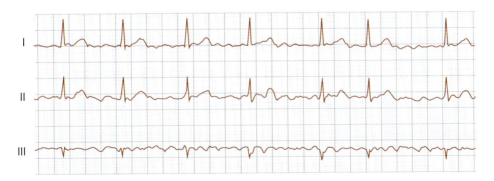

FIGURA 20.8. Fibrilação atrial. Fonte: próprio autor.

Taquicardia atrial ectópica

A taquicardia atrial (TA) ectópica é uma taquicardia geralmente regular, com complexo QRS estreito e onda P com morfologia diferente daquela originada no NSA. Na maioria dos casos, o mecanismo responsável pela arritmia é o hiperautomatismo, podendo originar-se em qualquer sítio atrial fora do NSA, mas predominando no átrio direito (70% a 80% dos casos). O diagnóstico de TA ectópica é importante devido a seu possível caráter incessante, podendo evoluir para disfunção ventricular (taquicardiomiopatia), particularmente quando a resposta ventricular é maior que 125 bpm. Apesar de alguns pacientes apresentarem remissão espontânea, a maioria vai necessitar de terapia, principalmente em presença de disfunção ventricular. Os antiarrítmicos de escolha são os do grupo IC e III, ao passo que drogas como digoxina e beta-bloqueadores são frequentemente ineficazes. Frente ao mecanismo de hiperautomatismo, a CVE será ineficaz. A ablação por cateter de RF tem se mostrado uma estratégia eficaz e segura nesse grupo de pacientes.

Pergunta 5: Quais são a apresentação clínica e o manejo das arritmias ventriculares na pediatria?

Extrassístole ventricular

Extrassístole ventricular (ESV) pode se manifestar em episódios isolados, bigeminados (batimento normal alternando com ESV) e aos pares. A ESV é um batimento ectópico, que ativa os ventrículos antes da despolarização pelo NSA. Esses batimentos geralmente são largos (> 80 ms em lactentes e > 90 ms em crianças maiores que 3 anos) e têm morfologia diferente do complexo QRS normal. As ESV podem ocorrer em coração estruturalmente normal ou com alguma cardiopatia de base (miocardiopatia hipertrófica, displasia arritmogênica do ventrículo direto, cardiopatia congênita corrigida ou não cirurgicamente, miocardiopatia dilatada, miocardites etc.). A presença de ESV requer avaliação minuciosa para afastar possível doença de base.

Aqui, são muito importantes a história familiar e os exames de imagem, como eletrocardiograma de 12 derivações, ecocardiograma e ressonância magnética cardíaca. O *holter* também representa importante ferramenta diagnóstica, pois estabelecerá a frequência e as características da arritmia. Define-se ESV frequente em crianças como a presença de mais de 10 ESV por minuto ou densidade maior que 30%. No entanto, o achado de ESV frequente não implica presença obrigatória de doença estrutural. Em crianças com intervalo QT normal e ausência de cardiopatia estrutural ao ecocardiograma, ESV monomórficas (morfologia única) são geralmente benignas e dispensam exames investigativos adicionais. Crianças com ESV devem ser avaliadas com teste de esforço se a estatura permitir. A resposta normal esperada consiste na supressão da arritmia ao exercício. Quando ocorre aumento da frequência da ESV ao esforço, outros exames complementares são necessários, com a finalidade de afastar doença estrutural ou taquicardia ventricular polimórfica catecolaminérgica e o paciente deve ser proibido de praticar esportes até elucidação diagnóstica. Os pacientes com ESV de coração estruturalmente normal devem receber tratamento se apresentarem sintomas correlacionados com a arritmia, densidade acima de 30% pelo risco de taquicardiomiopatia ou disfunção ventricular atribuída às ESV. Em pacientes com doença estrutural e ESV, a presença de síncope ou pré-síncope de etiologia desconhecida pode indicar arritmia maligna, sendo recomendada avaliação invasiva.

Taquicardia ventricular

A taquicardia ventricular (TV) é ritmo potencialmente deletério que se origina abaixo do feixe de His. Pode ser monomórfica, quando os complexos QRS apresentam morfologia única, ou polimórfica, nos casos de morfologias variadas. Quando a TV polimórfica ocorre em vigência de intervalo QT prolongado e apresenta inversão periódica de polaridade de QRS, é denominada *torsade de pointes*. Episódios de TV com duração maior que 30 segundos ou com instabilidade hemodinâmica são denominadossustentados (TVS) e os de duração menor (entre 3 batimentos e 30 segundos de duração), não sustentados (TVNS).

A TVS em crianças geralmente está associada a algum distúrbio metabólico e/ou eletrolítico, à intoxicação por droga ou à exposição a alguma toxina (digital, drogas que prolongam o intervalo QT, cocaína etc.) ou anormalidades cardíacas. A TVS pode ser a primeira manifestação da cardiomiopatia em crianças sem evidência clínica prévia de doença cardíaca. Em crianças menores de 3 anos, episódios de TVS são raros, mas, quando presentes, podem exibir caráter incessante (TVS mantida por período maior que 10% em 24 horas) e geralmente estão associados à presença de tumores cardíacos. Já em crianças maiores com TVS sintomática, 85% dos casos apresentam alterações miocárdicas ou canalopatias, como síndrome do QT longo, síndrome de Brugada, TV polimórfica catecolaminérgica, displasia arritmogênica do ventrículo direito, cardiomiopatia hipertrófica, miocardite ou cardiopatia congênita.

Existem dois tipos de TVS que ocorrem em coração normal, geralmente se manifestando durante esforço. A forma mais comum compreende a TVS com complexo QRS com morfologia de BRE e eixo inferior no plano frontal (ondas R amplas em DII, DIII e AVF), sugerindo origem na via de saída dos ventrículos direito (mais frequente) ou esquerdo. O mecanismo de base consiste em atividade deflagrada ou automatismo aumentado (relacionado a aumento do tônus simpático) e o tratamento desses episódios em crianças inclui, de preferência, o uso de betabloqueadores. Outra forma consiste em TVS com morfologia de BRD e desvio do eixo para a esquerda, também denominada de TVS fascicular (Figura 20.9), a qual geralmente se dá por mecanismo de reentrada e responde muito bem ao verapamil.

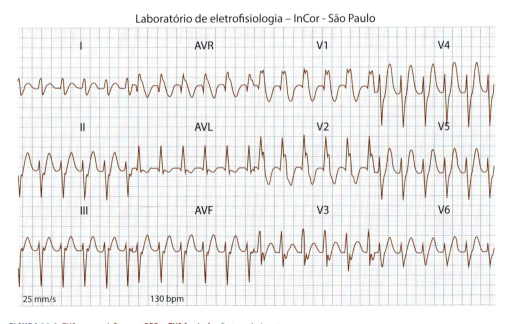

FIGURA 20.9. TVS monomórfica com BRD – TVS fascicular. Fonte: próprio autor.

A abordagem terapêutica dos episódios de TVS é determinada pela etiologia, pela estabilidade hemodinâmica e pela idade do paciente. Pacientes com TVS e instabilidade hemodinâmica necessitam de imediata CVE. Causas reversíveis de TVS como hipoxemia ou hipercalemia devem ser prontamente corrigidas. Fármacos antiarrítmicos das classes I ou III, isoladamente ou em combinação, podem ser utilizados tanto para interromper os episódios de TVS estável quanto para evitar recorrências. Ablação por cateter deve ser reservada para casos selecionados.

Torsade de pointes

Torsade de pointes é uma forma de TV polimórfica que ocorre no cenário de intervalo QT longo (Quadro 20.2), o qual sempre deve ser corrigido pela frequência cardíaca, usando fórmulas como as de Bazett e Fridericia. A Síndrome do QT longo (SQTL) é uma desordem da repolarização miocárdica, caracterizada pelo prolongamento do intervalo QT ao ECG, aumentando o risco de morte súbita cardíaca. A SQTL pode ser congênita ou adquirida. Em alguns pacientes, o prolongamento de QT é observado apenas de maneira intermitente, durante esforço físico ou estresse emocional. A TV tipo *torsade de pointes* apresenta as seguintes características: 1) inversão das pontas do complexo QRS em uma mesma derivação eletrocardiográfica; 2) interrupção habitualmente espontânea; e 3) degeneração ocasional para fibrilação ventricular.

QUADRO 20.2	Definição de intervalo QT normal, limítrofe e prolongado, de acordo com idade e sexo (não existe diferença com relação ao sexo na população pediátrica)		
	1 a 15 anos	Adultos (homens)	Adultos (mulheres)
Normal	< 440 mseg	< 430 mseg	< 450 mseg
Limítrofe	440 a 460 mseg	430 a 450 mseg	450 a 470 mseg
Prolongado	> 460 mseg	> 450 mseg	> 470 mseg

Fonte: próprio autor.

Torsade de pointes pode ocorrer em presença de pausa sinusal, principalmente quando associada à hipocalemia, ou devido a aumento súbito do tônus simpático. Episódios prolongados de *torsade de pointes* são hemodinamicamente mal tolerados e, caso não ocorra remissão espontânea para ritmo sinusal, pode haver degeneração para fibrilação ventricular. Nesses casos, deve-se realizar CVE imediata. Para suprimir episódios repetitivos, o tratamento inicial consiste na correção de distúrbios hidreletrolíticos e na suspensão de medicamentos que prolongam o intervalo QT (lista atualizada disponível nos *sites*: www.sads.org ou www.crediblmeds.org). Nos pacientes com a forma pausa-dependente, a infusão intravenosa de isoproterenol ou a estimulação cardíaca aumentam a FC e encurtam o intervalo QT, suprimindo episódios recorrentes de *torsade*. Infusão intravenosa de magnésio tem se mostrado bastante eficaz no término e na supressão de novos episódios de *torsade de pointes*. Nas formas adrenérgicas, o uso de betabloqueadores representa terapia inicial. Alguns pacientes podem se beneficiar da simpatectomia ou mesmo do implante de cardiodesfibrilador.

Fibrilação ventricular

A fibrilação ventricular (FV) é arritmia ventricular extremamente rápida, irregular e com baixa amplitude do complexo QRS. Pode ser primária ou secundária à degeneração de arritmia prévia (TV ou TSV). A maioria das crianças com FV apresenta alguma alteração metabólica ou tóxica, possui doença cardíaca estrutural ou apresenta pré-excitação ventricular, síndrome do intervalo QT longo ou outras formas de canalopatias, como síndrome de Brugada. O tratamento inicial deve ser desfibrilação elétrica imediata, seguida de administração endovenosa de lidocaína ou amiodarona, para supressão de recorrências. Causas potenciais envolvidas necessitam ser identificadas e prontamente tratadas.

Pergunta 6: Quando indicar ablação na criança com coração estruturalmente normal e taquicardia supraventricular?

- **Pacientes com peso inferior a 15 kg:** a ablação é reservada para casos de exceção, em que o controle farmacológico da arritmia não é possível e nos quais o paciente está evoluindo com taquicardiomiopatia, pelo risco considerável de eventos adversos durante o procedimento invasivo. A indicação de ablação nessa população deve ser individualizada e realizada apenas em centros com experiência no tratamento de crianças de baixo peso.
- **Pacientes com peso superior a 15 kg e idade inferior a 5 anos:** a ablação está indicada em pacientes com TSV documentada e:
  - presença de disfunção ventricular;
  - dificuldade de controle com terapia farmacológica ou efeitos colaterais intoleráveis;
  - decisão familiar de evitar uso prolongado de medicação antiarrítmica;
  - presença de comprometimento hemodinâmico (hipotensão ou síncope) durante o episódio de TSV;
  - recorrência dos sintomas após suspensão de medicação antiarrítmica;
  - presença de via acessória documentada.

O manejo de pacientes assintomáticos com padrão de pré-excitação ao ECG tem como objetivo a estratificação de risco de morte súbita, feita por meio de estudo eletrofisiológico invasivo. Em menores de 5 anos, pela cardioestimulação transesofágica; em maiores de 5 anos, por via percutânea convencional.

Pergunta 7: Qual taquiarritmia é mais frequente no pós-operatório de cirurgia cardíaca congênita?

A taquicardia ectópica juncional (JET) é a forma incomum de taquicardia resultante de automatismo anormal próximo às células no NAV e na região do feixe de His e, portanto, é não responsiva à CVE. A frequência cardíaca da JET situa-se geralmente entre 110 bpm e 250 bpm, apesar de frequências maiores que 270 bpm também ocorrerem. JET pode manifestar-se como arritmia congênita idiopática rara em crianças menores de 6 meses ou mais comumente após correção cirúrgica de cardiopatias congênitas (tetralogia de Fallot, defeito de septo ventricular, defeito de septo atrioventricular e coração univentricular). Essa taquicardia usualmente é incessante, caracterizada por QRS estreito e dissociação AV frequente. Tem início e término graduais e geralmente está associada à piora de parâmetros hemodinâmicos e a pior evolução após cirurgia cardíaca. Responde mal ao tratamento medicamentoso, fazendo parte da estratégia terapêutica a redução de drogas adrenérgicas, a normalização dos eletrólitos, a promoção de hipotermia e, se possível, a estimulação do átrio com frequência um pouco acima da frequência da JET, para restaurar o sincronismo AV e otimizar o débito cardíaco. A terapia medicamentosa apenas lentifica modestamente a FC, com digoxina e betabloqueadores podendo ser usados. A amiodarona tem sido utilizada como primeira linha, apresentando eficácia razoável. A JET que ocorre no PO tende a ser transitória, geralmente durando não mais que 48 a 72 horas.

Pergunta 8: Como fazer estratificação de morte súbita no paciente com tetralogia de Fallot?

Apesar de a tetralogia de Fallot apresentar excelente prognóstico atualmente, arritmias ventriculares podem surgir, em até 12% dos pacientes, décadas após a cirurgia para sua correção total. Morte súbita é a principal causa de óbito, com incidência de 0,15% ao ano, e TV monomórfica por reentrada é o mecanismo desencadeante mais comum.

Khary et al. sugeriram escore para avaliar o risco de pacientes com tetralogia de Fallot submetidos à correção cirúrgica (Quadro 20.3). Complexo QRS com duração maior que 180 ms apresentou risco de morte súbita 2,3 vezes maior com relação às demais durações de QRS. Correção cirúrgica tardia foi outro fator importante, além da presença de TV não sustentada ao *holter* de 24h. A estratificação de risco para MS é complexa e multifatorial e nenhum fator de risco isolado foi bom preditor de MS. Novos preditores de risco, como QRS fragmentado, disfunção ventricular direita e quantidade de fibrose do miocárdio, estão em investigação e novos algoritmos vêm sendo propostos (Figura 20.10).

Sabe-se que alguns pacientes com tetralogia de Fallot podem ter TV monomórfica sem comprometimento hemodinâmico, a despeito de frequências elevadas. A estimulação ventricular programada pode auxiliar na estratificação em pacientes de risco intermediário.

QUADRO 20.3	Escore de risco para choque apropriado do CDI – Prevenção primária na tetralogia de Fallot		
Variável		Pontos	Risco
Duração do QRS ≥ 180 ms		1	0 a 2 pontos: baixo (0%)
Shunt paliativo prévio		2	3 a 5 pontos: intermediário (3,8%)
TV sustentada induzida no estudo eletrofisiológico		2	6 a 12 pontos: alto (17,5%)
Ventriculotomia		2	
TV não sustentada		2	
Pressão diastólica final do VE ≥ 12 mmHg		3	

Adaptado de: Khairy P, et al. Risk stratification in surgically repaired tetralogy of Fallot. Expert Review of Cardiovascular Therapy, 7(7), 755-762, 2009. doi:10.1586/erc.09.38

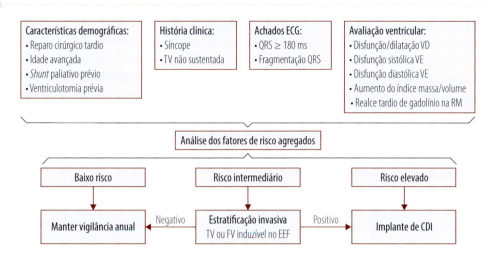

FIGURA 20.10. Avaliação multifatorial do paciente com Tetralogia de Fallot. VE: ventrículo esquerdo; VD: ventrículo direito; TV: taquicardia ventricular; FV: fibrilação ventricular; CDI: cardioversor-desfibrilador implantável. Adaptada de: Cohen MI, et al. J Am Coll Cardiol. 2021;77(6):761-71.

Pergunta 9: Quais são as considerações específicas para o paciente com transposição das grandes artérias submetido à correção de Senning ou Mustard?

O acompanhamento pós-operatório a longo prazo de crianças com essa cardiopatia, operadas com as técnicas de Senning ou Mustard, tem como principais fatores complicadores a presença de extensas suturas atriais e a posição sistêmica do ventrículo direito. Desde a década de 1980, a preferência tem sido pela cirurgia de Jatene com manobra de Lecomtpe, mas, na população congênita adulta, as complicações do switch arterial ainda existem. A transposição das grandes artérias mostrou maior incidência de morte súbita dentre todas as cardiopatias congênitas, após correção cirúrgica. Estudo populacional encontrou incidência de 4,9 por 1.000 pacientes/ano (a maioria após cirurgia de Mustard), atrás apenas da estenose aórtica (5,4 por 1.000) e mais de três vezes a incidência de morte súbita em comparação à tetralogia de Fallot (1,5 por 1.000).

A experiência com cardiodesfibrilador implantável (CDI) em pacientes com TGA é limitada. Está geralmente indicado ao se documentar TV sustentada, morte súbita abortada ou diante de perfil clínico considerado de alto risco, na ausência de evento arrítmico potencialmente fatal. Ao contrário do que foi observado em outros defeitos congênitos, nos quais o risco de morte súbita só é percebido vários anos após a cirurgia, a propensão para morte súbita em crianças com transposição de grandes artérias que tenham sido submetidas às cirurgias de Mustard/Senning surge precocemente. O risco permanece relativamente estável ao longo dos anos, com taxas de sobrevida livre de morte súbita de 96% em 10 anos e de 91% em 20 anos.

Adultos com ventrículo direito sistêmico submetidos à cirurgia de Mustard ou Senning apresentam extensas áreas de fibrose atrial, com alta incidência de taquiarritmias atriais durante o seguimento. Após 20 anos de cirurgia, a prevalência de taquiarritmias atriais é de cerca de 25% e aumenta com o decorrer do tempo. A taquicardia por macrorreentrada intra-atrial é a arritmia mais frequente, seguida de taquicardia atrial focal e taquicardia por reentrada nodal.

Pergunta 10: Quais arritmias estão associadas à comunicação interatrial?

A CIA do tipo *ostium secundum* representa cerca de 10% de todos os defeitos cardíacos congênitos. As arritmias ocorrem primariamente por duas causas: remodelamento atrial devido à sobrecarga de volume do coração direito e cicatrizes da atriotomia, quando a CIA é corrigida cirurgicamente. Devido a esses fatores, as arritmias secundárias a essa condição são mais frequentes em pacientes adultos.

As arritmias mais frequentemente encontradas nesses pacientes são o *flutter* atrial cicatricial e a fibrilação atrial. Arritmias ventriculares podem ser encontradas em casos mais graves, quando há disfunção ventricular associada. O aparecimento de arritmias atriais em pacientes com CIA ainda sem correção pode ser fator adicional para indicar seu fechamento. Existem evidências de melhora importante do remodelamento geométrico, embora a melhora do remodelamento elétrico pareça ser menos exuberante. Aparentemente, há menor prevalência de novos episódios de arritmias atriais após fechamento da CIA. No entanto, é possível que esses pacientes apresentem risco aumentado de reaparecimento dessas arritmias em seguimentos prolongados.

Os pacientes submetidos a fechamento percutâneo da CIA apresentam maior incidência de FA nas primeiras semanas após o procedimento. Portanto, a decisão pela ablação de FA deve ser postergada por pelo menos 3 a 6 meses após implante da prótese. Quando indicada a ablação, punção transeptal pode ser feita nesses pacientes, embora com maior dificuldade técnica. Próteses grandes podem ser puncionadas, acompanhada de dilatação do orifício de punção com um balão. Isso também pode ocorrer em pacientes submetidos a fechamentos cirúrgicos, nos quais o retalho se torna empecilho mecânico à passagem da bainha transeptal.

Pergunta 11: Quais arritmias podem ser observadas em pacientes submetidos à correção cavo-pulmonar total?

Esse tipo de procedimento tem sido utilizado para paliação definitiva de uma variedade de anomalias congênitas do coração, sobretudo as conexões AV univentriculares. As técnicas iniciais incorporavam o átrio direito no circuito (conexão atriopulmonar), criando substratos eletroanatômicos ideais para ocorrência de arritmias atriais, que se relacionavam a maior morbimortalidade no pós-operatório tardio. No final dos anos 1980, a conexão das veias cavas com a artéria pulmonar direita passou a ser a técnica mais utilizada, com melhor resultado clínico, inicialmente com túnel lateral intracardíaco e atualmente com uso preferencial de material protético para criação de um tubo extracardíaco. As modificações da técnica cirúrgica melhoraram bastante o prognóstico a longo prazo, pois pacientes submetidos à conexão atriopulmonar tendem inexoravelmente a apresentar deterioração hemodinâmica e incidência crescente de arritmias na vida adulta.

As taquiarritmias supraventriculares são as arritmias mais frequentes nesse grupo de pacientes. Sua prevalência foi de 9,4% no Pediatric Heart Network Fontan Cross-Sectional Study, que incluiu 520 indivíduos, de 7 centros, com idade média de 8,6 anos. Outro estudo multicêntrico, incluindo 1.271 pacientes, identificou 13% de taquiarritmias no pós-operatório tardio, mais frequentes no grupo com túnel intracardíaco. A disfunção do nó sinusal pode ocorrer em mais de 40% dessa população, favorecendo o aparecimento de taquicardias atriais.

O substrato para ocorrência de arritmias deriva da interação de diversos fatores, como incisões, linhas de suturas, retalhos intracardíacos e cicatrizes, particularmente nos átrios, além de fibrose e hipertrofia ventricular.

Pergunta 12: Quais são as considerações específicas de terapia farmacológica em crianças e adultos com cardiopatia congênita?

A escolha de antiarrítmico para paciente com cardiopatia congênita requer inicialmente avaliação de sua função ventricular, pois algumas medicações (bloqueadores dos canais de cálcio, propafenona e sotalol) são contraindicadas se houver fração de ejeção reduzida. Ademais, deve-se analisar o risco de o paciente desenvolver bloqueios atrioventriculares ou disfunção do nó sinusal, como é comum no isomerismo atrial esquerdo ou em correções do tipo Senning ou Mustard. Como na maioria das vezes os indivíduos são muito jovens, deve-se evitar controle muito estrito da frequência cardíaca, que costuma ser naturalmente mais alta, prevenindo aparecimento de sintomas de baixo débito. Em pessoas com correção paliativa do tipo univentricular, a manutenção do ritmo sinusal é crucial, pois a presença de TA, FA e *flutter* atrial frequentemente leva à insuficiência cardíaca. Observadas essas peculiaridades, o tratamento antiarrítmico das taquiarritmias nas cardiopatias congênitas segue as recomendações específicas de cada arritmia (Quadro 20.4).

Nas taquiarritmias atriais com instabilidade hemodinâmica, a reversão aguda tem caráter emergencial e cardioversão elétrica deve ser realizada. Para casos não emergenciais, duas estratégias podem ser adotadas: a terapia medicamentosa e a supraestimulação atrial nos portadores de dispositivos com eletrodo atrial implantado (marcapasso, cardioversor-desfibrilador ou ressincronizador). As arritmias que dependem do nó AV podem ser interrompidas com fármacos bloqueadores desse nó (betabloqueadores, bloqueadores de canal de cálcio não diidropiridínicos e adenosina), ou com manobra vagal. Em casos de TA, *flutter* atrial e FA, o fármaco de escolha é a amiodarona. A propafenona, utilizada para cardioversão química de FA, usualmente não é prescrita, pois a presença de cardiopatia estrutural e/ou hipertrofia ventricular é frequente nesses pacientes. Se a opção for controle de frequência cardíaca, os betabloqueadores e os bloqueadores de canal de cálcio devem ser utilizados, com a ressalva de que os últimos devem ser evitados em pacientes com disfunção ventricular ou com menos de 1 ano. O digital constitui alternativa terapêutica em presença de contraindicação aos demais fármacos, podendo ser usado, ainda, como adjuvante. As mesmas medicações indicadas para controle de frequência e ritmo podem ser usadas cronicamente. O sotalol deve ser evitado se o objetivo for manutenção de ritmo sinusal em indivíduos com anatomia complexa.

O seguimento de pacientes em uso crônico de amiodarona requer atenção especial. Esse medicamento possui uma série de efeitos adversos potencialmente graves, prejudicando pacientes mais jovens: hipotireoidismo/hipertireoidismo, fibrose pulmonar, fotossensibilidade, hepatotoxicidade, entre outros. Indivíduos com correção de Fontan, cardiopatias congênitas cianogênicas e índice de massa corporal < 21 kg/m^2 estão mais propensos aos paraefeitos da droga.

O tratamento farmacológico das vias acessórias manifestas segue a mesma orientação dispensada a pacientes não cardiopatas, guardadas as restrições quanto à presença de disfunção ventricular. Vale destacar que alguns pacientes com anomalia de Ebstein, doença na qual as vias direitas anômalas são comuns, podem apresentar disfunção ventricular direita, o que contraindica o uso de propafenona.

Em vigência de instabilidade clínica, pacientes com TVS devem ser submetidos à cardioversão elétrica imediata. Na ausência de distúrbio hemodinâmico importante, amiodarona e lidocaína, como segunda opção, são as melhores opções de tratamento. As TV idiopáticas, por apresentarem atividade deflagrada como mecanismo fisiopatológico da arritmia, são responsivas aos bloqueadores de canais de cálcio não diidropiridínicos e à adenosina. Contudo, é importante ressaltar que, na maioria dos pacientes com cardiopatia congênita, a macrorreentrada é o principal fenômeno causador de TV, devido às cicatrizes provocadas pelo remodelamento ventricular e pelas incisões cirúrgicas.

Os pacientes recuperados de parada cardíaca com taquiarritmia ventricular devem ser submetidos a um estudo eletrofisiológico. Caso o circuito da taquicardia ventricular não seja abordado com sucesso esses pacientes devem ser submetidos ao implante do caridodesfibrilador implantável. O cardiodesfibrilador implantável é a terapia de escolha para pacientes recuperados de parada cardíaca por taquiarritmia ventricular. Os antiarrítmicos constituem tratamento adjunto para reduzir os choques do dispositivo. Os mais eficazes nesse contexto são os betabloqueadores e a amiodarona.

QUADRO 20.4 Resumo das principais medicações antiarrítmicas usadas na população pediátrica

Agentes	Doses agudas EV	Dose manutenção EV	Dose VO	Ajuste renal	Ajuste hepático	Efeitos adversos mais comuns
Adenosina	• 1ª dose: 0,1 mg/kg (máximo de 6 mg) • 2ª dose: 0,2 mg/kg (máximo de 12 mg)	Não	Não	Não	Não	• Rubor, dispneia e pressão torácica • Reduzir dose se acesso central
Verapamil	• 0,1 a 0,3 mg/kg/dose	Não	• 4-10 mg/kg/d de 8/8 horas	Não	Sim	• Hipotensão • Não utilizar abaixo de 1 ano
Amiodarona	• 5 mg/kg	• 5-10 mg/kg/dia	• RN e criança: 2,5 a 5 mg/kg/d • Adolescentes: 200-400 mg/d	Não	Não	• Hipotensão • Pneumonite • Tireoidopatia
Procainamida	• RN: 7 a 10 mg/kg • Criança e adolescente: 15 mg/kg	• 20-80 mcg/kg/min (máximo de 2 g/d)	• 15-50 mg/kg/d de 8/8 horas	Sim	Sim	• Hipotensão • Alteração do TGI
Propafenona	• 1 a 2 mg/kg em 2 horas	Não	• Crianças: 8 a 10 mg/kg/dia 8/8h • Adolescentes: 450 a 900 mg/d	Sim	Sim	• Tontura • Náusea • Broncoespasmo
Flecainida	• 1 a 2 mg/kg	Não	• RN: 2 mg/kg/d • Crianças: 1 a 3 mg/kg/d • Adolescentes: 100 a 400 mg/d	Sim	Não	• Arritmias

Continua

Capítulo 20 – Arritmias em pediatria

QUADRO 20.4 Resumo das principais medicações antiarrítmicas usadas na população pediátrica (Continuação)

Agentes	Doses agudas EV	Dose manutenção EV	Dose VO	Ajuste renal	Ajuste hepático	Efeitos adversos mais comuns
Atenolol	Não	Não	• 0,5 a 2 mg/kg/d	Não	Não	• Bloqueio AV • Bradicardia sinusal • Broncoespasmo
Propanolol	Não	Não	• RN: 0,25 mg/kg/dose de 6/6 ou 8/8 horas • Crianças: 2 a 4 mg/kg/d • Adolescentes: 40 a 320 mg/d	Não	Não	• Bloqueio AV • Bradicardia sinusal • Broncoespasmo
Metoprolol	Não	Não	• Crianças: 1 a 2 mg/kg/d • Adolescentes: 50 a 100 mg/d	Não	Não	• Bloqueio AV • Bradicardia sinusal • Broncoespasmo
Digoxina	Não	Não	• RN e crianças: 13 a 17 mcg/kg/dose 8/8h por 3 doses. Manutenção: 8 a 10 mcg/kg/dia 12/12h • Adolescentes: 0,125 a 0,5 mg/dia	Sim	Não	• Cefaleia • Náusea • Vômito • Bloqueio AV
Lidocaína	1 mg/kg (velocidade máxima: 50 mg/min). Repetir até 2 × a cada 5 a 10 minutos.	20 a 50 mcg/kg/min Reduzir infusão em 50% a cada 24h.	Não	Não	Sim	• Alterações de SNC • Bradicardia • Choque
Sotalol	Não	Não	• RN e crianças: 30 mg/m²/dose 3 ×/d • Usar normograma para adequação da dose em < 2 anos • Adolescentes: 160 a 320 mg/d	Sim	Não	• Arritmias • Prolongamento do intervalo QT

Fonte: próprio autor.

Pergunta 13: Como orientar tromboprofilaxia no paciente com cardiopatia congênita?

Existem poucos trabalhos na literatura abordando risco de eventos tromboembólicos nas cardiopatias congênitas. Estima-se que esse risco seja 10 a 100 vezes maior quando comparado ao risco da população geral de mesma idade. Vários fatores colaboram para maior incidência de formação de coágulos nos pacientes com cardiopatias congênitas: dilatação das câmaras cardíacas com fluxo lento, presença de próteses ou dispositivos intracardíacos, *shunts* e estado de hipercoagulabilidade. Por esse motivo, pacientes com cardiopatias congênitas de moderada a elevada complexidade que apresentam taquiarritmias atriais (TA, FA ou *flutter*) devem ser anticoagulados. Nos demais (não valvares), com anatomias mais simples, o risco global deve ser calculado para a tomada de decisão, por meio do escore $CHA_2DS_2\text{-}VASC$.

A abordagem peri-cardioversão de *flutter* atrial, TA ou FA com mais de 24 a 48 horas de duração é a padrão, ou seja, anticoagulação sistêmica por, no mínimo, 3 semanas antes e 4 semanas depois da cardioversão. Uma alternativa mais rápida do que manter 3 semanas de anticoagulação sistêmica é a realização de ecocardiograma transesofágico para pesquisa de trombo intracardíaco. Em pacientes com disfunção ventricular importante, anatomia complexa ou uso de tubos e próteses, devemos ser mais conservadores e realizar cardioversão elétrica sem ecocardiograma transesofágico prévio apenas nas primeiras 24h após início da arritmia ou dos sintomas.

O anticoagulante oral recomendado aos pacientes com cardiopatia congênita complexa é a varfarina. Em pacientes com cardiopatias de baixa complexidade e $CHA_2DS_2\text{-}VASc \geq 2$, o uso de novos anticoagulantes orais (NOAC) pode ser considerado em decisão conjunta com o paciente ou com seu responsável.

Pergunta 14: Quando indicar ablação nas cardiopatias congênitas?

A decisão de realizar ablação de TA, TV ou taquicardias supraventriculares recorrentes em pacientes com cardiopatia congênita dependerá de avaliação balanceada das taxas de sucesso, dos riscos do procedimento, da tolerância hemodinâmica da arritmia e do potencial benefício. Em pacientes com anatomia de baixa a moderada complexidade, o tratamento de escolha das arritmias é o invasivo, enquanto, nas cardiopatias complexas, a decisão deve ser feita de maneira individual, sendo a ablação realizada em centros com experiência.

A investigação prévia do acesso vascular é recomendável nos pacientes com doença cardíaca congênita, com ou sem tratamento cirúrgico. Esse aspecto torna-se obrigatório em pacientes com antecedente de cirurgia de Senning, Mustard e Fontan. O relatório da técnica cirúrgica utilizada para corrigir o defeito também é importante para dirigir o mapeamento eletrofisiológico para cicatrizes e linhas de sutura, substratos comuns dos circuitos de reentrada. Além disso, estudo anatômico detalhado prévio, por ecocardiograma, TC ou RMN, é fundamental para programação da ablação. Uma questão importante, especialmente em pacientes com malformação congênita e discordância AV, consiste em definir a localização do sistema de condução, pois esses pacientes podem apresentar uma localização distorcida do sistema e ficar suscetíveis a aplicações inadvertidas sobre ele. Uma equipe multidisciplinar experiente em cardiopatias congênitas, incluindo um cirurgião de retaguarda, garante maior eficácia e mais segurança para o procedimento.

Pergunta 15: Quando indicar estudo eletrofisiológico antes da cirurgia cardíaca?

A avaliação com estudo eletrofisiológico muitas vezes é realizada antes da correção cirúrgica do defeito, de modo a investigar mecanismos de arritmia e tratá-los, se possível prontamente, pois o acesso à região relacionada à taquicardia poderá estar prejudicado após a cirurgia. Pacientes com anomalia de Ebstein, nos quais a incidência de via acessória é elevada (20% a 30%), devem passar por estudo eletrofisiológico antes da abordagem cirúrgica. Algumas correções cirúrgicas podem dificultar o acesso vascular para futura ablação, como a correção cavopulmonar total, sendo o estudo eletrofisiológico indicado antes do procedimento cirúrgico. Algumas cirurgias de cardiopatias congênitas podem incluir o tratamento intraoperatório conjunto da arritmia. Porém, quando o tratamento pode ser realizado antes da cirurgia, minimiza tempo cirúrgico e, caso não se obtenha sucesso, informa ao cirurgião mecanismo e localização do distúrbio de ritmo.

Pergunta 16: Quando realizar cirurgia para tratamento das taquiarritmias em cardiopatia congênita?

O procedimento cirúrgico mais frequente de taquiarritmias nas cardiopatias congênitas é o da TA, uma vez que a ablação por cateter das demais arritmias tem mostrado melhor eficácia atualmente com relação ao passado. O tratamento cirúrgico de vias acessórias ficou restrito aos pacientes nos quais a ablação percutânea não apresenta sucesso, particularmente entre aqueles com anomalia de Ebstein.

A eficácia da terapia cirúrgica de TA macrorreentrante é a mais extensivamente estudada, principalmente em pacientes com corações univentriculares ou lesões obstrutivas do coração direito submetidos a reintervenções. O sucesso da cirurgia de Cox do lado direito para tratamento das TA é de 90% em 10 anos de seguimento. A adição de crioablação atrial direita nas reoperações de tetralogia de Fallot reduz de 78% para 9% a incidência de TA tardia. Em pacientes submetidos à conversão de Fontan, a ablação do istmo cavo-tricúspide foi inferior ao Cox do lado direito para prevenir recorrência de TA.

A FA ocorre geralmente em presença de lesões obstrutivas do lado esquerdo, disfunção ventricular ou comunicações intercavitárias não tratadas. A cirurgia do labirinto Cox-Maze III está indicada no momento da intervenção cirúrgica e é mais efetiva do que a ablação percutânea. Ela pode ser realizada pela técnica tradicional de "corte e costura", por meio de linhas de lesão por crioablação ou por ablação por radiofrequência. As linhas de lesão propostas pela cirurgia do Labirinto Cox-Maze III à esquerda, associadas com as lesões à direita (Cox-Maze III biatrial), mais a exclusão da aurícula esquerda, devem ser realizadas nos casos de FA persistente ou permanente, sempre que não promoverem aumento do risco cirúrgico pelo incremento do tempo de isquemia miocárdica e circulação extracorpórea. Outro cuidado importante que deve ser tomado é a confecção de linhas incompletas, com isolamento apenas parcial das estruturas, pois há maior risco de desenvolvimento posterior de TA reentrante.

Referências Bibliográficas

1. Yildirim SV, Tokel K, Saygili B, Varan B. The incidence and risk factors of arrhythmias in the early period after cardiac surgery in pediatric patients. Turk J Pediatr. 2008;50(6):549-53.
2. Morris CD, Menashe VD. 25-year mortality after surgical repair of congenital heart defect in childhood: a population-based cohort study. JAMA. 1991;266(24):3447-52.
3. Zampi JD, Hirsch JC, Gurney JG, Donohue JE, Yu S, LaPage MJ, et al. Junctional ectopic tachycardia after infant heart surgery: incidence and outcomes. Pediatr Cardiol. 2012;33(8):1362-9.
4. Topjian AA, Raymond TT, Atkins D, Chan M, Duff JP, Joyner BL Jr, et al. Part 4: Pediatric Basic and Advanced Life Support: 2020 American Heart Association Guidelines for Cardiopulmonary Resuscitation and Emergency Cardiovascular Care. Circulation. 2020 Oct 20;142(16_suppl_2):S469-S523.
5. Lasa JJ, Glatz AC, Daga A, Shah M. Prevalence of arrhythmias late after the Fontan operation. Am J Cardiol. 2014;113(7):1184-8.
6. Cohen MI, Khairy P, Zeppenfeld K, Van Hare GF, Lakkireddy DR, Triedman JK. Preventing Arrhythmic Death in Patients With Tetralogy of Fallot: JACC Review Topic of the Week. J Am Coll Cardiol. 2021;77(6):761-71.

7. Smith A, Ho SY, Anderson RH, Connell MG, Arnold R, Wilkinson JL, et al. The diverse cardiac morphology seen in hearts with isomerism of the atrial appendages with reference to the disposition of the specialised conduction system. Cardiol Young. 2006;16(5):437-54.
8. Walsh EP. Ebstein's Anomaly of the Tricuspid Valve: A Natural Laboratory for Re-Entrant Tachycardias. JACC Clin Electrophysiol. 2018;4(10):1271-88.
9. Aiello VD. Understanding the morphology of the specialized conduction tissues in congenitally malformed hearts. World J Pediatr Congenit Heart Surg. 2015;6(2):239-49.
10. Moore JP, Aboulhosn JA. Introduction to the Congenital Heart Defects. Card Electrophysiol Clin. 2017;9(2):167-75.
11. Balaji S, Daga A, Bradley DJ, Etheridge SP, Law IH, Batra AS, et al. An international multicenter study comparing arrhythmia prevalence between the intracardiac lateral tunnel and the extracardiac conduit type of Fontan operations. J Thorac Cardiovasc Surg. 2014;148(2):576-81.
12. Bossers SS, Duppen N, Kapusta L, Maan AC, Duim AR, Bogers AJ, et al. Comprehensive rhythm evaluation in a large contemporary Fontan population. Eur J Cardiothorac Surg. 2015:48(6):833-41.
13. Correa R, Sherwin ED, Kovach J, Mah DY, Alexander ME, Cecchin F, et al. Mechanism and ablation of arrhythmia following total cavopulmonary connection. Circ Arrhythm Electrophysiol. 2015;8(2):318-25.
14. Vecht JA, Saso S, Rao C, Dimopoulos K, Grapsa J, Terracciano CM, et al. Atrial septal defect closure is associated with a reduced prevalence of atrial tachyarrhythmia in the short to medium term: a systematic review and meta-analysis. Heart. 2010;96(22):1789-97.
15. Santoro G, Pascotto M, Sarubbi B, Cappelli Bigazzi M, Calvanese R, Iacono C, et al. Early electrical and geometric changes after percutaneous closure of large atrial septal defect. Am J Cardiol. 2004;93(7):876-80.
16. Li X, Wissner E, Kamioka M, Makimoto H, Rausch P, Metzner A, et al. Safety and feasibility of transseptal puncture for atrial fibrillation ablation in patients with atrial septal defect closure devices. Heart Rhythm. 2014;11(2):330-5.
17. Brickner ME, Hillis LD, Lange RA. Congenital heart disease in adults: second of two parts. N Engl J Med. 2000;342(5):334-42.
18. James FW, Kaplan S, Chou TC. Unexpected cardiac arrest in patients after surgical correction of tetralogy of Fallot. Circulation. 1975;52(4):691-5.
19. Murphy JG, Gersh BJ, Mair DD, Fuster V, McGoon MD, Ilstrup DM, et al. Long-term outcome in patients undergoing surgical repair of tetralogy of Fallot. N Engl J Med. 1993;329(9):593-9.
20. Gatzoulis MA, Balaji S, Webber SA, Siu SC, Hokanson JS, Poile C, et al. Risk factors for arrhythmia and sudden cardiac death late after repair of tetralogy of Fallot: a multicentre study. Lancet. 2000;356(9234):975-81.
21. Haemmerli M, Bolens M, Friedli B. Electrophysiological studies after the Mustard and Senning operations for complete transposition. Do they have prognostic value? Int J Cardiol. 1990;27(2):167-73.
22. Yap SC, Roos-Hesselink JW, Hoendermis ES, Budts W, Vliegen HW, Mulder BJ, et al. Outcome of implantable cardioverter defibrillators in adults with congenital heart disease: a multi-centre study. Eur Heart J. 2007;28(15):1854-61.
23. Berul CI, van Hare GF, Kertesz NJ, Dubin AM, Cecchin F, Collins KK, et al. Results of a multicenter retrospective implantable cardioverterdefibrillator registry of pediatric and congenital heart disease patients. J Am Coll Cardiol. 2008;51(17):1685-91.
24. Gatzoulis MA, Till JA, Somerville J, Redington AN. Mechanoelectrical interaction in tetralogy of Fallot. QRS prolongation relates to right ventricular size and predicts malignant ventricular arrhythmias and sudden death. Circulation. 1995;92(2):231-7.
25. Kammeraad JA, van Deurzen CH, Sreeram N, Bink-Boelkens MT, Ottenkamp J, Helbing WA, et al. Predictors of sudden cardiac death after Mustard or Senning repair for transposition of the great arteries. J Am Coll Cardiol. 2004;44(5):1095-102.
26. Janousek J, Paul T, Luhmer I, Wilken M, Hruda J, Kallfelz HC. Atrial baffle procedures for complete transposition of the great arteries: natural course of sinus node dysfunction and risk factors for dysrhythmias and sudden death. Z Cardiol. 1994;83(12):933-8.
27. Gellat M, Hamilton RM, McCrindle BW, Connelly M, Davis A, Harris L, et al. Arrhythmia and mortality after the Mustard procedure: a 30-year single-center experience. J Am Coll Cardiol. 1997;29(1):194-201.
28. Kumar S, Tedrow UB, Triedman JK. Arrhythmias in Adult Congenital Heart Disease. Cardiol Clin. 2015;33(4):571-88
29. Khairy P, Van Hare GF, Balaji S, Berul CI, Cecchin F, Cohen MI, et al. PACES/HRS expert consensus statement on the recognition and management of arrhythmias in adult congenital heart disease: developed in partnership between the Pediatric and Congenital Electrophysiology Society (PACES) and the Heart Rhythm Society (HRS). Endorsed by the governing bodies of PACES, HRS, the American College of Cardiology (ACC), the American Heart Association (AHA), the European Heart Rhythm Association (EHRA), the Canadian Heart Rhythm

Society (CHRS), and the International Society for Adult Congenital Heart Disease (ISACHD). Can J Cardiol. 2014;30(10):e1-e63.
30. Magalhães LP, Saad EB, Melo SL. Como orientar o cardiologista e o pediatra sobre arritmias em crianças e em pacientes com cardiopatia congênita. São Paulo: Atheneu; 2015:220.
31. Manning WJ, Silverman DI, Keighley CS, Oettgen P, Douglas PS. Lan Y, et al. Postoperative arrhythmia. Curr Opin Cardiol. 2003;18(2):73-8.
32. Batra AS, Mohari N. Junctional ectopic tachycardia: current strategies for diagnosis and management. Prog Pediatr Cardiol. 2013;35(1):49-54.
33. Mildh L, Hiippala A, Rautiainen P, Pettilä V, Sairanen H, Happonen JM. Junctional ectopic tachycardia after surgery for congenital heart disease: incidence, risk factors and outcome. Eur J Cardiothorac Surg. 2011;39(1):75-80.
34. Cools E, Missant C. Junctional ectopic tachycardia after congenital heart surgery. Acta Anaesthesiol Belg. 2014;65(1):1-8.
35. Smith AH, Owen J, Borgman KY, Fish FA, Kannankeril PJ. Relation of milrinone after surgery for congenital heart disease to significant postoperative tachyarrhythmias. Am J Cardiol. 2011;108(11):1620-4.
36. Delany JW, Moltedo JM, Dziura JD, Kopf GS, Snyder CS. Early postoperative arrhythmias after pediatric cardiac surgery. J Thorac Cardiovasc Surg. 2006;131(6):1296-300.
37. Chrysostomou C, Sanchez-de-Toledo J, Wearden P, Jooste EH, Lichtenstein SE, Callahan PM, et al. Perioperative use of dexmedetomidine is associated with decreased incidence of ventricular and supraventricular tachyarrhythmias after congenital cardiac surgery. Ann Thorac Surg. 2011;92(3):964-72.
38. Chrysostomou C, Beerman L, Shiderly D, Berry D, Morell VO, Munoz R. Dexmedetomidine: a novel drug for the treatment of atrial and junctional tachyarrhythmias during the perioperative period for congenital cardiac surgery: a preliminary study. Anesth Analg. 2008;107(5):1514-22.
39. Manrique AM, Arroyo M, Lin Y, El Khoudary SR, Colvin E, Lichtenstein S, et al. Magnesium supplementation during cardiopulmonary bypass to prevent junctional ectopic tachycardia after pediatric cardiac surgery: a randomized controlled study. J Thorac Cardiovasc Surg. 2010;139(1):162-9.
40. Walsh EP. Interventional electrophysiology in patients with congenital heart disease. Circulation. 2007;115(25):3224-34.
41. Kanter RJ. Pearls for ablation in congenital heart disease. J Cardiovasc Electrophysiol. 2010;21(2):223-30.
42. Roten L, Lukac P, DE Groot N, Nielsen JC, Szili-Torok T, Jensen HK, et al. Catheter ablation of arrhythmias in Ebstein's anomaly: a multicenter study. J Cardiovasc Electrophysiol. 2011;22(12):1391-6.
43. Khairy P, Seslar SP, Triedman JK, Cecchin F. Ablation of atrioventricular nodal reentrant tachycardia in tricuspid atresia. J Cardiovasc Electrophysiol. 2004;15(6):719-22.
44. Kalman JM, VanHare GF, Olgin JE, Saxon LA, Stark SI, Lesh MD. Ablation of 'incisional' reentrant atrial tachycardia complicating surgery for congenital heart disease. Use of entrainment to define a critical isthmus of conduction. Circulation. 1996;93(3):502-12.
45. Kanter RJ, Papagiannis J, Carboni, Ungerleider RM, Sanders WE, Wharton JM. Radiofrequency catheter ablation of supraventricular tachycardias substrates after mustard and senning operations for d-transposition of the great arteries. J Am Coll Cardiol. 2000;35:428-41.
46. Triedman JK, Alexander ME, Berul CI, Bevilacqua LM, Walsh EP. Electroanatomic mapping of entrained and exit zones in patients with repaired congenital heart disease and intra-atrial reentrant tachycardia. Circulation. 2001;103(16):2060-5.
47. Levine JC, Walsh EP, Saul JP. Radiofrequency ablation of accessory pathways associated with congenital heart disease including heterotaxy syndrome. Am J Cardiol. 1993;72(9):689-93.
48. Harrison DA, Harris L, Siu SC, MacLoghlin CJ, Connelly MS, Webb GD, et al. Sustained ventricular tachycardia in adult patients late after repair of tetralogy of Fallot. J Am Coll Cardiol. 1997;30(5):1368-73.
49. Cox JL, Ad N, Palazzo T. Impact of the Maze procedure on the stroke rate in patients with atrial fibrillation. J Thorac Cardiovasc Surg. 1999;118(5):833-40.
50. Robertson JO, Cuculich PS, Saint LL, Schuessler RB, Moon MR, Lawton J, et al. Predictors and risk of pacemaker implantation after the Cox-maze IV procedure. Ann Thorac Surg. 2013;95(6):2015-20.
51. Lukac P, Hjortdal VE, Pedersen AK, Mortensen PT, Jensen HK, Hansen PS. Prevention of atrial flutter with cryoablation may be proarrhythmogenic. Ann Thorac Surg. 2007;83(5):1717-23.
52. Tsai SF, Chan DP, Ro PS, Boettner B, Daniels CJ. Rate of inducible ventricular arrhythmia in adults with congenital heart disease. Am J Cardiol. 2010;106(5):730-6.
53. Mascio CE, Pasquali SK, Jacobs JP, Jacobs ML, Austin EH 3rd. Outcomes in adult congenital heart surgery: analysis of the Society of Thoracic Surgeons database. J Thorac Cardiovasc Surg. 2011;142(5):1090-7.

54. Hickey EJ, Veldtman G, Bradley TJ, Gengsakul A, Manlhiot C, Williams WG, et al. Late risk of outcomes for adults with repaired tetralogy of Fallot from an inception cohort spanning four decades. Eur J Cardiothorac Surg. 2009;35(1):156-64.
55. Legius B, Van De Bruaene A, Van Deyk K, Gewillig M, Troost E, Meyns B, et al. Behavior of Ebstein's anomaly: single-center experience and midterm follow-up. Cardiology. 2010;117(2):90-5.
56. Van Hare GF. Radiofrequency ablation of accessory pathways associated with congenital heart disease. Pacing Clin Electrophysiol. 1997;20(8 Pt 2):2077-81.
57. Sherwin ED, Triedman JK, Walsh EP. Update on interventional electrophysiology in congenital heart disease: evolving solutions for complex hearts. Circ Arrhythm Electrophysiol. 2013;6(5):1032-40.
58. Deal BJ, Mavroudis C, Backer CL. The role of concomitant arrhythmia surgery in patients undergoing repair of congenital heart disease. Pacing Clin Electrophysiol. 2008;31 Suppl 1:S13-6.
59. Pritchett EL, Anderson RW, Benditt DG, Kasell J, Harrison L, Wallace AG, et al. Reentry within the atrioventricular node: surgical cure with preservation of atrioventricular conduction. Circulation. 1979;60(2):440-6.
60. Cox JL, Boineau JP, Schuessler RB, Jaquiss RD, Lappas DG. Modification of the Maze procedure for atrial flutter and atrial fibrillation. I. Rationale and surgical results. J Thorac Cardiovasc Surg. 1995;110(2):473-84.
61. Cox JL, Boineau JP, Schuessler RB, Kater KM, Ferguson TB Jr, Cain ME, et al. Electrophysiologic basis, surgical development, and clinical results of the Maze procedure for atrial flutter and atrial fibrillation. Adv Card Surg. 1995;6:1-67.
62. Cox JL, Jaquiss RD, Schuessler RB, Boineau JP. Modification of the maze procedure for atrial flutter and atrial fibrillation. II. Surgical technique of the maze III procedure. J Thorac Cardiovasc Surg. 1995;110(2):485-95.
63. Saltman AE. Minimally invasive surgery for atrial fibrillation. Semin Thorac Cardiovasc Surg. 2007;19(1):33-8.
64. Boersma LV, Castella M, van Boven W, Berruezo A, Yilmaz A, Nadal M, et al. Atrial fibrillation catheter ablation versus surgical ablation treatment (FAST): a 2-center randomized clinical trial. Circulation. 2012;125(1):23-30.
65. Poynter JA, Beckman DJ, Abarbanell AM, Herrmann JL, Manukyan MC, Weil BR, et al. Surgical treatment of atrial fibrillation: the time is now. Ann Thorac Surg. 2010;90(6):2079-86.
66. Pires LM, Leiria TL, de Lima GG, Kruse ML, Nesralla IA, Kalil RA. Comparison of surgical cut and sew versus radiofrequency pulmonary veins isolation for chronic permanent atrial fibrillation: a randomized study. Pacing Clin Electrophysiol. 2010;33(10):1249-57.
67. Downar E, Harris L, Kimber S, Mickleborough L, Williams W, Sevaptsidis E, et al. Ventricular tachycardia after surgical repair of tetralogy of Fallot: results of intraoperative mapping studies. J Am Coll Cardiol. 1992;20(3):648-55.
68. Bouchardy J, Therrien J, Pilote L, Ionescu-Ittu R, Martucci G, Bottega N, et al. Atrial arrhythmias in adults with congenital heart disease. Circulation. 2009;120(17):1679-86.
69. Collins KK, Rhee EK, Delucca JM, Alexander ME, Bevilacqua LM, Berul CI. Modification to the Fontan procedure for the prophylaxis of intra-atrial reentrant tachycardia: short-term results of a prospective randomized blinded trial. J Thorac Cardiovasc Surg. 2004;127(3):721-9.
70. Silva JP, Silva L lda F, Moreira LF, Lopez LM, Franchi SM, Lianza AC, et al. Cone reconstruction in Ebstein's anomaly repair: early and long-term results. Arq Bras Cardiol. 2011;97(3):199-208.
71. Aboulhosn J, Williams R, Shivkumar K, Barkowski R, Plunkett M, Miner P, et al. Arrhythmia recurrence in adult patients with single ventricle physiology following surgical Fontan conversion. Congenit Heart Dis. 2010;5(5):430-4.
72. Setty SP, Finucane K, Skinner JR, Kerr AR. Extracardiac conduit with a limited maze procedure for the failing Fontan with atrial tachycardias. Ann Thorac Surg. 2002;74(6):1992-7.
73. Dearani JA, Mavroudis C, Quintessenza J, Deal BJ, Backer CL, Fitzgerald P, et al. Surgical advances in the treatment of adults with congenital heart disease. Curr Opin Pediatr. 2009;21(5):565-72.

Índice Remissivo

Obs.: números em *itálico* indicam figuras; números em **negrito** indicam quadros e tabelas.

A

Ablação
    de pacientes com TVS muito rápidas e sincopais, é possível?, 104
    por cateter, 22, 33, 104
        de extrassístoles supraventriculares, *34*
        na fibrilação atrial, 175
            complicações, 179
            conduta em pacientes que apresentam recorrência da arritmia, 179
            indicações de elegibilidade à, 176
            paroxística, estratégia no paciente com, 178
            passos do procedimento, 176
            resultados esperados no sucesso após, 176
            tempo indicado para uso de anticoagulação sistêmica e drogas antiarrítmicas após, 178
    quando há indicação de, 74

Ablate and pace, estratégia, 181

Agitação da camisa, 47

Álcool, ingestão de, 27

Algoritmo
    das derivações periféricas, 65
    baseado na derivação aVR para diagnóstico diferencial da taquicardia com QRS largo, 99
    de Brugada para diagnóstico diferencial de taquicardia com QRS largo, 98
    de diferenciação das taquicardias de complexo QRS alargado, 63
    com possibilidades de taquicardias com dissociação atrioventricular, 54
    das derivações periféricas, 65
    para diagnóstico diferencial das taquicardias supraventriculares com base na análise do eletrocardiograma, 47
    para diferenciar TV de TSV com aberrância, 62
    para localização da ESSV pelo eletrocardiograma, 31
    simplificado aVR de Vereckei, 64

Amiodarona, 33, 112, 127, 146, 167, 169

Antiarrítmico(s)
    escolha em pacientes com FA sintomática e perfil favorável à manutenção do ritmo sinusal, *172*
    na FA, cenários clínicos possíveis para a escolha de, 171
    utilizados na manutenção do ritmo sinusal, doses e efeitos adversos, **147**

Antiarrítmicos, 106

Anticoagulação
    em paciente scom com FA e síndrome coronariana aguda, 158
    na doença renal crônica, 157
    na fibrilação atrial, 151
    nas valvopatias e TAVI com FA deve ser diferente?, 158
    terapêutica, 135

Anticoagulantes orais, uso na fibrilação atrial, *142*

Apixabana, 154

Apneia do sono, 8

Arritmia(s)
  ao holter, como avaliar as, 41
  associadas à comunicação interatrial, 232
  de *summit*, 38
  em pediatria, 217
  identificação da, 163
  observadas em pacientes submetidos à correção cavo-pulmonar total, 232
  ortodrômica, 203
  reentrantes atrioventriculares, 200
  ventricular(es), 82
    como contituar a investigação em pacientes com, 41
    como tratar, 42
    da via de saída dos ventrículos, 84
    em pediatria, apresnetação clínico e manejo das, 226
    idiopática
      ablação por cateter, 91
      como realizar o diagnóstico e a estratificação de risco das, 88
      de acordo com a localização anatômica, classificação das, **84**
      mecanismos das, 83
      posicionamento das derivações precordiais, *86, 87*
      possíveis apresentações clínicas, 87
      tipos de, 84
      tratamento farmacológico, 91
    monomórfica, avaliação e tratamento de, *43*
    paciente com diagnóstico ou suspeita de, avliação do, *101*

Atordoamento atrial, 140

Átrios direito e esquerdo, mapeamento eletroanatômico dos, *177*

aVR de Vereckei, algoritmo simplificado, 64

B

Baixo peso corporal, anticoagulação em pacientes com, 159

Batimento
  atrial prematuro, *222*
  sinusal, *26, 222*

Bigeminismo, 26, 41
  supraventricular, *26*

Bloqueio
  atrioventricular, **9-10**
    como manejar ambulatorialmente os pacientes com, 12
    indicação de marcapasso, *13-14*
    modo de estimulação nos pacientes com, *13-14*
  sinoatrial, **9**

Bradiarritmias, 1
  causas das, 2, **3**
  classificação das, 8
  diagnóstico e manejo, quais exames complementares podem auxiliar no, 5
  ECG nas, *5, 6, 7*
  em unidade de emergência, como abordar o paciente com, 14, *15*
  pacientes com, apresentação clínica esperada em, 4

Bradicardia
  assintomática relacionada a distúrbios do sono, 11
  sinusal, **9**

C

Cardiodesfibrilador implantável
  candidados a implante de, 120
  quando indcar a pacientes com taquicardia ventricular, 102

Cardioneuroablação, 22

Cardiopatia
  congênita
    ablação nas, 236

Índice Remissivo

cirurgia para tratamento das taquiarritmias em cardiopatia, 237
terapia farmacológica em crianças e adultos com, 233
tromboprofilaxia em paciente com, 235
estrutural, 40

Cardioversão
convencional, 139
da fibrilação atrial, 135, 137
como deve ser feita, 155
em que situações se deve evitar, 138
hemodinamicamente estável, 136, *140*
elétrica, 77
elétrica restaura o ritmo sinusal, *206*
farmacológica da fibrilação atrial, 143, *144*
guiada pelo ETE, 141
sucesso da, 78

Cateterismo ventricular nos pacientes com taquicardia ventricular, 100

Cirurgia
cardíaca, estudo eletrofisiológico antes da, 236
cardíaca congênita, taquiarritmia no pós-operatório de, 229
para tratamento das taquiarritmias em cardiopatia congênita, 237

Complexo QRS, duração do, 60

Comunicação interatrial
arritmias associadas à, 232
fechamento percutâneo da, 232
tipo *ostium secundum*, 232

Condução intraventricular, 29

Conexão atriopulmonar, 232

Corcova de golfino, 186

Córnea *verticillata*, 170

Correção
cavo-pulmonar total, pacientes submetidos à, 232
de Mustard, 231
de Senning, 231

Criança com coração estruturalmente normal e taquicardia supraventricular, quando indicar ablação, 229

Critérios de Pava, 65

D

Dabigatrana, 154

Denervação
cirúrgica do gânglio estrelado, 130
renal, 131
revisão sistemática, **131**

Derivação(ões)
esofágica no diagnóstico na sala de emergência, 52
periféricas, algoritmo das, 65
precordial, concordância do QRS nas, 61

Disfunção do nó sinusal, 9
sintomática, 10

Dispneia, 38
transitória, 75

Dissociação
atrioventricualar, 59
isorrítmica, **9**

Distúrbio(s)
da condução AV, 9
da onda J, 185
síndrome da repolarização precoce, 188
síndrome de Brugada, 185
respiratórios do sono, 3

Doença
do nó sinusal, 9
classificação da, **9**
indicações de marcapasso na, *11*
renal crônica, anticoagulação na, 157

Dronedarona, 167

E

ECG
de *flutter* atrial com resposta ventricular variável, *224*
de 12 derivações mosrando extrassístole ventricular, *86*
de paciente com síndrome de WPW, *202-203*

243

durante taquicardia em pacientes com FPTJ ablacionados com sucesso em diferentes locais, *207*
em ritmo sinusal como pode ajudar no diagnóstico, 51
nas bradiarritmias, exemplos de, 6
pediátrico, alterações esperadas no, 218

Ecocardiograma intracardíaco na ablação de fibrilação atrial, uso do, *180*

Ectopia
    de cúspide coronariana direita, *39*
    de músculo papilar lateral, *40*
    de via de entrada de VD, *40*
    de via de saída de VD, *39*
    morfologia das, 41
    supraventriculares, 28
    ventricular
        morfologia de localizações, *38*
        polimórficas, 42

Ectopia, 42
    ventricular como tratara, 42

Edoxabana, 154

Eletrocardiograma modificado na síndrome de Brugada, *186*

Eletrodo esofágico na população pediátrica, 53

Eletrograma esofágico, registro de, *52*

Emergência, abordagem da bradicarda na, 15

Enoxaparina sódica, 142

Epilepsia, 20

Escore
    de CHA2DS2-VASc, 151, 152, 152
    de risco para choque apropriado do CDI, **230**
    de Schwartz, 193
    EHRA, 164
    PEINESD, **128**

Estimulação cardíaca artificial, 22

Estudo eletrofisiológico, 8, 21

Eventos isquêmicos, relação entre extrassístoles supraventriculares e, 32

Exame(s)
    de imagem na investigação de bradiarritmias, 7
    laboratoriais na investigação de bradiarritmias, 8

Extrassístole(s), 25
    incidência das, 83
    paciente com, como avalio, 40
    supraventricular
        algoritmo para localização pelo eletrocardiograma, *31*
        apresentação clínica, 27
        bloqueada, eletrocardiograma, *28*
        causas, 26
        com aberrância de condução pelo ramo direito, 29
        com aberrância de condução pelo ramo esquerdo, 29
        como se manifestam no eletrocardiograma, 28
        controle medicamentoso das, 33
        e eventos isquêmicos cerebrovasculares, associação entre, 32
        e fibrilação atrial, relação entre, 32
        excessivas, 32
        isolada, eletrocardiograma, *28*
        opções terapêuticas para, 33
        origem, como identificar pelo eletrocardiograma, 30
        prognóstico de pacientes com, eletrocardiograma, *31*
        tratamento indicado em pacientes com, 33
    ventricular, 37, 226
        como localizo uma quanto à origem, 38
        de via de saída ventricular, paciente com, *85*
        exames na avaliação inicial de pacientes com, 40
        sintomas que levam o paciente à consulta, 38

F

Fármacos antiarrítmicos disponíveis no Brasil, 167

Fator deflagrador/exacerbador, controle de, 106

Fibras musculares, localização das, *201*

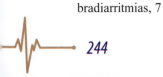

Fibrilação
   atrial, 49, 225, *225*
      a longo prazo, 163
      ablação por cateter na, 175
      antiarrítmicos na, cenários clínicos possíveis para a escolha de, 171
      anticoagular todo paciente com?, 152
      cardioversão da, 137
      como caracterizar clinicamente o paciente com, 164
      controle da frequência cardíaca, 172
      de causa potencialmente reversível, 138
      de duração > 48 horas ou de duração desconhecida, paciente com e que requer cardioversão, 139
      de duração ≤ 48 horas., o que fazer, 142
      episódios sintomáticos infrequentes, 138
      estratégia "pílula de bolso" para reversão de, **145**
      hemodinamicamente instável, conduta, *138*
      manejo de pacientes com, 136
      paciente com palpitação 45 dias após ablação de, *169*
      persistente sintomática, 137
      prevenção de recorrências de, 146, *147*
      relação entre extrassístoles supraventriculares e, 32
      ritmo na, controle do, 166
      ritmo sinusal em pacientes com, 136
      sem instabilidade hemodinâmica, 139
      tratamento antiarrítmico da, 167
      tratamento de longo prazo da, 165
      paciente com, 164
   atrial pré-excitada, 204
   ventricular, 117, 118, 229
      causas, 118, 119
      como abordar o paciente com, 120
      defeitos elétricos primários, 119
      induzida por extrassístoles ventriculares, 89
      mecanismos envolvidos, 119
      ritmo caótico encontrado na, 119
Fístula átrio-esofágica, 181
Flutter
   atrial, 49, 73, 223
   ventricular, 117, *118*

Fluxograma
   de atendimento inicial ao paciente pediátrico com taquicardia, *219*
   de investigação nas taquicardias ventriculares polimórficas, 113
   para diagnóstico de SQTL, *192*
   para tratamento da tempestade elétrica, 132

Fôlego curto, 38

Fórmula de Cockcroft-Gault, *142*

Frequência cardíaca
   controle da, 172
   limites normais para a idade, **218**

G

Gânglio estrelado, denervação cirúrgica do, 130

H

Heparina não fracionada com injeção intravenosa, 141

Hipotensão ortostática, 19

I

Idosos devem ser anticoagulados?, 156

ILAM (*isocronal ilate activation mapping*), 105

Implante percutâneo transcateter de válvula aórtica, 159,

Incompetência cronotrópica, **9**

Instabilidade hemodinâmica, 136

Intervalo
   de acoplamento de ectopias, 41
   PR, 29
   QT
      distúrbios do, 191
      normal, limítrofe e prolongado, de acordo com idade e sexo, **228**

L

Lidocaína, 127

M

Mapeamento
    eletroanatômico dos átrios direito e esquerdo, *177*
    eletrofisiológicos, 82

Marcapasso, indicações na doença do nó sinusal, *11*

Mecanismo arritmogênico, 83

Medicações antiarrítmicas usadas na população pediátrica, **234-235**

Miocardiopatia isquêmica, prevenção secundária de morte súbita em paciente com, *103*

Modulação autonômica, 129

Monitor de eventos, 21

Mortalidade, associação entre extrassístoles supraventriculares e, 32

Morte súbita no paciente com tetralogia de Fallot, 230,

N

NOAC (novos anticoagulantes orais), 151, 152
    comparativos entre os, 153
    correção de doses, critérios para, **154**
    diferenças entre, 153
    posologia, **154**

Novos anticoagulantes orais, 151

O

Obesos, anticoagulação em pacientes, 159

Onda
    A em canhão, 47
    J, distúrbios da, 185
    P retrógrada visível, 50

R na derivação DII, pico da, 65

Overdrive pacing, 108

P

Paciente com FA e síndrome coronariana aguda, como fazer anticoagulação em, 158

Palpitação(ões), 38
    taquicárdica ao esforço, paciente masculino com quadro de, *92, 93*

Pausa sinusal, 9, **9**

Pediatria, arritmias em, 217

Pílula de bolso, 144
    estratégia para prevenção de fibrilação atrial, **145**

Poliúria, 47

Pré-excitação
    assintomática, estratificação de risco e tratamento de pacientes com, *212*
    formas atípicas de, 207
    ventricular, 200
        em paciente com crise de palpitações paroxísticas, 51

Pré-sincope, 27

Propafenona, 33, 167

Pseudossíncope psicogênica, 20

Púlula de bolso, 144
    farmacológica da fibrilação atrial, 143, *144*

Punção(ões)
    da veia femoral esquerda guiada por ultrassom, *180*
    transeptais, 176

Q

QRS
    concordância nas derivações precordiais, 61
    eixo elétrico do, 60
    morfologia do, 61

QT longo congênito, 102

R

Razão de verossimilhança, 65

Repolarização precoce
  e morte súbita, relação entre, 188
  maligna, 102
  pacientes com, tratamento, 189
  risco de pacientes com, como estratificar o, 188
  sindrome da, 188

Ritmo
  na fibrilação atrial, como realizar o controle do, 166
  perfil favorável e desfavorável para a estratégia de controle do, **166**

Rivaroxabana, 154

S

Sangramento em pacientes anticoagulados, 159

Sedação profunda, 107

Seio carotídeo, compressão do, 75

Sinal de sapo, 47

Síncope, 17
  avaliação inicial do paciente com, como deve ser feita, 20
  cardíaca, 19
    caracterísitcas, **21**
  causas, **18**
  classificação, 18
  diagnósticos diferenciais, 20
  exames complementares na investigação de, 21
  mecanismos envolvidos, 18
  reflexa, 18
    característcas, **21**
  situacional, 19
  tratamento do paciente com, 22

Síndrome
  bradi-taquicardia, **9**
  da repolarização precoce, 188
  de Brugada, 102, 185
    ablação na, papel da, 188
    eletrocardiograma modificado na, *186*
    estudo eletrofisiológico, pacientes assintomáticos devem fazer?, 187
    fatores de risco identificados no eletrocardiograma, 187
    fluxograma sugerido para pacientes assintomáticos com suspeita de, *187*
    quando não indicação de CDI, como proteger o paciente com, 187
  de Takotsubo, 113
  do QT curto, 195
    diagnóstico, 196, **196**
    manifestações clínicas, 195
    pacientes com, como tratar, 196
  do QT longo, 191
    como tratar pacientes com, 194
    congênita e adquirida, como diferenciar, 192
    congênita, papel do teste genético na, 193
    fluxograma para diagnóstico, *192*
    manifestações clínicas, 192
    na urgência, 195
  e Wolff-Parkinson-White, 199
    caracaterísticas da, 202
    ECG de paciente com, *202*
    localização das fibras musculares, que fornecem o substrato para a pré-excitação ventricular na, *201*
    tratamento, como deve ser feito, 209
  postural ortostática taquicardizante, 73

Sistema
  de condução cardíaca, 4
  de monitorização prolongada, 7

Sotalol, 33, 146

Substrato arritmogênico, 42

Suporte mecânico, 129

T

Tabagismo, 27

Taquiarritmia em crianças com coração estruturalmente normal, 220

Taquicardia(s)
  atrial, 73, *224*
    ectópica, 225
  atrioventricular antidrômica, 204
  atrioventricular ortodrômica, 203
  com complexo QRS estreito
    classficação, **46**
    papel eletrofisiológico no diagnóstico
      diferencial das taquicardias com, 54
    possibilidade de apresentar dissociação
      atrioventricular, 53
  com dissociação atrioventricular,
    algoritmo com possibilidades de, *54*
  com intervalo QRS largo no ECG, 97
  com intervalo RP curto, 49
  com QRS alargado
    diagnóstico diferencial das, 57
      causas, **58**
    diagnóstico diferencial, *64*
    diferenciação das, 58
    limitações nos métodos de
      diferenciação das, 66
    padrão de morfologia de BRD, 62
    padrão de morfologia de BRE, 62
  com QRS estreito, diagnóstico diferencial
    das, 45
  com QRS largo
    algoritmo de Brugada para diagnóstico
      diferencial da, *98*
  criança com, manejo inicial da, 219
  de complexo QRS alargado
    algoritmos de diferenciação, *63*
  de complexo QRS estreito, diferenciar pela
    sintomatologia, 47
  de QRS largo, paciente atendido no
    pronto-socorro com, 99
  ectópica juncional, 229
  em criança de 12 anos com taquicardia
    paroxística, *204*
  fluxograma de atendimento inicial ao
    paciente pediátrico com, *219*
  juncional ectópica, 53
  juncional permanente reciprocante, 206
  na população pediátrica
    sintomas de, 218
  paroxística com QRS estreito e alargado
    diagnóstico, *97*
  paroxística(s) supraventricular(es), 69
    dados da anamese que sugerem, 70
    em crise aguda, como reverter, 74
    em situações especiais, 77
    manejo farmacológico crônico da, *74*
    prevenção de, 77
    reversão da, 78
    tratamento agudo, *76*
    tratamento medicamentoso de
      manutenção, quando indicar, 71
  por reentrada atrioventricular, 220
    ortodrômica com evidência de depressão
      do segmento ST $\geq$ 2 mm, *222*
  por reentrada intra-atrial, 223
  por reentrada nodal, 73, 223, *223*
  por reentrada nodal atrioventricular, *53*
    características eletrocardiográficas
      evidentes durante a, *50*
  reentrante atrioventricular, 73, 200
  sinusal , 220
  sinusal inapropriada, 72
  supraventricular(es)
    características eletrocardiográficas
      específicas das, 49
    com base na análise do
      eletrocardiograma, alfgoritmo de
      diagnóstico diferencial das, *47*
    como classificar, 46, 2
    divisão de acordo com os intervalos RP
      e PR, *49*
    episódio de, *51*
    resposta à manobra vagal, direnciar
      por, 48
    respostas à adenosina durante as, **48**
  ventricular(es), 226
    ablação por cateter na, quando
      indicar, 104
    associadas a quadros isquêmicos
      agudos, 101
    bidirecional, 111
    com doença estrutural, 95
      tratamento na sala de emergência, 95
    com eixo entre -90° e -180°, *61*
    como investigar paciente com, 101
    em pacientes com coração normal, 83

    etiologia das, **97**
    exemplo clássico de, 87
    fisiopatologia da, 96
    idiopáticas, 81
    não sustentada, 37, 42
    passo seguinte após reversão
      no pronto-socorro, 100
    polimórfica, 111
        catecolaminérgica, 102, *113*
        cuidados antiarrítmicos em pacientes
          na urgência, 112
        diagnóstico diferencial com FA pré-
          excitada, *112*
        fluxograma de investigação, *113*
        sequência de investigação
          etiológica, 113
        teste genético, quando está
          indicado, 115
        tratamento, 113
    quando indicar cardiodesfibrilador
      implantável a pacientes com, 102
    recorrente, tipos de tratamento
      disponíveis, 103
    relacionada à cicatriz, 96
    sustentada
        em crianças, 227
        monomórfica com BRD, *227*
        tratamento agudo da, **100**
    ventricular não sustentada, 41
        fatores associados a pior prognóstico, 42

Taquicardia paroxística supraventricular emcrise aguda, como reverter, 74

Taquicardiomiopatia, 41, 289

TAVI (implante percutâneo transcateter de válvula aórtica), 159

Técnica
    de cardioversão elétrica, 147
    de *pace-mapping*, 104

Tempestade
    elétrica, 105, 123
        avaliação, 124
        checklist para manejo da, 124
          ablação, 128
          CDI, interrogação e reprogramação
            do, 125
          manejo de fatores precipitantes, 126
          modulação anatômica, 129
          monitorização cardíaca e realização
            de ECG de 12 derivações, 124
          ritmo, avaliação e controle do, 125
          sedoanalgesia, 128
          transplante cardíaco, 131
          tratamento farmacológico, 126
    fluxograma para tratamento, *132*
    tratamento
        ablação por cateter, 107
        antiarrítmicos, 106
        controle de fator deflagrador/
          exacerbador, 106
        denervação simpática, 107
        sedação profunda, 107
        sedoanalgesia, 128
        tratamento farmacológico, 126
    etiologia, 124
    tratamento, 124

Teste
    de inclinação, 21
    ergométrico, 40, 114
    genético, 8
        papel na SQTL adquirida/induzida, 194

Tetralogia de Fallot
    avaliação multifatorial do paciente com, *231*
    estratificação de morte súbita no paciente com, 230,
    preveção primária de, **230**

Tontura, 27

Torsade de pointes, 111, 228

Traçado contínuo dividido em três partes, com ECG de 12 derivações simultâneas, *205*

Transplante cardíaco, 131

Transposição das grandes artérias, paciente com submetido à correção de Senning ou Mustard, 231

Trigeminismo, 26

Tromboembolismo, risco de, 135

Trombos, 139

TV e TSV pré-excitada, como diferenciar, 66

U

Unidade de emergência, como abordar o paciente com bradiarritmia na, 15

V

Varfarina, 142, 152
Veias pulmonares, isolamento elétrico das, 176

Via(s)
    acessória com condução anterógrada, condução atrioventricular na presença de, *221*
    acessória para-hissiana, *210*
    acessórias atípicas, *208*
    acessórias septais e parasseptais, imagens de tomografia de alta resolução, *210*
    anômalas, 200
        condução eletrofisiológica das, 201
        ocultas, 206